杨长森注解灵枢选辑

韩 燕 杨国秀 李 嘉 整理

U0335690

中国中医药出版社

·北 京·

图书在版编目（CIP）数据

杨长森注解灵枢选辑 / 韩燕，杨国秀，李嘉整理 . —北京：中国中医药出版社，2020.11

ISBN 978 - 7 - 5132 - 6127 - 2

Ⅰ . ①杨…　Ⅱ . ①韩…　②杨…　③李…　Ⅲ . ①《灵枢经》—注释　Ⅳ . ① R221.2

中国版本图书馆 CIP 数据核字（2020）第 008790 号

中国中医药出版社出版

北京经济技术开发区科创十三街 31 号院二区 8 号楼

邮政编码　100176

传真　010-64405750

保定市西城胶印有限公司印刷

各地新华书店经销

开本 880×1230　1/32　印张 14　字数 323 千字

2020 年 11 月第 1 版　2020 年 11 月第 1 次印刷

书号　ISBN 978 - 7 - 5132 - 6127 - 2

定价　78.00 元

网址　www.cptcm.com

社 长 热 线　010-64405720

购 书 热 线　010-89535836

维 权 打 假　010-64405753

微信服务号　zgzyycbs

微商城网址　https://kdt.im/LIdUGr

官 方 微 博　http://e.weibo.com/cptcm

天猫旗舰店网址　https://zgzyycbs.tmall.com

如有印装质量问题请与本社出版部联系（010-64405510）

杨长森教授介绍

杨长森教授，生于 1928 年 8 月，江苏省阜宁人。其父杨耀邃先生是淮派中医名家，自幼随父学医，后拜陈立斋先生为师，攻读《黄帝内经》《伤寒论》《金匮要略》《温病条辨》等经典。1949 年参加联合诊所，1955 年成为江苏中医进修学校第一届本科班学员。在校长承淡安先生的启发和鼓励下，从中医内科转到针灸，担任南京中医学院第一届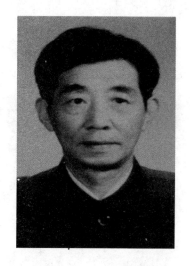针灸系系主任。以李鸿逵、梅建寒等老师合编的《简明针灸学》为蓝本，主编《针灸学讲义》以统一当时的针灸教材。1985 年主编高等医学院校针灸专业教材《针灸治疗学》，并撰写总论和内科篇。2006 年，该教材被翻译成日文在日本出版。杨长森教授知识渊博，治学严谨，善于整理大量文献资料，利用前人成果，勇于改革，推陈出新。首创针灸处方、方义，完善了针灸处方学的内涵。研究针灸补泻手法，对古今针灸两派的针刺补泻手法进行系统整理，并加以改进，使其理论科学化，操作规范化，深入浅出，易于推广应用。杨长森教授勤求古训，博采新知，临证思维敏捷，善治多种疑难杂症，在针灸学术上主张"有继承才有发扬，有积累才有发展，有经验才有发明"，致力于针灸临床的研究和教学，为针灸事业的发展贡献自己的毕生精力，堪称当代针灸临床大家和针灸教育家。

杨长森教授历任南京中医学院针灸系教授、系主任，硕士生导师，南京中医药大学附属医院（江苏省中医院）主任医师，中国针灸学会常务理事，中国针灸学会临床研究会理事长，江苏省针灸学会副会长，中国国际针灸考试委员会委员，享受国务院特殊津贴，并获优秀教材奖、江苏省名中医、优秀研究生导师等奖励。

前　言

　　杨长森老师学识渊博，治学严谨，医德高尚，绰有名家风范。1966～1976年，杨老潜心研究《黄帝内经》，留有学习笔记数十万字，不幸丢失，深感痛心和无奈。其后，他凭着深厚的中医功底，于1984年6月自编《灵枢选辑》（南京中医学院油印本），供针灸师资班、临床进修班、研究生班教学之用。杨老认为，《灵枢经》是我国最早的针灸专书，立论宏博，造诣精深，是后世针灸学发展的源泉。他以1956年影印本《灵枢经》为底本，选辑《灵枢经》中与针灸临床、针刺补泻关系密切的28篇章节，分"题解""提要""原文""结语"及"提示""注释""分析讨论"等项编辑成书。内容旁征博采，引古证今，见解新颖。旨在发掘和继承古人的诊疗经验和理论精华，希冀提高医疗、教学和科研的素质。原文的注释主要参考书目有《灵枢经校释》（1982年）、《黄帝内经注评》（1980年）、《类经》（1965年）等。

　　杨老在全国针灸师资班上重点讲授《灵枢经》，当届全国针灸师资班学员根据杨老的全书手稿和上课讲解的内容，参与编写油印。当时参与的学员有康锁彬、李宗俊、葛原、熊德炀、景宽、韩红、马小平、严明芳、陆明珍、苏日克、曾振秀、沈华莉、韩忠、贾秋堤、王进财、陈守龙、王小午、贾成文、王泽涛、黄碧玉、植兰英、杨桂根、贾姗来、候凤琴、文绍敦、王鸿博、邱继华、曾道冰，共 28 位学员，其中大部分学员已成为全国各地中医针灸界的领军者。

杨老九十高龄，谦和博学，乐善好施，育人不倦，培养无数国内外针灸人才。感谢杨老当年对我们的谆谆教诲，令我们毕生受益。杨老的治学精神和高尚品德令我们敬佩和仰慕。经杨老认可，由同门师兄师姐和我一起重新整理杨老的《灵枢选辑》，便于让更多从事中医针灸的同仁和爱好中医针灸的人能学习到杨老阅读经典的方法和研究心得，开启中医针灸的智慧之门。

感谢陕西中医药大学贾成文教授口述当年全国针灸师资班学员听杨老讲课和编印本书的经过，并对本书的整理提出宝贵的意见。由于时间仓促，书中如有错误和不妥之处，还望中医针灸同仁指正和批评。

韩燕

2020 年 2 月 26 日

目　录

九针十二原第一

【题解】

九针，是古代所用的九种不同形状的针具；十二原，是脏腑真气输注的所在之处，又是治疗内脏疾患的十二个要穴。

由于本篇论述了九种不同的针形与应用，以及十二原穴的部位与主治，所以把本篇命名为"九针十二原"。

【提要】

本篇着重对针灸的理、法、选穴进行纲领性的阐述。

1. 首先指出有关针刺的疾徐、迎随、开阖等补泻手法，以及治神、候气和诊脉在临床上应用的重要意义。

2. 详细介绍了古代常用的九种针具的名称、形状、长度及用途。

3. 列举了各种误治的不良后果，明确指出在临床运用针刺治病时，必须根据疾病的虚实和病位的深浅，灵活应用，才能达到治愈疾病的目的。

4. 本篇还介绍了分布在肘、膝、胸、腹等处的十二个原穴，说明五脏六腑有病，选用十二原穴的道理。

5. 叙述了肘、膝关节以下井、荥、输、经、合各穴位的命名和含义，以及其和脏腑之间的密切关系。

【原文】

黄帝①问于岐伯②曰：余子万民③，养百姓④，而收其租税。余哀其不给，而属⑤有疾病。余欲勿使被毒药，无用砭石⑥，欲以微针⑦通其经脉，调其血气，营其逆顺出入之会⑧，令可传于后世，必明为之法。令终而不灭，久而不绝，易用难忘，为之经纪⑨。异其章⑩，别其表里，为之终始。令各有形⑪，先立《针经》。愿闻其情。岐伯答曰：臣请推而次之，令有纲纪，始于一，终于九焉。请言其道。

★提示★

本段列为篇首，重点论述《针经》的目的和要求。

★注释★

①黄帝：传说中的上古帝王。相传黄帝姓公孙，因生于轩辕之丘，故名轩辕，熊国君少典之子，继神农而后天下。

②岐伯：相传黄帝臣子，尊为天师，主管医药卫生之大臣，又是黄帝的一位老师。

③余子万民：子，爱的意思。余子万民，指像爱自己的子女那样深切抚爱百姓。

④百姓：这里指百官。古代官有姓，民无姓。《尚书·尧典》："平章百姓，百姓昭明。"《孔传》："百姓，百官。"

⑤属：有连续的意思，这里指经常的意思。

⑥砭石：古代用来刺治疾病的尖石，为金属针的前身。

⑦微针：指九针，和砭石相对而言。

⑧营其逆顺出入之会：营乃为兵营，有修整之意。本句语义即调整经脉运行的逆顺，使经脉之气出入会合正常。

⑨经纪：条理、纲纪的意思。这里指条理清楚的理论体系。

⑩异其章：异，当分为解。异其章，即区别表里、立其章节。

⑪令有各形：使九针各有一定的形态。

★分析讨论★

本段可分两个层次进行讨论。"黄帝问于岐伯曰……营其逆顺出入之会"是论述创立《针经》的目的；"令可传于后世……请言其道"是论述创立《针经》的具体要求。

黄帝为解除人民疾病痛苦，保障身体健康，同疾病作斗争，在治疗方法上不用药物，也不用砭石，而使用九针来"通其经脉，调其血气"和"营其逆顺出入之会"，从而治愈疾病。为了将九针的学术世世代代传下去，永不泯灭，必须先立著一部《针经》。

编写《针经》要求做到：立法精确，条理分明，理论清晰，使人易懂易用而难忘，使其成为治疗大法。为了条理分明，纲举目张，必须从一到九，按次序进行介绍。本段所提出的一系列问题，正是《针经》所讨论的重点，从这个意义看，我们要把本段的经文看成是全书的引言。

【原文】

小针之要，易陈而难入①，粗守形②，上守神③，神乎神，客在门④。未睹其疾，恶知其原？刺之微，在速迟⑤。粗守关⑥，上守机⑦。机之动，不离其空⑧。空中之机，清静而微⑨。其来不可逢⑪，其往不可追⑫。知机之道者，不可挂以发⑬，不知机道，叩之不发。知其往来，要与之期⑭。粗之暗乎，妙哉！工独有之⑮。往者为逆，来者为顺⑯，明知逆顺，正行无问。逆而夺之^⑰，恶得无虚？追而济之^⑱，恶得无实？迎之随之，以意和之^⑲，针道毕矣。

★提示★

本段指出技术高明的医生与技术低劣的医生，区别在于能否精确掌握察神、望色、候气，以及迎随补泻等方法。明确指出病有虚实逆顺，如果不能正确判断而逆治，会使虚者越虚，实者越实。

★注释★

① 易陈而难入：谈理论虽容易，在技术上达到精妙深入却难。

② 粗守形：粗，粗工。粗守形指技术低劣的医生，只知拘守于形体，在病位上针刺。(《黄帝内经注评》)《灵枢·小针解》："粗守形者，守刺法也。"张介宾曰："粗工守形迹之见在也。"马莳曰："下工泥于形迹，徒守刺法。"张志聪曰："粗守形者，守皮脉肉筋骨之刺。"

③ 上守神：上，上工。上守神指技术高明的医生根据患者精神气血各方面的变化，在理论指导下进行针刺，而达到运用自如的境界。(《黄帝内经注评》)《灵枢·小针解》："上守神者，守人之血气有余不足，可补泻也。"张介宾曰："上守神，上工察神气于冥冥也，不但用针，诸治皆然。"马莳曰："上工则守人之神，凡人之血气虚实，可补可泻，一以其神为主，不但用此针法而已也。"张志聪曰："上守神者，守血气之虚实而行补泻也。"

④ 神乎神客在门：神，指正气。客，指外邪入侵。正气循行径路，出入有门，外邪亦从此入，故曰"神客在门"。(《灵枢经校释》)《灵枢·小针解》："神客者，正邪共会也。神者，正

气也。客者，邪气也。在门者，邪循正气之所出入也。"

⑤刺之微在速迟：针刺的微妙道理，在于运用徐疾补泻手法。

⑥粗守关：关，指四肢关节。粗守关，指技术低劣的医生只知拘守着四肢关节治疗（《灵枢经校释》）。《灵枢·小针解》："粗守关者，守四肢而不知血气正邪之往来也。"

⑦上守机：机，指气的动静。上守机，谓上工等待着经气来往的动静，以施补虚泻实的手法。（《灵枢经校释》）《灵枢·小针解》："上守机者，知守气也。"

⑧机之动不离其空：空，同孔，即孔穴也。本句指正气的来往，都离不开孔穴。

⑨空中之机清静而微：孔穴中经气的机理，是非常清静微妙的。

⑩其来不可逢：当邪气正盛的时候，不可迎而补之。（《灵枢经校释》）《灵枢·小针解》："其来不可逢者，气盛不可补也。"张介宾曰："来不可逢，勿补其实也。"马莳曰："如气盛则不可补，故其来不可逢也。"张志聪曰："如其气方来，乃邪气正盛，邪气盛则正气大虚，不可乘其气来即迎而补之，当避其邪气之来锐。"

⑪其往不可追：当邪气衰，正气未复之时，不可施用补法。（《灵枢经校释》）《灵枢·小针解》："其往不可追者，气虚不可泻也。"张介宾曰："往不可追，勿泻其虚也。"马莳曰："气虚则不可泻，故其往不可追也。"张志聪曰："其气已往，则邪气已衰，而正气将复，不可乘其气往，追而泻之，恐伤其正气。"

⑫知机之道者不可挂以发：是指知道经气运行道理的人，应准确地运用补泻手法，不能差之毫厘。

⑬ 不知机道叩之不发：即不知道经气运行道理的人，不会掌握补泻机宜，如用弓弩扣之不发。

⑭ 知其往来要与之期：知道气血往来盛衰的道理，掌握针刺的有利时机。

⑮ 粗之暗乎妙哉工独有之：指这个道理，技术低劣的医生是不懂的，只有高明的医生才能掌握。

⑯ 往者为逆来者为顺：正气去为逆，正气来复为顺。

⑰ 逆而夺之恶得无虚：即正气已虚，反而用泻法，怎么不会更虚呢？

⑱ 追而济之恶得无实：即邪气正盛，反而用补法，怎么不会更实呢？

⑲ 迎之随之以意和之：迎，迎其邪而泻；随，随其去而补。本句指对补泻手法要运用思维判断。

★分析讨论★

本段重点论述两个问题。"小针之要……妙哉工独有之"，是论述医生在临床使用九针时，一定要掌握其机理要点；"往者为逆……针道毕矣"是重点论述迎随补泻。

（一）"守神"和"守机"是施针术的关键

本文以粗工和上工对比的方式，强调针刺时"守神"和"守机"的问题。"守神"主要指医生要观察病人的精神活动和气血盛衰的表现，正如《灵枢·本神》所述："凡刺之法，必先本于神。"就是这个道理。"守机"是指医生要观察经脉中的经气来往变化，高明的医生在用针之前，首先要通过辨证，全面观察病人的神态和机体气血盛衰情况，分析气血有余不足，而定出补泻原则和治疗方法。粗工则不能全面分析和掌握神机变化，只拘泥于"守形"和"守关"，故此暗昧不明。所以说："知机之道者，不可挂以发，不知机道，叩之不发。知其往来，要与之期。粗之暗乎，妙哉！工独有之。”医生必须专心致志，认真仔细地体察针下经气往来的变化，以便辨别邪正的消长，通过得气的变化，调节补泻的用量，这是“上工”独有的技术，进一步说明了“易陈而难入”的道理。

（二）根据经脉的循行运用迎随补泻

十二经脉的循行是“手之三阴，从脏走手；手之三阳，从手走头；足之三阳，从头走足；足之三阴，从足走头”。这是经脉流注的规律，也是经气运行的规律。“往者为逆，来者为顺，明知逆顺，正行无问”，充分说明迎随补泻与经脉经气循行的关系。故针尖迎着经脉走向针刺施术的称为“泻法”；针尖随着经脉走向针刺施术的称为“补法”，这就是“迎随补泻”。这种施术的补法和泻法是调和阴阳之气偏盛、偏衰的一种手段，所以说：“泻者迎之，补者随之，知迎知随，气可令和。”根据“迎随补泻”的这个原则，后世医家提出顺着经脉循行方向取穴并依次用针刺术的亦称“补法”；反之迎着经脉循行方向取穴并依次用针术的亦称“泻法”。这种方法可与前者结合起来同时并用，对某些疾病确有较好的疗效。

【原文】

凡用针者，虚则实之，满则泄之[①]，宛陈则除之[②]，邪胜则虚之[③]。《大要》[④]曰：徐而疾则实[⑤]，疾而徐则虚[⑥]。

言实与虚，若有若无[⑦]。察后与先，若存若亡[⑧]。为虚与实，若得若失[⑨]。虚实之要，九针最妙。补泻之时，以针为之。泻曰：必持内之，放而出之，排阳得针，邪气得泄。按而引针，是谓内温[⑩]，血不得散，气不得出也。补曰：随之，随之，意若妄之[⑪]，若行若按[⑫]，如蚊虻止，如留如还，去如弦绝[⑬]。令左属右，其气故止[⑭]，外门已闭，中气乃实。必无留血，急取诛之[15]。

★提示★

本段重点论述针刺的法则和根据疾病的性质决定针刺的补泻，以及徐疾、开阖补泻和候气手法的应用。

★注释★

① 满则泄之：满实的疾病，应当使用泻法。

② 宛（yù 郁）陈则除之：宛，通"蕴"，郁结。气血瘀浊日久，当以排除治之。《灵枢·小针解》："宛陈则除之者，去血脉也。"《素问·针解》："出恶血也。"张介宾曰："宛，郁同。陈，积也，除之去其滞。"王冰曰："宛，积也。陈，久也。除，去也。言络脉之中，血积而久者，针刺而除去之也。"

③ 邪盛而虚之：对邪气胜的疾病要用泻法治疗。《灵枢·小针解》："言诸经有盛者，皆泻其邪也。"《素问·针解》："邪胜则虚之者，出针勿按。"

④《大要》：古经篇名。

⑤ 徐而疾则实：是慢进针，快出针，针出急按针孔的刺法，为补法。

⑥ 疾而徐则虚：是快进针，慢出针，针出不闭针孔的刺法，为泻法。

⑦ 言实与虚若有若无：针下有气的为实，针下无气的为虚。(《灵枢经校释》)针刺后，患者感到针下温热的，即产生了补的作用；感到寒凉的，即产生了泻的作用。不过这种感觉变化很快，有的甚至若有若无。(《黄帝内经注评》)《灵枢·小针解》："言实者有气，虚者无气也。"《素问·针解》："言实与虚者，寒温气多少也。若有若无者，疾不可知也。"张介宾曰："实之与虚，在有气无气耳。气本无形，故若有若无，善察之

者，神悟于有无之间也。"

⑧察后与先若存若亡：分清疾病的缓急而决定治疗的先后次序，根据气之虚实而决定是否留针，以及留针的久暂。(《灵枢经校释》) 即诊查病的先后而施补泻，使虚者之气若有若存，实者邪气若有若亡。(《黄帝内经注评》)《灵枢·小针解》："察先与后，若存若亡者，言气之虚实，补泻之先后也，察其气之已下与尚存也。"《素问·针解》："察后与先者，知病先后也。"张介宾曰："察后与先，求病所急而治分先后也，若存若亡，察气之行与不行，以为针之去留也。"马莳曰："察后与先，真若存而若亡者，盖实者先虚而后实，若亡而又若存也；虚者先实而后虚，若存而又若亡也。亦以虚实本于一气，似在存亡之间耳。"张志聪曰："察后与先，若存若亡者，言气之虚实，补泻之先后也，察其气之以下与常存也。"

⑨为虚与实若得若失：这是形容针刺补泻的效果，实证，泻而去之，使患者若有所失；虚证，补而实之，使患者若有所得。(《灵枢经校释》)《灵枢·小针解》："言补者佖然若有得也，泻者怳然若有失也。"《素问·针解》："为虚与实者，工勿失其法，若得若失者，离其法也。"张介宾曰："欲虚而虚，欲实而实，是得法也，粗工妄为，则失之矣。"马莳曰："泻之而虚，怳然若有所失，补之而实，佖然若有所得，亦以虚实本于一气，似在得失之间耳。"

⑩按而引针是谓内温：引针，即出针。温当同蕴。此句言泻法出针不应按闭针孔，若按闭针孔，邪气就会蕴积于内而不得泻。

⑪随之意若妄之：随病者呼气时进针为补法，用补法时应当尽量减少刺激，使患者若无其事。

⑫若行若按：行，指引针导气。按，指按压孔穴以下针。

这些都要很轻巧。

⑬ 如留如还去如弦绝：气至以后，迅速出针，速度之快如琴弦之断。

⑭ 令左属右其气故止：右手出针，左手紧按着针孔，使针孔闭，中气内守。

⑮ 必无留血急取诛之：补法不应有留血，若皮肉留有瘀血，应迅速刺除。

★分析讨论★

本段经文着重论述了四个主要问题。"凡用针者……邪胜则虚之"是论述针刺的法则；"徐而疾则实，疾而徐则虚"是指徐疾补泻的方法；"言虚与实……若得若失"是论述针刺候气；"虚实之要……急取诛之"是论述开阖补泻和出针留有瘀血，要刺破放血。针刺候气和开阖补泻请参看《灵枢·小针解》，下面主要讨论针刺的法则和徐疾补泻的方法。

（一）针刺的法则

本篇"凡用针者，虚则实之，满则泻之，宛陈徐之，邪胜则虚之"和《灵枢·经脉》"盛则泻之，虚则补之，热则疾之，寒则留之，陷下则灸之，不盛不虚以经取之"，构成了针灸治病的大法，至今仍指导着病床。两段应相互参阅，就本文讨论如下。

1. 虚则实之

虚，指正气虚；实，指补法。"虚则实之"是治疗虚证的原则，在临床施术过程中，凡是增加机体抵抗力，消除虚弱证候的各种针刺手法，都谓之补法。虚则实之是指利用补法来扶助正气，增加机体的抗病能力，从而治愈疾病。

2. 满则泄之

满，满实为病；泄之，即泄血，泄水。"满则泄之"是治疗满实性疾病的原则。用来排除水液停聚，实热蕴盛证候的针法，也称为泻法的一种。临床针对水停、实热证候，使用针刺导水下行和放血泄热之法，疾病就会痊愈。

3.宛陈则除之

宛陈，指气血瘀浊较久；除之，指去除瘀浊。"宛陈则除之"也是一种泻法，凡是气血在经络瘀滞，或跌仆损伤所致的疼痛等，用三棱针或七星针在局部的脉络上点刺或打刺放血，以祛瘀血，达到疏通经脉、调和气血之目的。

4.邪胜则虚之

邪胜，指邪气亢盛；虚之，泻其盛。"邪盛则虚之"是治疗邪气亢盛证的原则，也是一种泻法。凡是发病急、病势重、症状比较明显的病证，都是邪气亢盛的表现，应急泻其亢盛的邪气，病情才能缓解，疾病则可痊愈。

（二）徐疾补泻

徐疾补泻，是以进针和出针的速度以行补泻，但是纵观《黄帝内经》对此法的叙述是有区别的。《灵枢·小针解》："徐而疾则实者，言徐内而疾出也。疾而徐则虚者，言疾内而徐出也。"认为进针慢，出针快，此为补法；进针快，出针慢此为泻法。这是因为出针快则正气不泄，出针慢则邪气易出。但是在《素问·针解》指出："徐而疾则实者，徐出针而疾按之；疾而徐则虚者，疾出针而徐按之。"二者所述之法有区别。

（三）针刺候气和开阖补泻（请参看下文《小针解》篇）

【原文】

持针之道，坚者为宝①，正指直刺，无针左右②，神在秋毫，属意病者③，审视血脉者④，刺之无殆。方刺之时，必在悬阳⑤，及与两卫⑥，神属勿去，知病存亡。血脉者，在腧横居⑦，视之独澄，切之独坚⑧。

★提示★

提出针刺操作时，要有强劲灵活的指力，精神要高度集中，不差毫厘。

★注释★

①坚者为宝：指针刺时，持针一定要紧固有力。

②正指直刺无针左右：将针端正，直刺而下，不可偏左偏右。

③神在秋毫属意病者：医生精神高度集中，明辨秋毫，全神贯注地观察病人。

④审视血脉：观察血脉，避开血管。

⑤悬阳：一指心而言，如张志聪曰："悬阳，心也，心藏神，方刺之时，得之于心，则神属于病者，而知病之存亡矣。"一指目而言，刘衡如曰："目为悬阳。"张介宾曰："悬，犹言举也；阳，神气也。凡刺之时，必先举神气为主，故曰悬阳。"

⑥及与两卫：《素问·针解》："必正其神者，欲瞻病人目，制其神，令气易行也。"张介宾曰："两卫者，卫气在阳，肌表之卫也。脾气在阴，脏腑之卫也。两者皆神气所居，不可伤犯，凡用针者，首宜顾此，故曰两卫。"《针灸甲乙经》（以下简称《甲乙经》）把"两卫"作"两衡"，即眉目之间。其意即为必察两目及眉目之间处。按两者解释，应当从《甲乙经》此说为妥。

⑦在腧横居：人体浅表之血脉，横布在腧穴周围。

⑧视之独澄，切之独坚：看起来颜色分明，按之坚硬。

★分析讨论★

本段可分为四个层次进行讨论。"持针之道……无针左右"

是指针刺的法则与指力；"神在秋毫……刺之无殆"是指医生在针刺操作时，要精神集中，仔细观察全身与局部情况；"方刺之时……及与两卫"是指开始针刺时要提举患者神气；"神属勿去……切之独坚"是要注意疾病的转归和针刺时避开血管。

1.针刺操作时，持针要灵活有力，集中精神密切观察。正如《素问·针解》所述："手如握虎者，欲其壮也。"并且要左右手相互配合，直对穴位，垂直进针，不可偏斜。

2.在整个针刺操作过程中，医生要精神高度集中，全神贯注，对病人的神态变化要严密注视，明察秋毫，正如《素问·宝命全形论》："深浅在志，远近若一，如临深渊，手如握虎，神无营于众物。"

3.开始针刺时，首先要观察患者的神气，体察神气的盛衰，在此同时，一定要注意患者两目及整个面部的神色变化，以免在进针时损伤神气。

4.注意患者神气的变化，可以测知病情的进退，得神则昌，失神则亡。同时在针刺腧穴时要免刺伤血管。

【原文】

九针之名，各不同形：一曰镵针^①，长一寸六分；二曰员针，长一寸六分；三曰𬭤针^②，长三寸半；四曰锋针，长一寸六分；五曰铍针^③，长四寸，广二分半；六曰员利针，长一寸六分；七曰毫针，长三寸六分；八曰长针，长七寸；九曰大针，长四寸。镵针者，头大末锐，去泻阳气。员针者，针如卵形，揩摩分间，不得伤肌肉，以泻分气^④。𬭤针者，锋如黍粟之锐^⑤，主按脉勿陷，以致其气^⑥。锋针者，刃三隅，以发痼疾^⑦。铍针者，末如剑锋，以取大脓。员利针者，尖如氂^⑧，且员且锐，中身微大，以取暴气^⑨。毫针者，尖如蚊虻喙，静以徐往，微以久留之而养，以取痛痹。长针者，锋利身薄，可以取远痹。大针者，尖如梃[10]，其锋微员，以泻机关之水也[11]。九针毕矣。

★提示★
本段指出了九针的名称、长度、形状和用途。

★注释★

①镵（chán 蝉）针：《广雅》曰："镵，锐也。"因其针尖锐，故名镵针。

②鍉（shí 时，又 dī 滴）针：《灵枢识》："鍉，音时，又音低，镝也，箭镞也。"因其针形似箭而得名。

③铍（pī 批）针：铍，剑如刀状者称铍。《左传》："以铍杀诸卢门。"因其针锋如剑而得名。

④揩摩分间不得伤肌肉以泻分气：用针按压肌肉，摩擦肌肉，以泻分肉间的邪气，而不伤肌肉。

⑤黍粟之锐：此处指锋圆形如黍粟。据《本草纲目》记载："黍，即黏小米，粟，即高粱类。"

⑥主按脉勿陷以致其气：按压经脉，不必刺入，使邪气去，正气来。《灵枢·九针论》："令可以按脉勿陷，以致其气，令邪气独出。"

⑦刃三隅以发痼疾：三棱针可刺血泻热，以治顽固性疾病。

⑧氂（máo 毛，又 lí 厘，义同）：长毛。《说文》："氂，牦牛尾也。"《后汉书》："狗吠不惊，足下生氂。"这里形容针身细长，坚韧有力。

⑨暴气：这里指急性发作性疾病。

⑩梃（tǐng 挺）：杖也，如同棍棒。

⑪以泻机关之水也：用它治疗水邪淫溢于肌肤、关节的疾患。

★分析讨论★

古代的九种不同形状针具，随着历史的前进，科学的发展，有的已被其他工具所代替，有的已经被改进，有的延续到现在仍在使用。如毫针在今天仍是最常用的治疗疾病的针具，铍针由手术刀取代，锋针改进为现在的三棱针。镵针、员利针、锟针、员针等临床较少使用。见表1。

表1 九针

名称	长度	折现尺度	形状	用途	近代发展
镵针	一寸六分	九分六厘	头大末锐	去泻阳气	皮肤针
员针	一寸六分	九分六厘	针如卵形	揩摩分间，不得伤肌肉，以泻分气	
锟针	三寸半	二寸一分	锋如黍粟之锐	按脉勿陷，以致其气	
锋针	一寸六分	九分六厘	刃三隅	发痼疾	三棱针
铍针	四寸	二寸四分	末如锋锐	取大脓	手术刀
员利针	一寸六分	九分六厘	大如氂，且员且锐，中身微大	取暴气	
毫针	三寸六分	二寸一分六厘	尖如蚊虻喙	取痛痹	毫针
长针	七寸	四寸二分	锋利身薄	取远痹	芒针
大针	四寸	二寸四分	尖如梃，其峰微员	泻机关之水	赤医针

注：表格中古代长度折合的现代尺度，主要参考吴承洛所著《中国度量衡史》中古今度量衡表所提供的资料。公元前1066年～前221年，大约为周代到战国时期，当时的一尺合现在的0.5973尺，表中的尺度即按此计算。

【原文】

夫气之在脉也，邪气在上①，浊气在中②，清气在下③。故针陷脉则邪气出④，针中脉⑤则浊气出，针太深则邪气反沉⑥，病益。故曰：皮肉筋脉，各有所处。病各有所宜，各不同形，各以任其所宜。无实实，无虚虚，损不足而益有余，是谓甚病，病益甚。取五脉⑦者死，取三脉者恇⑧，夺阴者死，夺阳者狂。针害毕矣。

★提示★

病邪侵袭人体的特点和针刺不当所致的危害。

★注释★

① 邪气在上：此处泛指风热阳邪侵犯上部。

② 浊气在中：浊气，指饮食积滞之气。如寒温不适，饮食不节，则浊气留于肠胃，所以说浊气在中。

③ 清气在下：清气，指清冷寒湿之气。这类邪气容易侵犯下部。

④ 针陷脉则邪气出：陷脉，指孔穴在筋骨陷中，针刺之以排除邪气。

⑤ 中脉：取中焦足阳明脉。

⑥ 针太深则邪气反沉：应浅刺之病，针刺太深反而引邪深入。

⑦ 五脉：指五脏腧穴。

⑧取三脉者恇（kuāng 匡）：三脉，指手足三阳经脉；恇，衰弱的意思。此言泻五脏六腑经穴，必致形气虚弱。(《灵枢经校释》)

★分析讨论★

本段分两部分内容进行分析讨论。"大气之在脉也……针太深则邪气反沉，病益"是重点论述邪气中病的部位不同，因此，随病之所在而治之；"故曰……针害毕矣"是论述补泻不当反造成针害。

1. 风寒暑湿、饮食不节等致病因素，侵犯人体各有一定的途径，病邪有从上部、中部和下部侵入的不同。在针刺治疗时，要根据病邪性质和病变部位决定针刺的穴位和手法。如针刺头部具有解表、驱散外邪作用的穴位，可使邪气外出。中焦受损，治疗可从脾胃着手，取之胃经合穴足三里健运脾胃、疏气降浊。病变在浅表部位，不要深刺，针刺太深反会使病邪入里，病情加重。

2. 针刺治疗必须明确疾病的虚实，实证不可用补法，原文指出"损不足而益有余，是谓甚病"。并且指出针刺误泻阴经则"夺阴者死"，误泻阳经则"夺阳者狂"。

【原文】

刺之而气不至，无问其数；刺之而气至，乃去之，勿复针。针各有所宜，各不同形，各任其所为。刺之要，气至而有效，效之信，若风之吹云，明乎若见苍天，刺之道毕矣。

★提示★

谈针刺气至的重要性和补而实、泻而虚的客观指标。

★分析讨论★

针刺疗效的关键在于气至与否，临床效果以气至为要，若气已至疗效佳，而气未至，无论针刺多长时间不会有明显疗效。下面将有关气至的几个问题加以讨论。

（一）关于气至的描述

《标幽赋》说："气之至也，如鱼吞钩饵之沉浮；气未至也，如闲处幽堂之深邃……轻滑慢而未来，沉涩紧而已至。"关于得气，包括两个方面的含义：一指得病气，一指得谷气。《灵枢·终始》："邪气来也紧而疾，谷气来也徐而和。"指医者操作时的感觉。

（二）气至与否和治疗效果密切相关

实践证明，气至与否和治疗效果有密切关系，针刺得气以后，再施行一定的手法（补虚、泻实、平补平泻），达到气至病所，就疗效好，否则就疗效差或无效。所以说："刺之而气不至，无问其数；刺之而气至，乃去之，勿复针。"这一规律在针刺麻醉中也得到证实。气至和气不至的原因是多方面的，归纳起来看，或因取穴不准，或针刺深浅操作不当，或因患者体质过于虚弱，或因病情危重。针对上述情况，若取穴不准、操作不当，可重新取穴；或调整针刺角度，施用适当手法；或留针候气；或施术催气。对机体过于虚脱或病情危重的病人，可以增加培补正气的穴位。

【原文】

黄帝曰：愿闻五脏六腑所出之处①。岐伯曰：五脏五腧，五五二十五腧；六腑六腧，六六三十六腧②。经脉十二，络脉十五。凡二十七气以上下③。所出为井，所溜为荥，所注为输，所行为经，所入为合，二十七气所行，皆在五腧也。节之交，三百六十五会④。知其要者，一言而终；不知其要，流散无穷。所言节者，神气之所游行出入也，非皮肉筋骨也。

★提示★

指出五输穴是脏腑经脉之气所出、溜、注、行、入的部位。

★注释★

①五脏六腑所出之处：指脏腑各自联属的经脉之脉气所出之处。

②五脏五腧……六六三十六腧：谓五脏的井、荥、输、经、合五输，五条经脉共二十五腧穴；六腑有井、荥、输、原、经、合六输，六条经脉共有三十六腧穴。

③凡二十七气以上下：经脉十二，络脉十五，故云凡二十七气。此二十七脉气，通行出入于周身上下手足之间。

④节之交三百六十五会：节，指关节、肌肉等各部而言。节之交，即人体关节等部相交接之处，尤指其交接处的间隙。这些间隙共有三百六十五个，为经脉中的气血渗注各部位的会合点。

★分析讨论★

本段可分为三个层次分析讨论。"愿闻五脏六腑所出之处……六六三十六腧"主要阐述五输穴在五脏的经脉上有二十五个，在六腑的经脉上有三十六个。"经脉十二……皆在五腧也"是论述二十七气所行都在五输穴的部位。"节之交……非皮肉筋骨也"是阐述人体三百六十五个气穴是神气、血气交会之处。

（一）五输穴

五输穴包括在特定穴的范畴，五脏有五输，每脏有井、荥、输、经、合五个腧穴，结合《灵枢·本输》，唯缺心经的五腧穴（心经五腧穴实指心包经的）。因此，五脏五腧，五五二十五个腧穴。那么在《灵枢》中为什么缺少心经的五腧穴呢？互参《灵枢·邪客》："黄帝曰：手少阴之脉独无腧，何也？岐伯曰：少阴，心脉也。心者，五脏六腑之大主也，精神之所舍也，其脏坚固，邪弗能容也，容之则伤心，心伤则神去，神去则死矣。故诸邪之在于心者，皆在于心之包络。包络者，心主之脉也，故独无腧焉。"这说明心包络能代心受邪，取其五腧穴，可以刺治心病，所以手少阴心经独没有五腧穴。六腑六腧，包括井、荥、输、原、经、合。六条阳经指胃、大肠、小肠、三焦、膀胱、胆的经脉，每经六穴，六六共三十六个特定穴。

（二）二十七脉

人体有十二条正经，十二经各有络脉，再加之任脉之络、督脉之络、脾之大络，共为十五络。十二正经和十五络脉，合为二十七脉。经络之气通达周身上下，流注四肢百骸，此二十七脉的气血经气都是循于五腧穴，而后合于脏腑。杨老用自然界水流现象作比喻，认为从四肢末端向肘、膝方向排列，其脉气由小到大，由浅入深，故此二十七气所行，皆在五腧也。

（三）腧穴

腧穴是脏腑、经络之气输注于体表的部位，也是经气活动的门户，也是针灸刺激的部位。腧穴又可为诊断疾病作参考，这些腧穴是气血游行出入的地方，并不是指局部的皮肉筋骨，因此，医者必须掌握这些要领。所以说："知其要者，一言而终；不知其要，流散无穷。"

【原文】

睹其色，察其目，知其散复①；一其形，听其动静②，知其邪正③。右主推之，左持而御之④，气至而去之。

★提示★

指出在针刺时对病人察色、观目、听动静在临床上的重要意义。

★注释★

① 知其散复：知邪气的存在与消散。

② 一其形听其动静：一，专一也；形，指患者形征；听，指判断；动静，指变化状况。意思是医生专心注意观察患者的形征，判断其变化情况。

③ 知其邪正：辨明邪正的盛衰。

④ 右主推之左持而御之：指右手进针，为刺手；左手保护针身，为押手。双手要左右配合。

★分析讨论★

本段分两个内容进行分析讨论。"睹其色……知其邪正"是用望诊和闻诊来判断正气的恢复情况和邪气的消散情况。"右至推之……气至而去之"是讲针刺进针的方法。

1.察其外在色泽，可以了解内脏的病变情况。如面部色泽与内脏血气的盛衰有着密切的关系。黄色多为脾病，青色多为肝病，黑色多为肾病等。因此，《灵枢·五色》："五色各见其部，察其浮沉，以知浅深，察其泽夭，以观成败，察其散抟，以知远近，视色上下，以知病处。"

目是宗脉之所集聚的地方，与脏腑有着密切的关系。如《灵枢·大惑论》曰："目者，五脏六腑之精也，营卫魂魄之所常营也，神气之所生也。"所以观目可以测知病之消长、邪正之复散。

观察病人的动静形态、脉象变化，是临床中用来测知邪正的虚实情况的依据。在针刺治病过程中，只要掌握这些方法，就能正确判断病情，用针施术时就有明确的目标。

2."右主推之，左持而御之"是双手进针的一种，一般右手持针称为刺手，左手辅助，称为押手，左右双手配合使针尖迅速刺入皮肤，再捻转刺向深层，待气至以后，根据疾病性质或留针或出针。

【原文】

凡将用针，必先诊脉，视气之剧易，乃可以治也。五脏之气已绝于内，而用针者反实其外，是谓重竭。重竭必死，其死也静。治之者，辄①反其气，取腋与膺。五脏之气已绝于外，而用针者反实其内，是谓逆厥。逆厥则必死，其死也躁。治之者，反取四末②。刺之害，中而不去则精泄③；害中而去则致气④。精泄则病益甚而恇，致气则生为痈疡。

★提示★

在针刺施术前必先通过望、闻、问、切四诊合参，辨明阴阳表里，虚实寒热，然后进行治疗。同时还指出用针施术不当，临床可造成针害的发生。

★注释★

①辄：音、义同则。

②反取四末：四肢为诸阳之本，阳气已虚，而刺四末之井、荥、输、经、合，而使阳绝。

③中而不去则精泄：中，谓中病。中病应当立即出针，若中病而不出针，反伤其气，气是精所化生，故曰精泄。

④害中而去则致气：针刺未中病，邪气未除而出针，致使邪气滞于针刺之处。

★分析讨论★

本段经文"凡将用针……反取四末"是论述诊断在治疗上的重要意义。"刺之害……致气则生痈疡"是叙述中病后不出针和不中病而出针的临床危害。

（一）正确的诊断是治疗的先决条件

在望、闻、问、切四诊当中，诊脉尤为重要，历代医家无不重视。如张介宾曰："病之虚实不易识也，必察于脉，乃可知之。故凡将用针，必先诊脉，察知轻重，方可施治，否则未有不误而杀人者矣。"这明确指出了针灸治病必先诊脉的重要性。在病床上如不察色诊脉，极易误诊错治，必然会给患者带来不可估量的损失。因此，正确的诊断是治疗疾病的先决条件，而诊脉又是做出正确诊断不可缺少的一种方法。

（二）误诊、错治的后果

本段所述之"重竭"与"逆厥"均属于诊断治疗上的错误而造成不良后果。五脏之气已绝于内是阴虚，而针刺反补其阳，使阳愈盛则阴愈虚，而"重竭"产生；五脏之气已绝于外是阳虚，而针刺反补其阴，使阴愈盛则阳愈虚，而"逆厥"产生。因此，《难经·十二难》明确指出"五脏脉已绝于内者，肾肝气已绝于内也，而医反补其心肺。五脏脉已绝于外者，其心肺脉已绝于外也，而医反补其肝肾。阳绝补阴，阴绝补阳，是谓实实虚虚，损不足，益有余。如此死者，医杀之耳"。五脏的虚实，通过诊脉可以察知，虚实明确，补泻有据，疾病即可痊愈。

（三）中病后不出针和不中病出针的危害

针刺治病主要是调补脏腑、祛除病邪，使人体之阴阳恢复动态平衡。但是，针刺的效果取决于得气。首先针刺后得气，在得气的基础上才能进行补虚泻实的各种手法，之后才能决定留针与出针。如果针刺后已达到治疗本病的要求，不出针就会耗伤精气；如果针刺后没有达到治病的目的，出针就会导致邪气留滞不散，停于肌肤，可能发生痈疡。

【原文】

五脏有六腑①，六腑有十二原②，十二原出于四关③，四关主治五脏。五脏有疾，当取之十二原，十二原者，五脏之所以禀三百六十五节气味也④。五脏有疾也，应出十二原，而原各有所出，明知其原，睹其应，而知五脏之害矣。阳中之少阴，肺也，其原出于太渊，太渊二。阳中之太阳，心也，其原出于大陵，大陵二。阴中之少阳，肝也，其原出于太冲，太冲二。阴中之至阴，脾也，其原出于太白，太白二。阴中之太阴，肾也，其原出于太溪，太溪二。膏之原，出于鸠尾，鸠尾一。肓之原，出于脖胦⑤，脖胦一。凡此十二原者，主治五脏六腑之有疾者也。

★提示★

本节论述了十二原穴的名称和部位，以及这十二个原穴在诊断和治疗上的重要意义。

★注释★

①五脏有六腑：五脏六腑，表里相通，在五脏之外又有六腑。

②六腑有十二原：六腑之外有十二经脉的十二原联属。

③四关：即两膝、两肘之关节。（《灵枢经校释》）张介宾曰："四关者，即两肘两膝，乃周身骨节之大关也。故凡井、荥、输、原、经、合穴，皆手不过肘，足不过膝。而此十二原者，故可以治五脏之疾。"马莳曰："四关者，即手、肘、足、膝之所，乃关节之所系也。故凡井、荥、输、经、合之穴，皆

手不过肘而足不过膝也。"张志聪曰："四关者，两肘，两腋，两髀，两腘。皆机关之室，真气之所过，血络之所游行者也。"

④ 十二原者五脏之所以禀三百六十五节气味也：十二原穴是五脏禀承全身经脉三百六十五气穴的经气所输注的地方，即经气集中的地方。

⑤ 脖胦（yāng 央）：指任脉之气海穴。

★分析讨论★

本段分三个层次进行分析讨论。"五脏有六腑……当取十二原"是论述十二原穴的部位多在四个关节周围，可用来治疗内脏的疾患。"十二原者……而知五脏之害矣"是十二原穴在临床诊断方面的重要意义。"阳中之少阴，肺也……主治五脏六腑之有疾者"是指出十二原穴的名称、数量和所属经脉。

（一）原穴的意义

所谓"原"即本原、原气的意思。原穴是脏腑禀承全身经脉之气所经过、输注、留止的地方。比如《难经·六十六难》指出："脐下肾间动气者，人之生命也，十二经之根本也，故名曰原（气）。三焦者，原气之别使也，主通行三焦，经历于五脏六腑，原者，三焦之尊号也，故所止辄为原（穴）。"这就是说明原穴联系到原气，原气通于三焦，散布于外，其所留止的部位就称"原穴"。

（二）原穴的名称与所属经脉

本篇所论述的十二原穴与现在特定穴所谈的原穴有所不同。（表2）这里所说的原穴是以肺、脾、肾、肝、心包等经之"俞穴"，左右共十个。加之气海，鸠尾共十二个原穴。纵观《黄帝内经》中对手足三阴三阳十二条经脉所称的原穴，也只谈到十一条经，独缺手少阴心经之原。为什么缺心经的原穴呢？《灵枢·邪客》言："少阴独无腧者，不病乎？岐伯曰：其外经病而脏不病，故独取其经于掌后锐骨之端。"掌后锐骨之端，可能是少阴之"俞"神门穴。但本句既没有指穴名，更没有将神门穴定位为原穴。

表2　十二原穴表

经脉	穴名	数量	阴阳从属
手太阴肺经	太渊	2	阳中之少阴
手厥阴心包经	大陵	2	阳中之太阳
足厥阴肝经	太冲	2	阴中之少阳
足太阴脾经	太白	2	阴中之至阴
足少阴肾经	太溪	2	阴中之太阴
膏之原	鸠尾	1	
肓之原	脖胦（气海）	1	

（三）原穴在诊断和治疗上的作用

原穴是脏腑之气相通的部位。因此内脏有病会在原穴的部位出现一些病理反应，如原穴局部过敏、压痛等，也可用知热感度测定仪、经络测定仪等测定原穴，以了解各经气血盛衰和脏腑受病的虚实变化。原穴同时又是主治脏腑等病证的常用穴，通过针刺原穴来调整内脏功能，宣上导下，通达三焦原气，促进脏腑的阴阳平衡，增加人体的气化功能，从而促使疾病的痊愈。

【原文】

胀取三阳，飧泄①取三阴②。

★提示★

胀满病当取三阳经腧穴治疗；飧泄病应取三阴经腧穴治疗。

★注释★

①飧泄：大便清稀并伴见不消化的食物残渣的消化系疾病。

②胀取三阳飧泄取三阴：此文与上下文义毫无关系，考虑可能为编排的错误。但是，历代注家对此条文均加注释。

★分析讨论★

（一）胀满病取三阳经腧穴治疗

《灵枢·胀论》："夫胀者，皆在于脏腑之外，排脏腑而郭胸胁，胀皮肤，故命曰胀。"这里论述在脏腑以外的胀满病通过"取三阳"治疗。盖三阳者，主气主表，因此用三阳经的腧穴来治疗胀病。

（二）飧泄取三阴经腧穴治疗

飧泄是一种以泄泻清稀、完谷不化、肠鸣腹痛为主的病证。"飧泄取三阴"的三阴即指足太阴脾经、足少阴肾经和足厥阴肝经三条经脉的腧穴。这三脏失调就会发生飧泄这种病证。针灸治疗飧泄时，可取脾经的阴陵泉、公孙等以健脾利湿，肝经的太冲、行间等以疏调肝气，肾经的太溪、复溜等以补肾中之阳，其他如肝、脾、肾的背俞穴、腹募穴，均可酌情加以选取使用。

【原文】

今夫五脏之有疾也，譬犹刺①也，犹污①也，犹结也，犹闭②也。刺虽久，犹可拔也；污虽久，犹可雪③也；结虽久，犹可解也；闭虽久，犹可决也。或言久疾之不可取者，非其说也。夫善用针者，取其疾也，犹拔刺也，犹雪污也，犹解结也，犹决闭也。疾虽久，犹可毕也。言不可治者，未得其术也。

★提示★

针灸可以治疗慢性疾患，言久病不能治疗的说法是错误的，是没有了解和掌握治疗技术的原故。

★注释★

① 污：即污染。

② 闭：壅障。

③ 雪：洗涤。

★分析讨论★

本段用比喻的方法阐述一个深刻的道理，即疾病的发生和发展都有一定的规律。那些疑难病症和目前还没有特效治疗方法的病症，主要是还没有认识到他们的客观规律。任何疾病都是可以治愈的，目前不能治愈，只不过是还没有足够的认识而已，这完全符合唯物主义的认识论。目前临床有某些疾病，用各种治疗方法都不能取得很好的疗效，这主要是我们还没有认清这些病的发病机制，还没有掌握治疗方法。

【原文】

刺诸热者，如以手探汤①；刺寒清者，如人不欲行②。阴有阳疾者③，取之下陵三里，正往无殆④，气下乃止⑤，不下复始也⑥。疾高而内者⑦，取之阴之陵泉，疾高而外者⑧，取之阳之陵泉也。

★提示★

对热病应浅刺快针，寒病应深刺留针。并指出热在阴分，病在上部属脏和病在上部属腑的具体选穴。

★注释★

①以手探汤：形容针刺诸热时，针法宜轻而浅，如手探汤一样，一触即可离开（《灵枢经校释》）。张介宾曰："如以手探汤者，用在轻扬。热属阳，阳主于外，故治宜如此。"马莳曰："如以手探汤，其热可畏也。"张志聪曰："如以手探汤，谓热在皮肤，所当浅取之也。"

②如人不欲行：形容针刺寒病，针法宜深刺留针。如人之留恋家乡，不愿出行。张介宾曰："如人不欲行者，有留恋之意也。阴寒凝滞，得气不易，故宜留针若此。"马莳曰："如人不欲行，其寒可畏也。"张志聪曰："寒清者，内因之虚寒，宜深取之，静以守气，故如人不欲行也。"

③阴有阳疾者：指热在阴分。

④正往无殆：殆作怠解。要正确施行针术，不可懈怠。

⑤气下乃止：邪气退即可止针。

⑥不下复始也：邪气不退，再继续针刺。

⑦疾高而内者：指病在上部而属于脏病者（《灵枢经校释》）。张介宾曰："病高者，在上者也，当下取之。然高而内者属脏，故当取足太阴之阴陵泉。"马莳曰："疾高而在内者，当取之下，故阴陵泉在膝下内廉，系足太阴脾经穴，必取此而刺之，所以应其上之内也。"张志聪曰："疾高而内者，里阴之病见于上也。阴陵泉乃太阴之经，太阴之主开也，使在内之病，从开而上出也。盖言阳病之入于内者即从下解，阴病之出于上者，即从外解也。"

⑧疾高而外者：指病在上部而属于腑病者（《灵枢经校释》）。张介宾曰："高而外者属腑，故当取足少阳之阳陵泉也。"马莳曰："疾高而在外者，亦当取之下，故阳陵泉在膝下外廉，系足少阳胆经穴，必取此而刺之，所以应其上之外也。"张志

聪曰："疾高而外者，外邪高而病在外之下也。阳陵泉乃少阳之经，少阳之主枢也。盖邪在高而欲下入于内，故使从枢外出，勿使之内入也。"

★分析讨论★

"刺诸热者……如人不欲行"重点论述热证、寒证、针刺快慢及留针与否；"阴有阳疾者……取之阳之陵泉也"是举例说明三种证候所需选取的腧穴。

（一）寒热病的刺法

热属于阳，寒属于阴，疾病的性质有寒有热，针刺的方法有疾有留，所以说"热则疾之，寒则留之"。凡热邪在表，或热闭清窍而致神昏、不省人事等，针刺应浅而疾出，"如手探汤"，可用三棱针在井穴点刺放血，以清泻热毒邪秽，醒神开窍，均属此例。若寒邪入里，或虚寒内生之疾，针刺应深而留针，如"人不欲行"，并可酌加艾灸，以扶正壮阳，温散寒邪，使脏腑阴阳气血恢复正常。

（二）热在阴分可选足三里治疗

足三里是足阳明胃经之合穴，根据"阴有阳疾者，取之下陵三里"，如果热在胃腑，取足三里以泻阳明之腑热，腑气通，热邪泻，即可停针，若没有效果，或效果欠佳，可再行复刺。这与"合治内腑"的理论一致。

（三）上部有病属腑可取阳陵泉，上部有病属脏可取阴陵泉

阳陵泉是胆经之合穴，根据"疾高而外者，取之阳陵泉"，病在胆腑，取阳陵泉来调理胆府，疏通气机，去除邪热。阴陵泉是脾经合穴，据"疾高而内者，取之阴陵泉"，病在于脾，取阴陵泉来补益脾气、化滞去湿，疾病就可痊愈。

【结语】

　　"九针十二原"为《灵枢》首篇，文字深奥，内容丰富，为我们学习《灵枢》的全貌做一个比较全面的揭示，对针灸的理、法、方、穴、针做了明确的阐述，其理论贯穿于全书各篇，因此，要全面系统掌握、仔细分析研究《灵枢》，就必须领会本篇的精神实质。

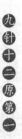

本输第二

【题解】

"本"为根本、本源之意，可引申为重要。"输"指输穴。腧、输、俞三字古代通用。后世医家认为"腧"泛指腧穴；"输"指五输穴；"俞"指背俞穴。"本输"，即指重要的腧穴。因为本篇的主要内容是对各经的主要腧穴做了推本求原的论述，所以篇名定为"本输"。

【提要】

本篇共论述了四个问题。

1. 重点论述了十二经脉之气在肘膝关节以下所出、入、流、注经过的部位，这些部位便是井、荥、输、经、合穴，简称"五输穴"。对各经五输穴的名称和部位也做了明确的规定。

2. 叙述了六阳经与任督二脉在颈项的要穴，并对其穴名、部位、排列次序——作了说明。

3. 扼要地论述了脏腑的相合关系和作用。

4. 提出了四时取穴的常法。

【原文】

黄帝问于岐伯曰：凡刺之道，必通十二经络之所终始^①，络脉之所别处^②，五输之所留^③，六腑之所与合^④，四时之所出入^⑤，五脏之所溜处^⑥，阔数之度，浅深之状，高下所至^⑦，愿闻其解。

★提示★

首段提出本篇主要论述的内容是十二经脉的五输穴、五输所流、六腑所合，以及四时经脉气血出入浅深状态等，为全篇的总纲。

★注释★

①十二经络之所终始：指十二经及其络脉分布的终点和起点。张志聪："本篇论五脏六腑之脉，皆出于指井，溜于荥，注于输，行于经，入于合，从四肢而通于脏腑，此经脉之终始也。"

②络脉之所别处：即十五络脉沟通表里所别出的处所。张介宾曰："如十五络脉各有所别也。"张志聪："络脉之所别处者，脏腑之经别大络，与经脉缪处，通血脉于孙络，渗出于皮肤者也。"

③五输之所留：指经脉的五输穴各有所留处，其均在四肢的一定部位。

④六腑之所与合：指六腑与五脏有表里相合的关系。

⑤四时之所出入：由于四时气候的不同，人体脉气的所在部位、邪气侵袭停留的部位皆有出入盛衰的变化。

⑥五脏之所溜处：指五脏之气血在经脉所流行和灌注的状况。

⑦阔数之度浅深之状高下所至：张志聪："阔数，宽窄也……经脉宽大，孙络窄小。"本句指气血在经脉的流行和灌注与经络的宽窄形状、分布浅深及经脉气血上下循行情况有密切的联系。

【原文】

岐伯曰：请言其次也。肺出于少商，少商者，手大指端内侧也，为井木①；溜于鱼际，鱼际者，手鱼也，为荥；注于太渊，太渊，鱼后一寸陷者中也，为输；行于经渠，经渠，寸口中也，动而不居②，为经；入于尺泽，尺泽，肘中之动脉也，为合。手太阴经也。

★提示★

本段指出手太阴肺经井、荥、输、经、合五穴的名称及部位。

★注释★

①井木：十二经的五输穴，按五行配属，凡阴经均起于木。木、火、土、金、水分别合于井、荥、输、经、合。张介宾曰："少商穴，乃肺经脉气所出，为井也，其气属木，此下凡五脏之井，皆属阴木，故六十四难谓之阴井木也。"

②动而不居：不居是不留居的意思，形容该处有动脉不停息地跳动着。

【原文】

心出于中冲①，中冲，手中指之端也，为井木；溜于劳宫，劳宫，掌中中指本节之内间也，为荥；注于大陵，大陵，掌后两骨之间方下者也，为输；行于间使，间使之道，两筋之间，三寸之中也，有过则至，无过则止②，为经；入于曲泽，曲泽，肘内廉下陷者之中也，屈而得之，为合。手少阴也。

★提示★

本段指出的手少阴心经的五输穴，实际上是手厥阴心包经五输穴的名称及部位。

★注释★

① 出于中冲：中冲为手厥阴心包络脉气所发，而却说是少阴心经，因心与心包本同一体，其气相通，心包络为心的外卫，古人认为心经之病，在外经而不在内脏，心有病，由心包络代其受邪，所以在本篇少阴无输，其输出于心包络。下文劳宫、大陵、间使、曲泽义皆同。张介宾曰："此下五腧，皆属手厥阴之穴，而本经直指为心腧者……皆在于心之包络，包络者，心主之脉也。"《灵枢·邪客》曰："手少阴之脉独无腧，正此之谓。"

② 有过则至无过则止：过，指病变。至，到的意思。止，不到的意思。本句指有病时，间使穴部位脉气流行就会受影响，发生异常变化；无病变时，此处脉气就会正常地通过，或异常变化就会消失。

【原文】

肝出于大敦，大敦者，足大指之端及三毛之中也，为井木；溜于行间，行间，足大指间也，为荣；注于太冲，太冲，行间上二寸，陷者之中也，为输；行于中封，中封，内踝之前一寸半，陷者之中，使逆则宛，使和则通①，摇足而得之，为经；入于曲泉，曲泉，辅骨之下，大筋之上也，屈膝而得之，为合。足厥阴也。

★提示★

本段指出足厥阴肝经五输穴的名称及部位。

★注释★

① 使逆则宛（yù 郁）使和则通：宛，即菀，通郁，郁结不利的意思。中封穴是肝的经穴，肝经之所行也。针刺该穴时，逆脉气流行刺之则脉气郁滞，若顺其经气所行刺之则脉气通利。《太素·本输》注："气行曰使，宛，不伸也，塞也。"

【原文】

脾出于隐白，隐白者，足大指之端内侧也，为井木；溜于大都，大都，本节之后，下陷者之中也，为荥；注于太白，太白，腕骨之下也，为输；行于商丘，商丘，内踝之下，陷者之中也，为经；入于阴之陵泉，阴之陵泉，辅骨之下，陷者之中也，伸而得之，为合。足太阴也。

★提示★

本段指出足太阴脾经五输穴的名称及部位。

【原文】

肾出于涌泉，涌泉者，足心也，为井木；溜于然谷，然谷，然骨之下者也，为荥；注于太溪，太溪，内踝之后，跟骨之上，陷中者也，为输；行于复溜，复溜，上内踝二寸，动而不休①，为经；入于阴谷，阴谷，辅骨之后，大筋之下，小筋之上也，按之应手②，屈膝而得之，为合。足少阴经也。

★提示★

本段指出足少阴肾经五输穴的名称及部位。

★注释★

①动而不休：指复溜穴的部位下有动脉跳动不休。

②按之应手：按之有动脉应手。《太素·本输》注："按应手，谓按之手下觉异也。"

【原文】

膀胱出于至阴，至阴者，足小指之端也，为井金①；溜于通谷，通谷，本节之前外侧也，为荥；注于束骨，束骨，本节之后，陷者中也，为输；过于京骨，京骨，足外侧大骨之下，为原②；行于昆仑，昆仑，在外踝之后，跟骨之上，为经；入于委中，委中，腘中央，为合，委而取之。足太阳也。

★提示★

本段指出足太阳膀胱经穴六腧穴的名称及部位。

★注释★

①井金：六阳经的五输穴（不包括原穴）与五行配属，起于金而会于土。其井、荥、输、经、合分别与金、水、木、火、土相配属。

②原：指十二经的原穴，古人认为"原"是十二经的根本。《太素·本输》注："脐下动气者，人之生命，十二经之根本也，故名曰原……是以五脏六腑，皆有原也。肺之原出太渊，心之原出大陵也，肝之原出太冲，脾之原出太白，肾之原出太溪，手少阴经原出神门，掌后兑骨之端，此皆以输为原者，以输是三焦所行之气留止处也。六腑原者，胆原出丘墟，胃原出

冲阳，大肠原出合谷，小肠原出完骨，膀胱原出京骨，三焦原出阳池。六腑者，阳也。三焦行于诸阳，故置一输名原，不应五时也。所以六腑有六输，亦与三焦共一气也。"由上可见六腑六腧，即五输穴加原穴。五脏五输，即以输代原。

【原文】

胆出于窍阴，窍阴者，足小指次指之端也，为井金；溜于侠溪，侠溪，足小指次指之间也，为荥；注于临泣，临泣，上行一寸半，陷者中也，为输；过于丘墟，丘墟，外踝之前下，陷者中也，为原；行于阳辅，阳辅，外踝之上，辅骨之前，以及绝骨之端也，为经；入于阳之陵泉，阳之陵泉，在膝外陷者中也，为合，伸而得之。足少阳也。

★提示★

本段指出足少阳胆经六腧穴的名称及部位。

【原文】

胃出于厉兑，厉兑者，足大指内次指之端也，为井金；溜于内庭，内庭，次指外间也，为荥；注于陷谷，陷谷者，上中指内间上行二寸，陷者中也，为输；过于冲阳，冲阳，足跗上五寸，陷者中也，为原，摇足而得之；行于解溪，解溪，上冲阳一寸半陷者中也，为经；入于下陵，下陵，膝下三寸，胻骨外三里也[1]，为合；复下三里三寸，为巨虚上廉，复下上廉三寸，为巨虚下廉也[2]；大肠属上，小肠属下[3]，足阳明胃脉也。大肠小肠，皆属于胃[4]，是足阳明也。

★提示★

本段指出足阳明胃经六腧穴和下合穴的名称及部位。

★注释★

①下陵膝下三寸胻骨外三里也：下陵，就是指足三里穴的部位。这句话的意思是下陵就是在膝眼下三寸、胻骨外缘的足三里穴。

②复下三里三寸……为巨虚下廉也：指足三里穴下三寸的上巨虚穴、上巨虚穴下三寸的下巨虚穴。

③大肠属上小肠属下：上指上巨虚穴，下指下巨虚穴。大肠经的脉气在上巨虚与胃经相合，大肠有病可取该穴治疗，故曰"大肠属上"。小肠经的脉气在下巨虚与胃经相合，小肠有病，可以取下巨虚穴治疗，故曰"小肠属下"。《太素·本输》注："足阳明脉行此虚中，大肠之气在上廉中，与阳明合。小肠之气在下廉中，与阳明合。故曰大肠属上，小肠属下也。"

④大肠小肠皆属于胃：《素问·灵兰秘典论》："小肠者，受盛之官。""大肠者，传道之官。"二者皆在胃之下，受盛传导的东西都来自胃腑。二者功能密切相关，共为后天水谷之气的来源，而胃为六腑之长，所以说大肠小肠皆属于胃。

【原文】

三焦者，上合手少阳①，出于关冲，关冲者，手小指次指之端也，为井金；溜于液门，液门，小指次指之间也，为荥；注于中渚，中渚，本节之后陷者中也，为输；过于阳池，阳池，在腕上陷者之中也，为原；行于支沟，支沟，上腕三寸，两骨之间，陷者中也，为经；入于天井，天井，在肘外大骨之上陷者中也，为合，屈肘乃得之；三焦下腧②在于足大指③之前，少阳之后，出于腘中外廉，名曰委阳，是太阳络也④，手少阳经也。三焦者，足少阳、太阴（一本作阳）之所将⑤，太阳之别也，上踝五寸，别入贯腨肠，出于委阳，并太阳之正，入络膀胱，约下焦。实则闭癃，虚则遗溺。遗溺则补之，闭癃则泻之。

★提示★

本段指出手少阳三焦经穴腧穴和下合穴的名称及部位，并简要提出其虚实之证均属水液代谢障碍。

★注释★

① 上合手少阳：三焦的气化功能出于肾，游行于上中下三部，其脉气在上与手少阳相合。张介宾曰："诸经皆不言上合，而此下三经独言之者，盖以三焦并中下而言，小肠大肠俱在下，而经则属手，故皆言上合某经也。"

② 三焦下腧：此处的"下腧"即"下合穴"，是三焦脉气下行气聚之处。《太素·本输》注："上焦如雾，中焦如沤，下焦如渎。此三焦之气，上下皆通。故上腧在背第十三椎下两旁各一寸半。下腧在此太阴之间，出腘外廉足太阳络，三焦下行气聚之处，故曰下腧也。"

③ 足大指：《太素》《甲乙》《千金》《外台》均认为"足大指"当系"足太阳"之误。周学海曰："太阳原作大指，考邪气脏腑病形篇曰：三焦病者，候在足太阳之外大络，在足太阳少阳之间，取委阳。于大指何涉？"由此可见，应更正为"足太阳之前"似较妥切。据经脉循行系统，张介宾、马莳等人认为"足大指"是"足小趾"之误，这种见解有一定的道理，但不如前者贴切。

④ 是太阳络也：太阳别络后以"手少阳经也"承之，不

合义。《甲乙》置此于"足太阳"条内，若按此移"三焦下腧"三十字于上文"手太阳也"之后，于前后各经文次也不一致，疑有错倒。

⑤三焦者足少阳太阴（一本作阳）之所将："太阴"应作"太阳"。张介宾曰："阴阳二字互谬也，当作少阴太阳。盖三焦属肾与膀胱也。"从文义及上下文内容来分析，三焦的制水功能和肾、膀胱的联系极为密切，句中的"将"字是带领、偕同的意思，所以，张介宾的解释似更加贴切。本篇各经皆论腧穴，而此处忽言证治，与前后文不类，疑有窜误。

【原文】

手太阳小肠者，上合手太阳，出于少泽，少泽，小指之端也，为井金；溜于前谷，前谷，在手外廉本节前陷者中也，为荥；注于后溪，后溪者，在手外侧本节之后也，为输；过于腕骨，腕骨，在手外侧腕骨之前，为原；行于阳谷，阳谷，在锐骨之下陷者中也，为经；入于小海，小海，在肘内大骨之外，去端半寸，陷者中也，伸臂而得之，为合。手太阳经也。

★提示★
本段为手太阳小肠经六腧穴的名称及部位。

【原文】

大肠上合手阳明，出于商阳，商阳，大指次指之端也，为井金；溜于本节之前二间，为荥；注于本节之后三间，为输；过于合谷，合谷，在大指歧骨之间，为原；行于阳溪，阳溪，在两筋间陷者中也，为经；入于曲池，在肘外辅骨陷者中，屈臂而得之，为合。手阳明也。

★提示★

本段为手阳明大肠经六腧穴的名称和部位。

【原文】

是谓五脏六腑之腧，五五二十五腧①，六六三十六腧也②。六腑皆出足之三阳，上合于手者也③。

★提示★

总结性地指出五脏共有二十五腧，六腑共有三十六腧，并指出六腑的经脉为手足三阳经。

★注释★

①五五二十五腧：即前面所指出的五脏之五输穴，共二十五穴，但本篇五脏五输穴中，心经的五输穴皆在心包经上，在此心经并无五输穴。自《甲乙经》才开始补入心经的五输穴。

②六六三十六腧也：本篇六腑比五脏多一原穴，每经有井、荥、输、原、经、合六腧，所以六腑共三十六腧。其实，五脏五穴中亦有原穴，只是它是"以输为原"。

③六腑皆出足之三阳上合于手者也：六腑的经脉为足三阳经和手三阳经，亦称手足三阳经为六腑的经脉。

★分析讨论★

1. 本书"九针十二原"篇中"五脏五腧，五五二十五腧，六腑六腧，六六三十六腧"所记载腧穴的数字与本篇中所记的数字相同，但所指的十二原完全不同。"九针十二原"篇中所指的原穴是五脏五输穴中的输穴左右各一，共为十原穴，再加上膏肓各一穴，统称十二原。后世所指的十二原是五脏五输穴（以输代原）加心经的神门，再加六腑之原穴，亦统称"十二原"，其名虽同而内容各异。

2.前文详述了脏腑经脉的终始，其出于井，溜于荥，注于输，过于原，行于经，入于合，其处肌肉由薄而丰，其脉气由小到大，由浅入深，由窄变宽。本篇对各经五输穴的名称和部位，以及五行配属关系都作了明确规定，现列表3、表4如下。

表3　五脏五输总表

五脏	井（木）	荥（火）	输（原）（土）	经（金）	合（水）
肺	少商	鱼际	太渊	经渠	尺泽
心（实为心包）	中冲	劳宫	大陵	间使	曲泽
肝	大敦	行间	太冲	中封	曲泉
脾	隐白	大都	太白	商丘	阴陵泉
肾	涌泉	然谷	太溪	复溜	阴谷

表4　六腑五输（原）总表

六腑	井（金）	荥（水）	输（木）	原	经（火）	合（土）
大肠	商阳	二间	三间	合谷	阳溪	曲池
小肠	少泽	前谷	后溪	腕骨	阳谷	小海
胆	窍阴	侠溪	临泣	丘墟	阳辅	阳陵泉
胃	厉兑	内庭	陷谷	冲阳	解溪	足三里
膀胱	至阴	通谷	束骨	京骨	昆仑	委中
三焦	关冲	液门	中渚	阳池	支沟	天井

【原文】

缺盆之中，任脉也，名曰天突。一次任脉侧之动脉，足阳明也，名曰人迎；二次脉手阳明也，名曰扶突；三次脉手太阳也，名曰天窗；四次脉足少阳也，名曰天容①；五次脉手少阳也，名曰天牖；六次脉足太阳也，名曰天柱；七次脉颈中央之脉，督脉也，名曰风府。腋内动脉，手太阴也，名曰天府。腋下三寸，手心主也，名曰天池。

刺上关者，呿不能欠；刺下关者，欠不能呿。刺犊鼻者，屈不能伸；刺两关者，伸不能屈。

足阳明挟喉之动脉也②，其腧在膺中③。手阳明次在其腧外，不至曲颊一寸。手太阳当曲颊④。足少阳在耳下曲颊之后。手少阳出耳后，上加完骨之上⑤。足太阳挟项大筋之中发际⑥。阴尺动脉在五里⑦，五腧之禁也⑧。

★提示★

本段按先后排列次序，详述六阳经与任督二脉在颈项间的要穴名称和部位，并指出腋部的动脉要穴，以及针刺某些穴位时应注意的体位（表5）。

★注释★

① 四次脉足少阳也名曰天容：次于中行任脉第四行的是足少阳胆经，名叫天容穴。其实，今之天容穴不属足少阳经，而属手太阳经。张介宾认为耳曲颊后是太阳经之天容穴，疑天容穴古代属于足少阳胆经。张介宾曰："耳曲颊后，亦仍是指手太阳之天容穴，此非足少阳之穴，意者古以此穴属足少阳经脉。"马蒔认为天容为"天冲"之误，丹波元简认为不妥。以上说法，以张氏的可取。

②足阳明挟喉之动脉也：张介宾曰："挟喉动脉，即足阳明人迎也。"

③其腧在膺中：膺，指胸前两侧高起处。为足阳明胃经穴分布处。顺次而下有气户、库房、屋翳、膺窗、乳中等穴，"其腧在膺中"就是指这些穴位。马莳曰："胸之两旁，谓之膺也。"张介宾曰："自挟喉而下行于胸膺，凡气户、库房之类，皆阳明之腧，故曰其腧在膺中。"

④曲颊：指下颌角的部位。《太素·本输》注："手太阳循颈上颊。颊，曲颊也，近牙车是也。"

⑤上加完骨之上：《太素》注："手少阳上项挟耳后，故直上出耳上角，完骨在耳后，故上加完骨上是也。"张介宾曰："此复言天牖穴也。"

⑥足太阳挟项大筋之中发际：此言天柱穴部位。在项后发际内，大筋外陷中。《太素·本输》注："两大筋中发际，此太阳腧也。"张介宾曰："此复言天柱穴，挟后项大筋中发际也。"

⑦阴尺动脉在五里：指用尺泽穴的动脉作五里穴的别称。

⑧五腧之禁也：指五里穴。其上有动脉，是古代医家所公认的禁针穴位。并认为误刺五里穴会使五脏气竭尽。《灵枢·小针解》："夺阴者死，言取尺之五里。"其义即此。《太素》注："五脏动脉，在肘上之五里腧大脉之上。"《明堂》云："五里在肘上三寸，手阳明脉气所发，引向里大脉中央，禁不可刺，灸十壮，左取右，右取左。大脉，五脏大脉气腧也，故禁刺不禁灸也。"现在认为五里穴可"避开动脉。直刺0.5～1寸"（四版《针灸学》教材）。

表5　颈项部要穴表

行次	经脉名称	穴名	部位
前中行	任脉	天突	缺盆之中
第一行	足阳明胃经	人迎	挟喉之动脉
第二行	手阳明大肠经	扶突	曲颊下一寸
第三行	手太阳小肠经	天窗	当曲颊
第四行	足少阳胆经	天容	耳下曲颊之后
第五行	手少阳三焦经	天牖	出耳后
第六行	足太阳膀胱经	天柱	挟项大筋之中发际
第七行	督脉	风府	项中央（项后）

说明：今之天容穴不属足少阳经，而属手太阳经。

【原文】

肺合大肠，大肠者，传道之腑；心合小肠，小肠者，受盛之腑；肝合胆，胆者，中精之腑^①；脾合胃，胃者，五谷之腑；肾合膀胱，膀胱者，津液之腑也。少阳属肾，肾上连肺，故将两脏。三焦者，中渎之腑也^②，水道出焉，属膀胱，是孤之腑也。是六腑之所与合者。

★提示★

本段叙述了脏腑的表里配合关系，以及六腑的生理功能；还特别提出了肾、肺、膀胱、三焦等脏腑对体内水液代谢的重要作用。

★注释★

① 胆者中精之腑：《太素·本输》注："胆不同肠胃受传糟

粕，惟藏精液于中也。"

②中渎之腑：渎就是水道。三焦是人体主持气化和通调水道的器官。它除了运化水谷之外，其主要功能是通调全身水道，所以称为"中渎之腑"。

★分析讨论★

（一）脏腑相合的意义

"合"是配合、合作的意思，有相互联系、相互为用的意思。也就是说脏腑的功能活动，不是彼此孤立的，而是相互联系，彼此合作，构成一个完整的不可分割的统一体系，共同进行生理功能活动。

其脏腑相合的关系是：肺合大肠，肝合胆，脾和胃，肾合膀胱，三焦为孤腑。这种关系并不是古人凭空设想的，其理论根据可以从经络和生理病理两方面来看。

1. 从经络看

（1）肺合大肠：手太阳之脉属肺络大肠；手阳明之脉属大肠络肺。

（2）心合小肠：手少阴之脉属心络小肠；手太阳之脉属小肠络心。

（3）脾合胃：足太阴之脉属脾络胃；足阳明之脉属胃络脾。

（4）肝合胆：足厥阴之脉属肝络胆；足少阳之脉属胆络肝。

（5）肾和膀胱：足少阴之脉属肾络膀胱；足太阳之脉属膀胱络肾。

2. 从生理病理看

《素问·咳论》："五脏之久咳，乃移于六腑，脾咳不已，则胃受之……肝咳不已，则胆受之……肺咳不已，则大肠受之……心咳不已，则小肠受之……肾咳不已，则膀胱受之。"这说明脏病不愈则传之于腑。反之，腑病亦可引起其所合之脏发病，如脾不运化，可引起水湿内停，影响胃的腐熟功能，产生腹泻。反之胃病食滞内停，也可影响脾的运化功能，产生腹胀腹痛、四肢无力等症。

从上可见，尽管脏和腑的部位不同，可是二者在生理功能和病理变化上都有密切的联系。这就是脏腑相合的意义。

（二）对"少阳属肾，肾上连肺，故将两脏"的理解

历代各家见解不一，现列出有代表性的几家以供讨论。

1.《甲乙经》以"少阳"作"少阴"，原文就成了"少阴属肾，上连肺，故将两脏"。"两脏"指肺和膀胱。

2.《医经精义》认为，少阳三焦为水液之道路，而须受肾和肺的统帅。

3. 张介宾曰："三焦为中渎之府，膀胱为津液之府，肾以水脏而领水府，理之当然，故肾得兼将两脏。"

《甲乙经》认为少阴属肾而统领肺与膀胱，于前后文不符。原文中的"将"字，有统帅、带领的意思。《医经精义》认为少阳要受肾和肺的统帅，不合文义，亦不足取。张介宾认为肾为水脏而统帅膀胱与三焦两个水府，此见解较确切。因就功能而言，肾与膀胱、三焦的联系非常密切，这与脏腑相合的理论相吻合。《灵枢·本脏》有"肾合三焦膀胱"的理论，也可作为这个观点的旁证。以上三种见解，后世多从张介宾。

（三）关于"三焦为孤府"的讨论

孤是孤独、孤单的意思。此处六腑之中，唯独只有三焦没有一脏一腑的配偶关系，所以称它为"孤府"。《医宗必读》和张介宾认为由于三焦的气化功能贯穿体腔的上、中、下三部。十二脏中它最大，没有能和它相配合的，所以称为"孤府"。考"孤"字古代无"大"的含义，封建帝王以"孤"自称是"少"的意思，所以后说与原文之意不相符。

《灵枢·经脉》指出"手厥阴心包络之脉，起于胸中，出属心包络，下隔，历络三焦""三焦手少阳之脉……散络心包，下隔，循属三焦"。《灵枢·经别》根据表里经经别的"六合"关系，明确指出心包与三焦相合。由此可见，三焦并非孤腑，其与心包络相合，后世均从此说。

【原文】

春取络脉诸荥①大经分肉之间②，甚者深取之，间者浅取之③。夏取诸输孙络肌肉皮肤之上④。秋取诸合⑤，余如春法⑥。冬取诸井诸腧之分⑦，欲深而留之。此四时之序，气之所处⑧，病之所舍⑨，脏之所宜⑩。转筋者，立而取之，可令遂已。痿厥者，张⑪而刺之，可令立快也⑫。

★提示★

本段论述取穴原则和针刺方法应顺随四时的变化，并指出针刺转筋与痿厥者的注意事项。

★注释★

①春取络脉诸荥：春天经气初发于外，邪气侵及体表，所以治疗取穴应以络穴和荥穴为重点。络脉指十五络穴，诸荥指各经的荥穴。

②大经分肉之间：经脉与肌肉间的空隙。

③间者浅取之：间，病轻或病减的意思，与"甚"相对。病轻或病减者针刺宜浅。

④夏取诸输孙络肌肉皮肤之上：诸输是指各经的输穴。孙络，是指细小表浅的支络。夏季阳发于外，经气表浅，宜浅刺腧穴和孙络。张介宾曰："诸输者，十二经之输穴，如手太阴经太渊之类是也。络之小者为孙络，皆应夏气。夏以老阳之令，

阳盛于外，故宜浅刺于诸腧孙络，以及肌肉皮肤之上也。"

⑤ 秋取诸合：诸合，指各经的合穴。秋天阳气衰少，针刺时应取合穴。《太素·本输》注："阴气始杀，犹未能盛，故取于腧及以合也。春时阴气衰少为弱，阳气初升为微；秋时阳气衰少为弱，阴气始生为微。"张介宾曰："诸合者，十二经之合穴，如手太阴尺泽之类是也。诸合应秋，故宜取之。秋以手少阴之令，将降未降，气亦在中。"

⑥ 余如春法：《太素·本输》注："病间，故如春法，取络荥大经分间，亦随病间甚浅深为度也。"张介宾曰："故余如春法，谓亦宜中取大经分肉之间，而可浅可深也。"

⑦ 取诸井诸腧之分：张介宾曰："诸井者，十二经之井穴，如手太阴少商之类是也。诸腧者，脏腑之俞，如肺俞、心俞之类是也，非上文五输之谓。"有说"诸腧"包括背俞穴和五输穴中的输穴。因古代"俞""输""腧"三字通用，两说均有可取之处，但后世多从前说。

⑧ 此四时之序气之所处：人体经脉气血在不同的季节，所处的深浅部位亦不同，取穴与针刺应随四时变化顺序而变化。

⑨ 病之所舍：指病邪所停留的部位。

⑩ 脏之所宜：指脏腑病变时，针刺取穴所适宜的部位。

⑪ 张：即卧而张开四肢的体位。

⑫ 可令立快也：进行针刺后，病人立即有轻快的感觉。

★分析讨论★

（一）四时取穴及针刺常法

表6　四时取穴及刺法

四时	取穴	刺法
春	络脉诸荥穴，大经分肉之间	甚者深取之，间者浅取之
夏	诸输穴、孙络肌肉皮肤上	
秋	诸合穴	余如春法（取大经分肉间，甚者深取，间者浅取）
冬	诸井穴、诸俞穴	深而留之

由上表6可以看出，四时所取的穴位及部位均不同，四时针刺的深浅也有差异，这是因为四时温热凉寒的气候不同，人体阳气和脉气所在部位会随之发生相应的变化，邪气所侵袭停留的部位也不一样，所以针治脏腑病时选取的腧穴和部位也应随之而异。

目前，临床据四时取穴法运用较少，但刺法用得较普遍，即重者深刺，病轻及病减者浅刺。

（二）针刺某些穴位的注意事项

1. 关于针刺某些穴位所应取的正确体位及禁刺的问题

（1）"刺上关者，呿不能欠；刺下关者，欠不能呿"。

（2）"刺犊鼻者，屈不能伸；刺两关者，伸不能屈"。

（3）"转筋者，立而取之，可令遂已"。

（4）"痿厥者，张而刺之，可令立快也"。

（5）"阴尺动脉在五里，五腧之禁也"。

前四点临床运用价值较大，沿用至今。关于五里穴禁刺的观点，并不尽然，我们曾针刺过此穴（避开动脉缓慢捻转进针），无特殊情况发生，亦无"使五脏气竭尽"之弊。

2. 有关刺法顺序的理解

"转筋者，立而取之，可令遂已。痿厥者，张而刺之，可令立快也"，本段话宜放在"刺上关者……伸不能屈"之后，因二者都属刺法的注意事项，与此段内容相合。现放在四时取穴法之后，疑为脱简至此。

（四）五输穴的运用

井、荥、输、经、合是分布在肘膝以下的五个特定穴，简称为"五输穴"。五输穴的运用范围颇为广泛，治疗效果甚佳，具有一定的理论根据和科学依据。五输穴的运用，首提于本篇，《灵枢》后几篇亦有所论及，继后《难经》又有发挥，明确指出五输穴的主病、母子补泻法及"泻井当泻荥"的变通法，后世医家又补充了"补井当补合"和子午流注补泻法。

1. 本书及《难经》对五输穴运用的有关记载

（1）本书对五输穴运用的论述

①首篇《九针十二原》便提出："五脏五腧，五五二十五腧，六脏六腧，六六三十六腧。经脉十二，络脉十五。凡二十七气，以上下。所出为井，所溜为荥，所注为输，所行为经，所入为合，二十七气所行，皆在五腧也。"此篇以水流作比，形容脉气由小到大、由浅入深、由远到近的运行，并用水流名称命名了五输穴。

②本篇确定了五输穴的部位和名称，并论述了不同病的取穴，针刺深度和留针时间。

③《邪气脏腑病形》："荥输治外经，合治内府。"指出了荥穴、输穴脉气浮现于浅层，适应治体表病和经脉病，合穴脉气位于深层部位，适用于治内脏病。

④《根结》:"四肢为阴阳之本。"说明了五输穴与根结是为
"根"为"本"的关系。

⑤《寿夭刚柔》:"病在阴之阴者,刺阴之荥输;病在阳之
阳者,刺阳之合;病在阳之阴者,刺阴之经;病在阴之阳者,
刺络脉。"指出据疾病阴阳选配各经的五输穴治疗。

⑥《官针》:"病在脉,气少当补之者,取以鍉针,于井荥
分输……病在五脏固居者,取以锋针,泻于井荥分输,取以四
时……一曰输刺,输刺者,刺诸经荥输、脏俞也。二曰远道刺,
远道刺者,病在上,取之下,刺腑腧也。三曰经刺,经刺者,
刺大经之结络经分也。四曰络刺,络刺者,刺小络之血脉也。"
指出用不同的针具刺不同的五输穴可治不同疾病的虚实之证。

⑦《四时气》:"春取经、血脉、分肉之间,甚者深刺之,
间者浅刺之。夏取盛经孙络,取分间,绝皮肤。秋取经输,邪
在腑,取之合。冬取井荥,必深以留之。"记载了不同季节、不
同气候与不同病证应选用不同的五输穴。

⑧《五乱》:"气在于心者,取之手少阴、心主之输。气在
于肺者,取之手太阴荥、足少阴输。气在于肠胃者,取之足太
阴、阳明,不下者,取之三里。气在于头者,取之天柱、大抒,
不知,取足太阳荥输。气在于臂足,取之先去血脉,后取其阳
明、少阳之荥输。"提出了经气逆乱的不同部位,即取该经不同
的五输穴。

⑨《顺气一日分为四时》:"脏主冬,冬刺井;色主春,春
刺荥;时主夏,夏刺输;音主长夏,长夏刺经;味主秋,秋刺
合。是谓五变以主五输……病在脏者,取之井;病变于色者,
取之荥;病时间时甚者,取之输;病变于音者,取之经;经满
而血者,病在胃及以饮食不节得病者,取之合,故命曰味主合,
是谓五变也。"论述了治疗时,要顺应时气的盛衰,据脏腑五变

而取五输穴。

2.《难经》中有关五输穴的运用

（1）《六十八难》："井主心下满；荥主身热；俞主体重节痛；经主喘咳寒热；合主逆气而泄。此五脏六腑井、荥、输、经、合所主病也。"指出了五输穴的主病。

（2）《六十九难》："虚者补其母，实者泻其子，当先补之，然后泻之。不实不虚，以经取之者，是正经自生病，不中他邪也，当自取其经，故言以经取之。"提出据五输穴的不同五行属性，运用补母泻子之法。

（3）《七十五难》："东方木也，西方金也。木欲实，金当平之；火欲实，水当平之；土欲实，木当平之；金欲实，火当平之……东方者肝也，则知肝实，西方者肺也，则知肺虚。泻南方火，补北方水。南方火，火者，木之子也；北方水，水者，木之母也。水胜火，子能令母实，母能令子虚，故泻火补水，欲令金不得平木也。"提出泻南补北的用法。

（4）《七十三难》："诸井者，木也，荥者，火也。火者，木之子，当刺井者，以荥泻之，故经言补者不可以为泻，泻者不可以为补，此之谓也。"论述了泻井当泻荥的变通法。

3.五输穴的几种运用方法

（1）"荥输治外经，合治内腑"

荥穴、输穴现于浅层，运用治体表和经脉病证，合穴位于深层，适用于治内脏病。

这里所指的合穴，又以足三阳经的下合穴为主。大小肠三焦虽上合手经，同时出于足三阳，此因六腑皆居于腹部，与足经关系密切，所以大肠合于上巨虚，小肠合于下巨虚，三焦合于委阳。"合治内腑"可理解为六腑有病，可取其下合穴治疗。此法临床上应用广泛，疗效显著。

（2）春夏秋冬主用法

表7 不同篇名的五输穴四时取穴、刺法表

篇名	春季取穴、刺法	夏季取穴	长夏取穴	秋季取穴刺法	冬季取穴、刺法
本输篇	取络脉荥穴于大经分肉之间。甚者深取，间者浅取	取输穴、孙络于肌肉皮肤之上		取诸合穴，余如春法	取井穴、俞穴，深而留之
四时气篇	取经、血脉、分肉之间。甚者深刺，间者浅刺	取盛经孙络，取分间，绝皮肤		取经穴、输穴。邪在腑取合穴	取井穴、荥穴，深留之
顺气一日分为四时篇	荥穴	输穴	经穴	合穴	井穴

由表7可见，三篇经文中所叙述的春夏秋冬取穴法，大同小异，此法目前临床运用较少。后世医家认为春夏阳气在上，经气行于浅表，刺宜浅，秋冬则相反，五输中井荥所在部位肌肉薄，经合所在部位肌肉较丰厚，故主张春夏取井荥，秋冬取经合。

（3）《难经》六十八难中五输穴的主病

①"井主心下满"：指井穴可治热邪壅闭心窍的症状，因其有醒神开窍泄热的作用，临床一般用于急救，多用放血法。另外，井穴尚有回阳固脱、行血助气之功，这一作用往往被忽视，如厥逆和乳痈乳汁不通均可刺井穴收效。

②"荥主身热"：身热泛指一切热病。荥穴有清泄脏腑火

热的作用。临床上口臭、牙痛、便秘等属胃之实火的可泻内庭，属肝经虚火的可泻行间。

③ "输主体重节痛"：指输穴可主治经脉病症，临床上常取后溪治腰痛，中渚、足临泣治偏头痛。

④ "经主喘咳寒热"：即经穴可兼治内脏病、经脉病。如能治少阳经气郁滞的耳鸣、耳聋、胁痛之经脉痛，又能通调腑气治便秘症。

⑤ "合主逆气而泄"：逆气指脏腑之气不和，合穴有通调内脏功能的作用，如尺泽治喘咳、阳陵泉治胁痛等。

（4）母子补泻法

即 "虚则补其母，实则泻其子" 法，此法首提于《难经》，认为母能令子实，子能令母虚。本法又可分为同经和异经的母子补泻法。

① 同经补泻法：如肺属金，土能生金，肺气虚证，补本经母穴太渊（属土）。水为金之子，肺气实证，泻本经子穴尺泽（属水）。

② 异经补泻配穴法：如脾土为肺金之母，肺气虚，可取足太阴脾经的输穴太白（属土）。肾水为肺金之子，肺气实，可泻肾经的合穴阴谷（属水）。

（5）变通法

《难经》七十三难，首先提出 "泻井当泻荥" 法，后世医家又提出了 "补井当补合" 之法。

井穴位于四肢末端，肌肉浅薄，难以 "游针于巷" 以候气，且感觉敏锐，不宜施用补泻，故在母子补泻法的基础上加以变化，以此变通之法代替井穴的补泻法。临床亦有显著疗效，如属胃经实热的上齿痛，按补母泻子法，应泻木经井穴厉兑，以荥代之泻内庭，即能止痛。若刺厉兑，则病人痛苦且效果不佳。

（6）子午流注针法的临床运用

"子午流注针法"的运用，可分为两种，一为按天干开穴，一为按地支开穴，前者称为纳甲法，后者称为纳子法。

关于纳甲法中按时开五输穴的推算方法，以及纳子法的补母泻子取穴法，详见《针灸学》第四版教材。

（7）诊断与预防方面的应用

①在诊断方面:《黄帝内经》中的三部九候之诊，中部太渊、经渠、合谷，下部太冲、太溪、冲阳都属五输穴原穴。

②在预防方面:《素问》刺法论指出针刺可"折郁扶运，补弱全真，泻盛蠲余，令除斯苦"。并认为凡属五运六气升降失常而尚未发病者，均可取五输穴以预防。如木气不能升可取大敦，木气不降当取手太阴之所出（少商）、手阳明之所入（曲池），如此等等。后人主张常灸足三里，摩擦涌泉穴以增强先后天生生之气，预防疾病，却病延年。

以上各法，以（2）、（3）、（4）的应用较为广泛，但几种方法若在临床一起应用时，有时亦有相互矛盾之处，可据病情酌取某法治疗。

（三）现代科学依据

李复峰等认为五输穴所在部位，在大脑皮层投射区最大。从神经系统整合功能来看，五输穴位于肢体远端，是肢体功能最灵活、感觉最敏锐的部位。若接受同等量刺激，五输穴与机体其他部位相比，传入冲动要强得多，对高级中枢大脑皮层的影响也大得多。其神经反射调节或神经体液调节机体各种功能的活动就愈活跃和广泛，所以疗效必然高。古代医家将井、荥、输、经、合穴定在四肢远端，其疗效显著，治疗范围广，至今在临床上仍具有指导意义。

关于五输穴的临床运用，方法可综合以上九种，据病情，因时、因地和因人选择应用。

【结语】

本篇分别论述了五个问题。

1. 详述五输穴，即详细指出了五脏五腧（井、荥、输、经、合五种穴，其中心经的五输穴实为心包经五输穴）、六腑六腧（井、荥、输、原、经、合六种穴）的名称和部位及五行属性。

2. 列出了颈部要穴的排列顺序。

3. 提出了"脏腑之所与合"，即脏腑表里相合，以共同完成其生理功能，并指出了肾、肺、膀胱、三焦对体内水液代谢的重要作用。

4. 指出了针刺某些穴位的正确体位及注意事项。

5. 论及了四时取穴常法。

以上五个问题，自古至今，从理论到临床都具有重大的意义。五输穴的临床应用非常广泛，各地医者均有不少临床经验有待搜集整理，其理论机制尚待进一步用科学实验证实。至于四时取穴常法，目前临床运用不够广泛，其临床价值有待进一步观察。

小针解第三

【题解】

小针，即微针。

本篇对首篇《九针十二原》中有关"小针"的用法，摘要地加以解释，并做了进一步的补充说明，故以"小针解"名篇。

【提要】

1. 解释《九针十二原》中运用小针治病的要领和关键，强调守神候气的重要性。

2. 讨论针刺治疗的原则，并阐述徐疾补泻、迎随补泻的具体手法及实施补泻的针感问题。

3. 讨论针刺的禁忌，指出若不根据病情虚实、病位深浅灵活运用针法，就会造成严重的后果。

4. 对《九针十二原》中色诊、脉诊的有关部分进行了详细的讨论。

【原文】

所谓易陈者，易言也。难入者，难著于人也①。粗守形者，守刺法也。上守神者，守人之血气有余不足，可补泻也。神客者，正邪共会也②。神者，正气也。客者，邪气也。在门③者，邪循正气之所出入也。未睹其疾者，先知邪正，何经之疾也。恶知其原者，先知何经之病，所取之处也。

刺之微，在数迟者，徐疾之意也。粗守关者，守四肢而不知血气正邪之往来也。上守机者，知守气也④。机之动，不离其空中者，知气之虚实，用针之徐疾也。空中之机，清净以微者，针以得气⑤，密意守气勿失也⑥。其来不可逢者，气盛不可补也。其往不可追者，气虚不可泻也。不可挂以发者，言气易失也。扣之不发者，言不知补泻之意也，血气已尽而气不下也⑦。知其往来者，知气之逆顺盛虚也。要与之期者，知气之可取之时也。

粗之暗者，冥冥⑧不知气之微密也。妙哉！工独有之者，尽知针意也。往者为逆者，言气之虚而小，小者逆也。来者为顺者，言形气之平，平者顺也。明知逆顺，正行无问⑨者，言知所取之处也。迎而夺之者，泻也；追而济之者，补也。

【注解】

①难著于人也：著，此指明白。指针刺的精微之处难以使人明白。

②正邪共会也：指正邪相争。杨上善注："邪来乘于正，故为会也。"张介宾曰："邪正相干，故曰共会。"

③门：此处指腠理。杨上善："门者，腠理也。"

④上守机者知守气也：杨上善："机，弩牙也，主射之者，守于机也。知司补泻者，守神气也。"

⑤针以得气：以，在此指已，已经。

⑥密意守气勿失也：《素问·针解》："经气已至，慎守勿失者，勿变更也。"与此义相同。

⑦ 血气已尽而气不下也：气血皆尽，而疾病未愈。杨上善："下，愈也。"引为邪去病愈。

⑧ 冥冥：指昏暗无知。

⑨ 正行无问：问，原本作间。据《灵枢·九针十二原》改作"间"。

【原文】

所谓虚则实之者，气口虚而当补之也。满则泻之者，气口盛而当泻之也。宛陈则除之者，去血脉也。邪胜则虚之者，言诸经有盛者，皆泻其邪也。徐而疾则实者，言徐内而疾出也。疾而徐则虚者，言疾内而徐出也。言实与虚，若有若无者，言实者有气，虚者无气①也。察后与先，若亡若存者，言气之虚实，补泻之先后也，察其气之已下与常存也②。为虚与实，若得若失者，言补者佖然若有得也，泻则怳然若有失也。

夫气之在脉也，邪气在上者，言邪气之中人也高，故邪气在上也。浊气在中者，言水谷皆入于胃，其精气上注于肺，浊气留于肠胃，言寒温不适，饮食不节，而病生于肠胃，故命曰浊气在中。清气在下者，言清湿地气之中人也，必从足始，故曰清气在下也。

针陷脉③则邪气出者，取之上。针中脉则浊气出者，取之阳明合也。针太深则邪气反沉者，言浅浮之病，不欲深刺也，深则邪气从之入，故曰反沉也。皮肉筋脉，各有所处者，言经络各有所主也④。取五脉者死，言病在中，气不足，但用针尽大泻其诸阴之脉也。取三阳之脉者，唯言尽泻三阳之气，令病人恇然不复也。夺阴者死，言取尺之五里，五往者也。夺阳者狂，正言也⑤。

睹其色，察其目，知其散复⑥，一其形，听其动静者，言上工知相五色于目，有知调尺寸小大缓急滑涩，以言所病也。知其邪正者，知论虚邪与正邪之风也。右主推之，左持而御之者，言持针而出入也。气至而去之者，言补泻气调而去之也。调气在于终始一者，持心⑦也。节之交三百六十五会者，络脉之渗灌诸节者也。

所谓五脏之气，已绝于内者，脉口气内绝不至⑧，反取其外之病处，与阳经之合，有留针以致阳气，阳气至则内重竭，重竭则死矣。其死也，无气以动，故静。所谓五脏之气，已绝于外者，脉口气外绝不至⑨，反取其四末之输，有留针以致其阴气，阴气至则阳气反入，入则逆，逆则死矣。其死也，阴气有余，故躁。所以察其目者，五脏使五色循明，循明则声章。声章者，则言声与平生异也。

★注释★

①实者有气虚者无气：利用补法可使正气充实，用泻法可使邪气消失。

②察其气之已下与常存也：张介宾曰："已下，言已退也。"常存，即尚存。观察气的退留以确定针的去留。

③陷脉：张介宾曰："诸经孔穴，多在陷者之中……故凡欲去寒邪，须刺各经陷脉，则经气行而邪气出。乃所以取阳邪之在上者也。"

④皮肉筋脉……言经络各有所主也：皮肉筋脉浅深不同，都联属一定的经络，其发病可通过各经络来治疗。张介宾曰："皮肉筋脉，各有浅深，各有所主，以应四时之气也。"

⑤夺阳者狂正言也：泻尽了三阳正气，会使精神虚弱而成狂证。

⑥知其散复：《灵枢·四时气》："知其散复者，视其目色，以知病之存亡也。"

⑦持心：专心。张介宾曰："释前文一其形，听其动静，知其邪正者，皆主持于心也。"

⑧脉口气内绝不至：脉口，即诊脉的部位，在脉口部位出现浮而无根的脉象，是属五脏之气已虚于内，为阴气竭绝的重症。张介宾曰："脉口浮虚，按之则无，是谓内绝不至，脏气之虚也。"

⑨脉口气外绝不至：在脉口部位出现沉微之脉，轻取如无，属五脏之气已绝于外的衰竭现象。张介宾曰："脉口沉微，轻取则无，是谓外绝不至，阳之虚也。"

★分析讨论★

（一）关于守神候气

守神候气是本篇讨论的一个重要问题。"守神"贯穿于疾病诊治的全过程，"候气"是针灸获取疗效的重要前提。

1. 守神

《黄帝内经》对于守神的论述很多，主要是指医生在诊治疾病的整个过程中都要精力集中，通过望诊、切诊仔细观察病人的精神状态和病情变化，不失时机地进行补泻操作。正如《灵枢·官能》所说："用针之要，无忘其神。"

2. 候气

本篇所说的"候气"，是指在针刺前，必须密切注视病人经气的活动情况，选择最恰当的时机进行针刺。即所谓："知其往来者，知气之逆顺盛虚也。要与之期者，知气之可取之时也。"又如《灵枢·卫气行》所说："谨候气之所在而刺之，是谓逢时。""候气"必须以"守神"为前提，同时，"候气"又是针刺的基础，直接关系到针刺治疗的效果。因此掌握"候气"的针刺治疗有着更重要的意义。

但必须指出，这里所说的候气与进针后通过"静以候之"

或运用手法所产生的感应的"候气"，有着不同的意义。比较如表 8。

表 8　进针前后候气情况表

时间	候气情况
进针前	注视经气活动情况，选择进针时机，这是针刺的基础
进针后	静候或手法产生感应，掌握补泻时机，这是补泻的基础

进针后"候气"的概念主要体现在有关补泻的论述中，参阅"关于补泻时机"的讨论。

（二）补泻

所谓补法，能够促使人体各种低下的功能恢复和旺盛；所谓泻法，能疏泄亢进的病邪，使人体恢复正常的生理状态。关于针刺补泻的问题，散见于《黄帝内经》有关篇章中，本篇主要论述了补泻的时机及迎随补泻、徐疾补泻的具体操作手法和补泻后的针感等问题。

1. 补泻的时机

补泻手法是在"候气"的基础上进行的。要根据针下得气的情况，准确地掌握补泻的时机。根据"气之虚实"决定"补泻之先后"，仔细观察气之往来，决定补泻之避舍，"其来不可逢者，气盛不可补也"，"其往不可追者，气虚不可泻也"。气的变化是"清静而微"的，在行补泻的时机上不可有毫发之差，否则就会导致"气血尽而气不下"，达不到治疗的目的。

2. 补泻的手法

补泻的手法很多，本篇重点介绍了徐疾和迎随两种补泻操作手法。

徐疾补泻——"徐而疾则实者，言徐内而疾出也。疾而徐则虚者，言疾内而徐出也"。

迎随补泻——"迎而夺之者，泻也；追而济之者，补也"。

3. 补泻的针感问题

所谓针感，包括医者的针下感觉和病人的针刺感应。若施用补法有效，患者正气来复似有所得；施用泻法有效，则邪去若有所失。这就是"补者佖然若有得也，泻者怳然若有失也"之意。从医者的角度来说，在实施针刺过程中，针下也有不同的感觉。这种针下感觉表现在穴位中的细微的气机变化，指得气和不得气的表现。

（三）病位不同，针刺部位也不同

本篇从正反两个方面论述了病位不同，需要针刺的部位也不同。病位有上下、深浅的阴阳之分，针刺也应选用相应的部位。

1. 因病变部位的上下浅深而异

虚邪贼风之伤人，多侵犯人体的上部，病位偏高，选用上部的穴位治疗为宜；胃肠疾病而致浊气不能下行，病位在中，当选取手足阳明经的合穴治疗，这就是所谓的"针陷脉则邪气出者，取之上。针中脉则浊气出者，取之阳明合"。

如果病位表浅，当用浅刺，若针刺过深，会使病邪内陷，病情加重。

2. 因阴阳虚实而异

针刺治疗要辨阴阳而定补泻，否则会造成严重的后果。"取五脉者死，言病在中，气不足，但用针尽大泻其诸阴之脉也。取三脉者恇，难言尽泻三阳之气，令病人恇然不复也"，即医者在治疗前没有仔细观察病人阴阳盛衰而妄行补泻，造成"夺阴""夺阳"的恶果，这是针刺的禁忌。

（四）调气

本篇仅以"气至而去之者，言补泻气调而去之也""调气在于终始一者，持心也"这两句简短的话，点明调气的概念、方法和目的。

调气是指通过针灸治疗以调整机体经络脏腑之气的偏盛偏衰，恢复其正常功能的过程。

调气是通过补泻、导气等手法来实现的。当机体产生疾病，出现不足的"虚证"时，用"补"法使衰退的脏腑功能旺盛；出现有余的"实证"时，用"泻"法使亢进的功能趋于正常。又如张介宾曰："补者导其正气""泻者导其邪气"，都是调气的内容。调气和守神是密切联系、相辅相承的，所以本篇提出调气的要求在"持心"。

调气的目的，正如《灵枢·根结》所云："调阴与阳，精气乃光，合形与气，使神内藏。"通过针灸治疗的调气，使得机体阴阳平衡，精气神活动正常，达到防治疾病的目的。

（五）关于逆顺

逆顺的概念，在《内经》中范围很广，涉及生理、病理、疾病的诊断、治疗和预后等方面。本篇所提到的逆顺问题分析如下。

1.经气的逆顺

"知其往来者，知气之逆顺盛虚也"，指医者要明了经气的逆顺盛衰的活动情况，以选择进针之时机。

2.脉象的逆顺

"往者为逆者，言气之虚而小，小者逆也。来者为顺者，言形气之平，平者顺也"。即虚而小的脉象属逆，平而和的脉象为顺，其内在的机理，张介宾解释为："气去故脉虚而小""气来故脉平而和"，形象说明经气的往来之势。

3. 补泻手法中的逆顺

主要指迎随补泻而言，"迎而夺之者，泻也；追而济之者，补也"。

4. 病机转化的逆顺

"所谓五脏之气，已绝于外者……故躁"。由于辨证治疗不当，本属阴气竭于内，医者反去补外在的阳气，或本属阳虚，医者反补内在的阴气，都会使病机向"逆"的方面转化，导致疾病加重，甚则死亡。这对临床有普遍的指导意义。若掌握病机变化，引导疾病向"顺"的方面转化，就可取得"针到病除"的疗效。

【结语】

本篇内容涉及疾病的诊断、治疗及预后，杨老以解释《九针十二原》中"小针"的应用为中心，对疾病诊治过程中的每个环节详加论述，对我们深入学习和理解《九针十二原》内容有很大帮助，对临床实践也具有十分重要的指导意义（表9）。

表9　不同医工治病要领、诊断、治疗情况表

医工	治病要领	诊断	治疗
上工	守神	察目、观色、诊脉，以明确诊断	候气（注视经气活动情况）——进针（选择针刺部位）——候气（静候或手法产生感应）——调气补泻——气调
粗工	守形	不知色诊、脉诊，诊断不明	误治导致"夺阴""夺阳""重竭""厥逆"

邪气脏腑病形第四

【题解】

　　邪气，指致病的因素。病形，指疾病表现证候。因本篇重点论述了邪气伤人的原因和脏腑伤于邪气而表现的病形，故名"邪气脏腑病形"。

【提要】

　　本篇讨论了邪气中人的不同部位、原因和中阴中阳的区别以及表现的证候。阐述了察色、诊脉和察尺肤的重要性，指出了五脏病变在脉象上的变化，并列举了五脏出现急缓、大小、滑涩六脉变化所表现的病形、六腑病的病形及有关的针刺方法。

【原文】

　　黄帝问于岐伯曰：邪气①之中人也奈何？岐伯答曰：邪气之中人高也②。黄帝曰：高下有度③乎？岐伯曰：身半已上者，邪中之也；身半已下者，湿中之也④。故曰：邪之中人也，无有常，中于阴则溜于腑，中于阳则溜于经。

★提示★

本段指出邪气中人的不同部位和中阴中阳的区别。

★注释★

① 邪气：这里的邪气指风雨寒暑等。

② 邪气之中人高也：张介宾曰："风寒中人，上先受之也。"

③ 高下有度：度，标准。高下，部位。

④ 身半已下者湿中之也：张介宾曰："阳受风气，阴受湿气也。"上为阳，下为阴。

【原文】

黄帝曰：阴之与阳也，异名同类，上下相会，经络之相贯，如环无端①。邪之中人，或中于阴，或中于阳，上下左右，无有恒常②，其故何也？岐伯曰：诸阳之会，皆在于面③。中人也，方乘虚时及新用力，若饮食汗出，腠理开而中于邪。中于面则下阳明，中于项则下太阳，中于颊则下少阳④，中于膺背两胁亦中其经⑤。

★提示★

本段说明邪气中人的原因和中于三阳经的传变路线。

★注释★

① 经络之相贯如环无端：张介宾曰："经脉相贯合一，本同类也。"经脉虽有阴阳之分，但经络是内外相连贯通而如环无端的一个整体，故曰"异名同类"。

② 无有恒常：邪气伤人，或阴经受病，或阳经受病，或上下左右不同部位受病，没有一定的常规。

③诸阳之会皆在于面：张介宾曰："手足六阳俱会于头面，故为诸阳之会。"

④中于颊则下少阳：张介宾曰："凡足之三阳，从头走足，故中于面则自胸腹下行于阳明经也。中于项，则自背脊下行于太阳经也。中于颊，则自胁肋下行于少阳经也。脉遍周身者，唯足六经耳，故但言足也。"

⑤中于膺背两胁亦中其经：张介宾曰："膺在前，阳明经也。背在后，太阳经也。两胁在侧，少阳经也。"

【原文】

黄帝曰：其中于阴奈何？岐伯答曰：中于阴者，常从臂①胻②始。夫臂与胻，其阴皮薄，其肉淖泽③，故俱受于风，独伤其阴④。

★提示★

本段说明邪中于阴的病理。

★注释★

①臂：上肢。

②胻（háng 杭）：足胫部。

③淖泽：王冰注："淖，湿也；泽，润液也，谓微湿润也。"本意为湿润，在此作柔软解。

④俱受于风独伤其阴：意谓身体各部同时受风，而手足阴经循行部位由于皮薄而肉淖泽，最易受伤。

【原文】

黄帝曰：此故伤其脏乎①？岐伯答曰：身之中于风也，不必动脏。故邪入于阴经，则其脏气实，邪气入而不能客，故还之于腑^②。故中阳则溜于经，中阴则溜于腑^③。

★提示★

本段论述邪气中于阳则溜于经，中于阴则溜于腑的病理。

★注释★

①故伤其脏乎：张介宾曰："邪中阴经，当内连五脏，因问故伤其脏也。"

②邪气入而不能客故还之于腑：张介宾曰："邪入于阴而脏气固者，邪不能客，未必动脏则还之于腑，仍在表也。"客，停留、居住之意。

③中阳则溜于经中阴则溜于腑：张介宾曰："邪中阳者溜于三阳之经，邪中阴者溜于三阴之腑。如心之及小肠，脾之及胃，肝之及胆，包络之及三焦，肾之及膀胱，此以邪中三阴，亦有表证。"

【原文】

黄帝曰：邪之中人脏奈何？岐伯曰：愁忧恐惧则伤心^①，形寒寒饮则伤肺^②。以其两寒相感，中外皆伤，故气逆而上行^③。有所堕坠，恶血留内。若有所大怒，气上而不下，积于胁下，则伤肝^④。有所击仆，若醉入房，汗出当风，则伤脾^⑤。有所用力举重，若入房过度，汗出浴水，则伤肾^⑥。

黄帝曰：五脏之中风奈何^⑦？岐伯曰：阴阳俱感^⑧，邪乃得往^⑨。黄帝曰：善哉。

★提示★

本段论述邪气侵犯人体及五脏的途径。

★注释★

①愁忧恐惧则伤心：张介宾曰："心藏神，忧愁恐惧则神怯，故伤心也。"

②形寒寒饮则伤肺：张介宾曰："肺合皮毛，其脏畏寒，形寒饮冷，故伤肺也。"

③两寒相感……故气逆而上行：外受风寒，内伤冷饮，而寒相随，故云："两寒相感。"中外皆伤，张介宾曰："若内有所伤而外复有感，则中外皆伤。"由于中外皆伤，"故气逆而上行"，在表则出现"寒热疼痛"，在里则出现"咳喘呕哕"等病。

④积于胁下则伤肝：张介宾曰："肝藏血，其志为怒，其经行胁下也。"

⑤有所击仆……则伤脾：脾主肌肉，酒食伤脾。故击仆、醉后入房、汗出当风皆伤脾。

⑥若入房过度……则伤肾：张介宾曰："肾主精与骨，用力举重则伤骨，入房过度则伤精，汗出浴水，则水邪犯其本脏，故所在肾。"

⑦五脏之中风奈何：此句承上文，进一步询问五脏为风邪所中，是在什么情况下进入人体的。

⑧阴阳俱感：阴阳即内外之意。阳阴俱感指先伤于内，又感外邪。

⑨邪乃得往：张介宾曰："往，言进也。"风邪在阴阳俱感的情况下，才能进入脏腑。

★分析讨论★

（一）邪之中人，高下有度

邪气伤人，若在身半以上，为邪中之也。风寒伤上（阳受风气）所致。若在身半以下，为湿中之也。湿邪伤下（阴受湿气）所致。

（二）邪之中人，无有恒常

或中于阴，或中于阳，上下左右无有恒常，为邪气伤人之变。说明邪气中人，有常有变。

（三）邪之中人，方乘虚时

1. 邪伤经络

（1）伤于阳经：因新用力、热饮食等，导致汗出腠理开，若邪气中于面、膺，则伤阳明经；若邪气中于项、背，则伤太阳经；若邪气中于颊、胁，则伤少阳经。

（2）伤于阴经：风伤臂胻阴侧（皮薄肉淖泽处），则独伤其阴经。

2. 邪伤脏腑

（1）伤腑：风邪伤阴经，入于脏，脏气实邪不能客，还之于腑，留于腑。

（2）伤脏：阴阳俱感，中外皆伤。若愁忧恐惧，则伤心。若形寒寒饮，则伤肺，肺气上逆而咳喘。若堕坠血瘀或大怒，则伤肝，气上而不得下，积于两胁，胁痛。若击仆或醉酒入房，汗出当风，则伤脾。若用力举重或入房过度，汗出浴水，则伤肾。

以上强调了"正气虚弱"是发病的主要因素。

（四）邪气的传变规律

邪气中阳则溜于经，中阳经则溜于本位，不传变。

邪气中阴则溜于腑，中阴经则入于脏，脏气实不留邪则还注于腑，可传变。

邪气阴阳俱感，邪乃得往，中外皆伤，阴阳俱感，邪入于脏，可传变。邪气伤人，传与不传，决定于受邪部位和内脏的虚实，亦"正气存内，邪不可干"之意。

【原文】

黄帝问于岐伯曰：首面与身形也，属骨连筋，同血合于气耳①。天寒则裂地凌冰②，其卒寒③，或手足懈惰，然而其面不衣，何也？岐伯答曰：十二经脉，三百六十五络，其血气皆上于面而走空窍④，其精阳气上走于目而为睛⑤，其别气走于耳而为听⑥，其宗气上出于鼻而为臭⑦，其浊气出于胃，走唇舌而为味⑧，其气之津液皆上熏于面，而皮又厚，其肉坚，故天气甚寒不能胜之也⑨。

★提示★

本段论述首面耐寒是由于十二经的血气皆聚属于面。

★注释★

①同血合于气耳：杨上善："首面与身形，两者皆属于骨，俱连于筋，同受于血，并合于气。"

②凌冰：凌冰，积冰。

③卒寒：卒寒，突然寒冷。

④十二经脉……其血气皆上于面而走空窍：张介宾曰："头面为人之首，凡周身阴阳经络无所不聚，故其血气皆行于面而走诸窍。"

⑤其精阳气上走于目而为睛：精阳气，阳气之精华。精阳气上注于目而能视物。

⑥其别气走于耳而为听：张介宾曰："别气者，旁行之气也。气至两侧上行于耳，气达则窍聪，所以能听。"

⑦其宗气上出于鼻而为臭：张介宾曰："宗气，大气也。宗气积于胸中，上通于鼻而行呼吸，所以能嗅。"

⑧其浊气出于胃走唇舌而为味：张介宾曰："浊气，谷气

也。谷入于胃，气达于唇舌，所以知味。"

⑨其气之津液皆上熏于面……寒不能胜之也：张介宾曰："一身血气既皆聚于头面，故其皮浓肉坚异于他处，而寒气不能胜之也。"

★分析讨论★

本段说明面部乃十二经脉、三百六十五络聚会之处，而脏腑之气亦上熏于面，所以面部皮厚肉坚，寒不能胜，不冰裂。它和臂胻因"皮薄""肉淖泽"而为外邪所伤者不同，进一步阐述了邪"中人也，方乘虚时"的发病学观点，对预防疾病和临床实践都有积极的指导意义。

【原文】

黄帝曰：邪之中人，其病形①何如？岐伯曰：虚邪之中身也，洒淅动形②；正邪之中人也微，先见于色，不知于身，若有若无，若亡若存，有形无形，莫知其情③。黄帝曰：善哉。

★提示★

本段论述虚邪与正邪中人身体，引起不同的反应。

★注释★

①病形：病态。

②虚邪之中身也洒淅动形：张介宾曰："虚邪之中人也甚，故洒淅动形。"虚邪，指四时反常的邪风。洒淅，战栗之意。

③正邪之中人也微……莫知其情：正邪指四时正常的风气。"若有若无……莫知其情"形容不舒服的感觉，好像有病又像无病。张介宾曰："正邪之中人也微，故但先见于色而不知于身。"

【原文】

黄帝问于岐伯曰：余闻之，见其色，知其病，命曰明；按其脉，知其病，命曰神；问其病，知其处，命曰工。余愿闻见而知之，按而得之，问而极之，为之奈何[1]？岐伯答曰：夫色脉与尺之相应也，如桴鼓影响之相应也，不得相失也，此亦本末根叶之出候也，故根死则叶枯矣[2]。色脉形肉不得相失也，故知一则为工，知二则为神，知三则神且明矣[3]。

★提示★

本段说明诊病时望闻问切不可偏废，并论述了色脉形肉，皆当详察的道理。

★注释★

①问而极之为之奈何：极，彻底之意。张介宾曰："见色者，望其容貌之五色也。按脉者，切其寸口之阴阳也。问病者，问其所病之缘由也。知是三者。则曰明曰神曰工，而诊法尽矣。"

②如桴鼓影响之相应也不得相失也：桴，鼓槌。本句比喻事物相应，如同用鼓槌击鼓，一击则其声随之响应一样。"不得相失"意即看病时，要从色、脉、形肉全面观察，不得有所偏失。张介宾曰："在色可望，在脉可按，其于形肉，则当验于尺之皮肤。盖以尺之皮肤，诊时必见，验于此而形肉之盛衰，概可知矣。夫有诸中必形诸外，故色之与脉，脉之与形肉，亦犹桴鼓影响之相应，本末根叶之候，不相失也。"

③色脉形肉不得相失也……知三则神且明矣：张介宾曰："（色、脉、形肉）三者皆当参合，故知三则神且明矣。"

★讨论分析★

邪之强弱不同，伤人的病情也不同。虚邪中身，表现为寒战。虚邪贼风伤人，病情更加严重。正邪中人，面色有轻微变化，身上没有感觉，或者感觉不明显。这说明虚邪较强，致病的症状较重，正邪较弱，致病的症状较轻。

【原文】

黄帝曰：愿卒闻之。岐伯答曰：色青者，其脉弦也；赤者，其脉钩也；黄者，其脉代也；白者，其脉毛；黑者，其脉石①。见其色而不得其脉，反得其相胜之脉②则死矣，得其相生之脉③则病已矣。

★提示★

本段说明了五色与五脉相应的正常规律，并指出了预测疾病的反常脉象。

★注释★

①色青者……其脉石：钩，即洪脉。毛，即浮脉。石，即沉脉。代，代脉，此处为脾之常脉，有更代之意，脉象表现为有数有疏，因为气不调匀，时有长短，故显得脉有疏数。张介宾曰："肝主木，其色青，其脉弦。心主火，其色赤，其脉钩。脾主土，其色黄，其脉代。肺主金，其色白，其脉毛。肾主水，其色黑，其脉石。"

②相胜之脉：相胜即相克，如色白为肺病，应得毛脉，而反得钩脉，为火克金。

③相生之脉：指脉色相生，如赤色是心病，应得钩脉，但其脉不钩而弦，为木生火。

【原文】

黄帝问于岐伯曰：五脏之所生，变化之病形，何如？岐伯答曰：先定其五色五脉之应，其病乃可别也。黄帝曰：色脉已定，别之奈何？岐伯曰：调其脉之缓急、小大、滑涩，而病变定矣①。

★提示★

本段指出缓急、小大、滑涩六脉是辨别五脏病变的纲领脉。

★注释★

① 调其脉之缓急……而病变定矣：张介宾曰："缓急以至数言，大小滑涩以形体言。滑，不涩也，往来流利，如盘走珠。涩，不滑也，虚细而迟，往来觉难，如雨沾沙，如刀刮竹。六者相为对待，调此六者，则病变可以定矣。"调，这里作诊察解。

【原文】

黄帝曰：调之奈何？岐伯答曰：脉急者，尺之皮肤亦急①；脉缓者，尺之皮肤亦缓；脉小者，尺之皮肤亦减而少气；脉大者，尺之皮肤亦贲而起②；脉滑者，尺之皮肤亦滑；脉涩者，尺之皮肤亦涩。凡此变者，有微有甚③。故善调尺者，不待于寸；善调脉者，不待于色。能参合而行之者，可以为上工，上工十全九；行二者为中工，中工十全七；行一者为下工，下工十全六④。

★提示★

本段指出诊察脉象和尺肤变化的方法，并指出色、脉、尺三者必须合参，诊断才能正确。

★注释★

①脉急者尺之皮肤亦急：杨上善："脉急者，寸口脉急也关。尺之皮肤者，从尺泽至关，此为尺分也；尺分之中，关后一寸动脉，以为诊候尺脉之部也；一寸以后至尺泽，称曰尺之皮肤。尺皮肤下，手太阴脉气从脏来至指端，从指端还入于脏，故尺下皮肤与尺寸脉六变同也。皮肤者，以手打循尺皮肤，急与寸口脉同。"

②贲而起：贲，隆起的意思。贲而起，尺肤隆起。

③凡此变者有微有甚：张介宾曰："此正言脉之与尺，若桴鼓影响之相应，而其为变，则有微有甚。盖甚则病深，微则病浅也。"

④故善调尺者……下工十全六：张介宾曰："此正本末根叶之义也。以尺寸言，则尺为根本，寸为枝叶。以脉色言，则脉为根本，色为枝叶。故善调尺者不待于寸；善调脉者不待于色也。然必能参合三者而兼行之，更为本末皆得，而万无一失，斯足称为上工而十可全其九；若知二知一者，不过中下之才，故全者亦惟六七而已。"

★分析讨论★

（一）色脉相应、相生、相胜（表10）

表10　色脉相应、相生、相胜表

五色	色脉相应	色脉相生	色脉相胜
青	弦	石	毛
赤	钩	弦	石
黄	代	钩	弦
白	毛	代	钩
黑	石	毛	代

如果色脉相得，预后良好，子能令母实，病易愈。如果色脉相乘，病重难治。

（二）脉与尺肤相应

脉急则尺肤急；脉缓则尺肤缓；脉小则尺肤减而少气；脉大则尺肤贲而起；脉滑则尺肤滑；脉涩则尺肤涩。

色、脉、尺肤三者必须合参而不得相失的论述，贯穿着"四诊合参"的精神，临床上只有"能参合而行之者，可以为上工"，治疗疾病才有"十全九"的疗效。其"不待于寸"和"不待于色"者为中下工矣。

这里所说的代脉为脾之常脉，并非后世"止有定数"的代脉。

【原文】

黄帝曰：请问脉之缓急、小大、滑涩之病形何如？岐伯曰：臣请言五脏之病变也。心脉急甚者为瘛疭①；微急为心痛引背，食不下。缓甚为狂笑；微缓为伏梁②，在心下，上下行，时唾血。大甚为喉吤③；微大为心痹引背，善泪出。小甚为善哕④；微小为消瘅。滑甚为善渴；微滑为心疝引脐，小腹鸣⑤。涩甚为喑；微涩为血溢，维厥，耳鸣，颠疾⑥。

★提示★

本段论述心脉的六种脉象，以及这六种脉象的微甚而出现的病变。

★注释★

①瘛疭（chì zòng 赤粽）：瘛，痉挛牵引。疭，纵缓不收。张介宾曰："急者，弦之类。急主风寒，心主血脉，故心脉急甚则为瘛疭……弦急之脉多主痛，故微急为心痛引背。心胸有邪，

食当不下也。"

②伏梁：为心之疾，在心下大如臂。张介宾曰："心气热则脉纵缓，故神散而为狂笑，心在声为笑也。若微缓则为伏梁在心下而能升能降，以及时为唾血，皆心藏之不清也。"微缓为热积心下，积久则为伏梁，所谓微缓者，疾发之渐也。

③大甚为喉吤；微大为心痹引背，善泪出：张介宾曰："心脉大甚，心大上炎也，故喉中吤然有声。若其微大而为心痹引背，善泪出者，以手少阴之脉，挟咽喉连目系也。"吤，为喉中如有物哽阻之意。丹波元简云："介，古通芥，乃芥蒂之芥，喉中有物，有妨碍之谓。吤，唯是介字从口者，必非有声之义。"

④小甚为善哕微小为消瘅：哕，呃逆的意思。消瘅为善食善饥的病名。张介宾曰："心脉小甚，则阳气虚而胃土寒，故善哕。若其微小，亦为血脉枯少，故病消瘅。"

⑤微滑为心疝引脐小腹鸣：张介宾曰："心脉滑甚则血热，血热则燥，故当为渴，若其微滑则热在于下，当病心疝而引脐腹。"

⑥涩甚为喑（yīn 音）……颠疾：喑，哑，不能说话。颠，头顶也。张介宾曰："心脉涩甚，则血气滞于上，声由阳发，滞则为瘖也。微涩为血溢，涩当伤血也。维厥者，四维厥逆也，以四肢为诸阳之本，而血衰气滞也，为耳鸣，为颠疾者，心亦开窍于耳，而心虚则神乱也。"

【原文】

肺脉急甚为癫疾；微急为肺寒热，怠惰，咳唾血，引腰背胸，若鼻息肉①不通。缓甚为多汗；微缓为痿瘘②，偏风，头以下汗出不可止。大甚为胫肿；微大为肺痹引胸背，起恶日光③。

小甚为泄，微小为消瘅④。滑甚为息贲上气；微滑为上下出血⑤。涩甚为呕血；微涩为鼠瘘，在颈支腋之间，下不胜其上，其应善瘦矣⑥。

★提示★

本段论述肺脉的六种脉象，以及这六种脉象的微甚而出现的病变。

★注释★

①鼻息肉：鼻中有息肉也。冷搏于血气，停结鼻内，故发生息肉。张介宾曰："肺脉急甚，风邪甚也，木反乘金，故主癫疾。若其微急，亦以风寒有余，因而致热，故为寒热怠惰等病。"

②瘘瘘：瘘，为肺痿和足痿。瘘，即鼠瘘等病。张介宾曰："肺脉缓甚，皮毛不固，故表虚而多汗。若其微缓，而为痿瘘偏风，头以下汗出，亦以阳邪在阴也。"

③微大为肺痹引胸背起恶日光：张介宾曰："肺脉大甚者，心火烁肺，真阴必涸，故为胫肿。若其微大，亦由肺热，故为肺痹引胸背。肺痹者，烦满喘而呕也。起畏日光，以气分火盛而阴精衰也。"

④小甚为泄微小为消瘅：张介宾曰："肺脉小甚，则阳气虚而腑不固，病当为泄。若其微小，亦以金衰，金衰则水弱，故为消瘅。"

⑤滑甚为息贲（bēn 奔）上气微滑为上下出血：贲，奔走的意思。指肺之积，引起气息上奔至面，出现喘满气逆之症。张介宾曰："肺脉滑甚者，气血皆实热，故为息贲上气。息贲，喘急也。若其微滑，亦为上下出血，上言口鼻，下言二阴也。"

⑥微涩为鼠瘘……其应善瘦矣：胜，作承受讲。张介宾

-082-

曰："涩脉因于伤血，肺在上焦，故涩甚当为呕血。若其微涩，气当有滞，故为鼠瘘在颈腋间。气滞则阳病，血伤则阴虚，故下不胜其上，而足膝当酸软也。"

【原文】

肝脉急甚者为恶言；微急为肥气在胁下，若覆杯①。缓甚为善呕；微缓为水瘕痹也②。大甚为内痈，善呕衄；微大为肝痹阴缩，咳引小腹③。小甚为多饮；微小为消瘅④。滑甚为㿗疝；微滑为遗溺⑤。涩甚为溢饮；微涩为瘛疭筋痹⑥。

★提示★

本段论述肝脉的六种脉象，以及这六种脉象的微甚而出现的病变。

★注释★

①微急为肥气在胁下若覆杯：肥气为肝之积，在胁下，如覆杯，突出如肉，故名肥气。张介宾曰："肝脉急甚，肝气强也，肝强者，多怒少喜，故言多嗔恶也。若其微急，亦以木邪伤土，故为肥气在胁下。胁下者，肝之经也。"

②缓甚为善呕微缓为水瘕痹也：瘕，瘕聚一类的疾病。水瘕痹，是水结在胸胁下，结聚成形而小便不通的病症。张介宾曰："缓为脾脉，以肝脉而缓甚，木土相克也，故善呕。若微缓而为水瘕为痹者，皆土为木制，不能营运而然。"

③微大为肝痹阴缩咳引小腹：是由于肝气郁滞而引起的夜卧多惊、多饮、小便数、腹胀如怀孕一样的疾病。张介宾曰："肝脉大甚，肝火盛也，木火交炽，故为内痈。血热不藏，故为呕衄。若其微大而为肝痹，为阴缩，为咳引小腹，皆以火在阴分也。"

④小甚为多饮微小为消瘅：张介宾曰："肝藏血，脉小甚则血少而渴，故多饮。若其微小，亦以阴虚血燥而为消瘅也。"

⑤滑甚为癔疝微滑为遗溺：溺同尿。张介宾曰："肝脉滑甚者，热壅于经，故为癔疝。若其微滑而为遗溺，以肝火在下而疏泄不禁也。"

⑥涩甚为溢饮微涩为瘛瘲筋痹：筋痹，痹证的一种。《素问·痹论》："在于筋则屈不伸。"张介宾曰："肝脉涩甚，气血衰滞也，肝木不足，土反乘之，故湿溢肢体，是为溢饮。若其微涩而为瘛瘲，为筋痹，皆血不足以养筋也。"

【原文】

脾脉急甚为瘛瘲；微急为膈中，食饮入而还出，后沃沫①。缓甚为痿厥；微缓为风痿，四肢不用，心慧然若无病②。大甚为击仆；微大为疝气，腹里大脓血，在肠胃之外③。小甚为寒热；微小为消瘅④。滑甚为癔癃；微滑为虫毒蛕蝎腹热⑤。涩甚为肠癔；微涩为内癔，多下脓血⑥。

★提示★

本段论述脾脉的六种脉象，以及这六种脉象的微甚而出现的病变。

★注释★

①微急为膈中……后沃沫：膈中为食入即吐的病症。后沃沫为大便下冷沫的病症。张介宾曰："脾脉急甚，木乘土也，脾主肢体而风气客之，故为瘛瘲。若其微急亦为肝邪侮脾，则脾不能运而膈食还出，土不制水而复多涎沫也。"

②心慧然若无病：心里清楚，和无病一样。张介宾曰："脾脉宜缓，而缓甚则热，脾主肌肉四肢，故脾热则为肉痿及为

厥逆。若微缓而为风痿四肢不用者，以土弱则生风也。痿弱在筋而脏无恙，故心慧然若无病。"

③微大为疝气……在肠胃之外：张介宾曰："脾主中气，脾脉大甚为阳疾，阳极则阴脱。"故如击而仆地。若其微大为疝气，以湿热在经，而前阴为太阴阳明之所合也。腹里大者，以脓血在肠胃之外，亦脾气壅滞所致。

④小甚为寒热微小为消瘅：张介宾曰："脾脉小者，以中焦之阳气不足，故甚则为寒热，而微小则为消瘅。"

⑤滑甚为癀癃微滑为虫毒蛕蝎腹热：癀，指癀疝。癃，疲困的意思。癀癃，癀疝病疲困不解也。蛕，同蛔；蝎，木囊虫。虫毒蛕蝎泛指肠内的各种寄生虫。张介宾曰："脾脉滑甚，太阴实热也，太阴合宗筋，故为癀癃疝。若其微滑，湿热在脾，温热熏蒸，故生诸虫，以及为腹热。"

⑥涩甚为肠癀……多下脓血：张介宾曰："脾脉涩甚为肠癀，微涩为内癀，以及多下脓血者，以涩为气滞血伤，而足太阴之别，入络肠胃也。肠癀内癀，远近之分耳。一曰下肿病，盖即疝漏之属。"

【原文】

肾脉急甚为骨癫疾；微急为沉厥奔豚，足不收，不得前后①。缓甚为折脊；微缓为洞，洞者，食不化，下嗌还出②。大甚为阴痿；微大为石水，起脐巳下至小腹，睡睡然，上至胃脘，死不治③。小甚为洞泄；微小为消瘅④。滑甚为癃癀；微滑为骨痿，坐不能起，起则目无所见⑤。涩甚为大痈；微涩为不月沉痔⑥。

★提示★

本段论述肾脉的六种脉象，以及这六种脉象的微甚而出现的病变。

★注释★

①肾脉急甚为骨癫疾……不得前后：骨癫疾是癫疾的危重症，病深在骨，脾肾两败。奔豚是肾之积。沉厥指下肢沉重厥冷。张介宾曰："肾脉急甚者，风寒在肾，肾主骨，故为骨癫疾。若微急而为沉厥足不收者，寒邪在经也。为奔豚者，寒邪在脏也。为不得前后者，寒邪在阴也。"

②缓甚为折脊……下嗌还出：折脊指腰脊痛如折。洞，洞泄，主食物不化而从大便排出。张介宾曰："肾脉缓甚者阴不足，故为折脊，以足少阴脉贯脊循脊内也，若其微缓，肾气亦亏，肾亏则命门气衰，下焦不化，下不化则复而上出，故病为洞而食入还出也。"

③大甚为阴痿……死不治：石水指是以腹水，腹部胀满为主症的水肿病。膇，同垂。小腹膇膇然，形容小腹胀满下垂的样子。张介宾曰："肾脉大甚，水亏火旺也，故为阴痿。若其微大，肾阴亦虚，阴虚则不化，不化则气停水积而为石水。若至胃脘，则水邪盛极，反乘土脏，泛滥无制，故死不治。"

④小甚为洞泄微小为消瘅：张介宾曰："肾脉小甚，则元阳下衰，故为洞泄。若其微小，其气亦亏，故为消瘅。"

⑤滑甚为癃㿉……起则目无所见：张介宾曰："肾脉滑甚，阴火盛也，故为癃㿉。……若其微滑，亦由火旺，火旺则阴虚，故骨痿不能起，起则目暗无所见。"

⑥涩甚为大痈微涩为不月沉痔：不月指女子月经闭止。沉痔，内痔也。张介宾曰："肾脉涩者为精伤，为血少，为气滞，

故甚则为大痈，微则为不月，为沉痔。"

★分析讨论★

表 11 详细分析五脏六种脉象微甚分别所主的各种病形，其病名有的沿用至今，有的现在已不用，如恶言、伏梁……可能是当时某处的地方病名称，故不宜将古代病名和现代某病对号入座。

表 11　五脏的脉象、病形

脉象		心病	肺病	肝病	脾病	肾病
急	急甚	瘛疭	癫疾	恶言	瘛疭	骨癫疾
	微急	心痛引背，食不下	肺寒热，急惰，咳唾血，引腰背胸，若鼻息肉不通	肥气在胁下，若覆杯	膈中，饮食入而还出，后沃沫	沉厥奔豚，足不收，不得前后
缓	缓甚	狂笑	多汗	善呕	痿厥	折脊
	微缓	伏梁，在心下，上下行，时唾血	痿瘘，偏风，头以下汗出不可止	水瘕痹	风痿，四肢不用，心慧然若无病	食不化，下嗌还出
大	大甚	喉吤	胫肿	内痈，善呕衄	击仆	阴痿
	微大	心痹引背，善泪出	肺痹引胸背，起恶日光	肝痹阴缩，咳引小腹	疝气，腹里大脓血，在肠胃之外	石水，起脐下至小腹，腄腄然，上至胃脘，死不治
小	小甚	善哕	泄	多饮	寒热	洞泄
	微小	消瘅	消瘅	消瘅	消瘅	消瘅

脉象		心病	肺病	肝病	脾病	肾病
滑	滑甚	善渴	息贲上气	癫疝	癀癃	癃癀
	微滑	心疝引脐，小腹鸣	上下出血	遗溺	虫毒蛔蝎腹热	骨痿，坐不能起，起则目无所见
涩	涩甚	喑	呕血	溢饮	肠痈	大痈
	微涩	血溢，维厥，耳鸣，颠疾	鼠瘘，在颈支腋之间，下不胜其上，其应善酸	瘈挛筋痹	内痈，多下脓血	不月沉痔

【原文】

黄帝曰：病之六变①者，刺之奈何？岐伯答曰：诸急者多寒②，缓者多热③；大者多气少血④，小者血气皆少⑤；滑者阳气盛，微有热⑥；涩者多血少气，微有寒⑦。是故刺急者，深内而久留之⑧；刺缓者，浅内而疾发针，以去其热⑨；刺大者，微泻其气，无出其血⑩；刺滑者，疾发针而浅内之，以泻其阳气而去其热⑪；刺涩者，必中其脉，随其逆顺而久留之，必先按而循之，已发针，疾按其痏，无令其血出，以和其脉⑫。诸小者，阴阳形气俱不足，勿取以针，而调以甘药也⑬。

★提示★

本段论述"六变"的不同病机和刺法。

★注释★

① 六变：指疾病出现的六种脉象变化。

② 诸急者多寒：张介宾曰："急者，弦紧之谓。仲景曰：

'脉浮而紧者，名曰弦也。紧则为寒。'成无己曰：'紧则阴气盛。故凡紧急之脉多风寒，而气化从乎肝也。'"

③缓者多热：张介宾曰："缓者，纵缓之状，非后世迟缓之谓。仲景曰：'缓则阳气长。'又曰：'缓者，胃气有余。故凡纵缓之脉多中热，而气化从乎脾胃也。'"

④大者多气少血：张介宾曰："大为阳有余，阳盛则阴衰，故多气少血。仲景曰：'若脉浮大者，气实血虚也。故脉之大者多浮阴，而气化从乎心。'"

⑤小者血气皆少：张介宾曰："小者近乎微细，在阳为阳虚，在阴为阴弱，脉体属阴而化从乎肾也。"

⑥滑者阳气盛微有热：张介宾曰："滑脉为阳，气血实也，故为阳气盛而微有热。仲景曰：'滑者胃气实。'《玉机真脏论》曰：'脉弱以滑，是有胃气。故滑脉从乎胃也。'"

⑦涩者多血少气微有寒：张介宾曰："涩为气滞，为血少，气血俱虚则阳气不足，故微有寒也。仲景曰：'涩者荣气不足。'亦血少之谓。而此曰多血，似乎有误。观下文刺涩者无令其血出，少可知矣。涩脉近毛，故气化从乎肺也。"

⑧是故刺急者深内而久留之：张介宾曰："急者多寒，寒从阴而难去也。内，纳同。"

⑨刺缓者……以去其热：张介宾曰："缓者多热，热从阳而易散也。"

⑩刺大者……无出其血：张介宾曰："大者多阴虚，故无出其血。"

⑪刺滑者……以泻其阳气而去其热：滑脉主阳气实，故刺法与刺缓者略同。

⑫刺涩者……以和其脉：张介宾曰："脉涩者气血俱少，难于得气，故宜必中其脉而察其逆顺，久留疾按而无出其血。

较之诸刺更宜详慎者，以脉涩本虚而恐其真气耳。"循，此做按摩解。痏，指针孔。

⑬诸小者……而调以甘药也：张介宾曰："脉小者为不足，勿取以针，可见气血俱虚者，也不宜刺而当调以甘药也。"

★分析讨论★

在疾病中，由于病机不同而脉象亦有别，随着寒热虚实之异，针刺方法亦随之而变，如下表12。

表12　脉象、病机与刺法

脉象	病机	刺法	解释
急	多寒	深内而久留之	寒为阴邪，着而难去，所以针刺较深一点，留针时间稍长一些，使寒去阳生
缓	多热	浅内而疾发针	热为阳邪而易散，所以宜浅刺而快出针，以散其热
大	多气少血	微泻其气勿出其血	多气少血为阳盛阴衰，所以宜微泻其气，不能出血，使气血调和
小	阴阳形气俱不足	勿取以针，而调以甘药	气血俱虚，不宜针刺，当用甘味药以调补之
滑	阳盛有热	疾发针而浅内之	阳热亢盛，所以用浅刺快出针之法以泄其热
涩	少血少气	必中其脉，随其逆顺而久留之，必先按而循之，已发针，急按其痏，勿令其血出，以和其脉	气血俱少，针刺难于得气，故用诸法以候气至，再急按穴，勿出血外之，候气血调和

此所言之急脉，即弦紧之脉象。大抵寒为阴邪，其性收引，寒邪中人则皮肤肌肉皆收引，脉亦因寒之收引而紧急，故"诸急者多寒"。缓脉，即脉呈纵缓之状，不是迟缓之谓。大抵热为阳邪，其性升散，其中人也，皮肤肌肉皆弛张，脉亦因受热而纵缓，故"缓者多热"也。涩脉，原文作"多血少气"可能是传写之笔误。根据下文"刺涩者……勿令其出血"之意，可知"多血"乃"少血"之误。

【原文】

黄帝曰：余闻五脏六腑之气，荣输所入为合，令何道从入，入安连过，愿闻其故①。岐伯答曰：此阳脉之别入于内，属于腑者也②。

黄帝曰：荣输与合，各有名乎？岐伯答曰：荣输治外经，合治内腑③。黄帝曰：治内腑奈何？岐伯曰：取之于合。黄帝曰：合各有名乎？岐伯答曰：胃合入于三里，大肠合入于巨虚上廉，小肠合入于巨虚下廉④，三焦合入于委阳⑤，膀胱合入于委中央，胆合入于阳陵泉。

黄帝曰：取之奈何？岐伯答曰：取之三里者，低跗取之；巨虚者，举足取之；委阳者，屈伸而索之⑥；委中者，屈而取之；阳陵泉者，正竖膝，予之齐下至委阳之阳⑦取之；取诸外经⑧者，揄申而从之。

★提示★

本段论述了手足三阳下合穴的名称、取穴方法及荣、输与合穴的主治范围。

★注释★

①余闻五脏六腑之气……愿闻其故：张介宾曰："五脏六

腑皆有五输，五输之所入为合，即各经之合穴也。然手之三阳，复有连属上下，气脉相通者，亦谓之合，故此以入安连过为问。"

②此阳脉之别入于内属于腑者也：张介宾曰："此下言六阳之经，内属于腑，因以明手之三阳下合在足也。"

③荥输治外经合治内腑：张介宾曰："荥输气脉浮浅，故可治外经之病。合则气脉深入，故可治内腑之病。"

④胃合入于三里……小肠合入于巨虚下廉：张介宾曰："大肠，手阳明也。本经之合在曲池，其下输则合于足阳阴之巨虚上廉。小肠，手太阳也，本经之合在小海，其下输合于阳明之巨虚下廉。"又云："大小肠为下焦之府，连属于胃，其经虽在上，而气脉不离于下，故合于足阳明之巨虚上下廉。"

⑤三焦合入于委阳：张介宾曰："三焦，手少阳也。本经之合在天井，其下输则合于足太阳之委阳穴。"又云："三焦为孤独之府，其于三部九候无所不统，故经之在上者属手，输之在下者居足。"

⑥屈伸而索之：张介宾曰："屈伸索之者，屈其股以察承扶之阴纹，伸其足以度委阳之分寸也。"

⑦委阳之阳：即委阳的外侧。张介宾曰："正竖膝予之齐，谓正身蹲坐，使两膝齐也。"

⑧取诸外经：张介宾曰："取外经者在荥输。"

★分析讨论★

（一）五输穴的主治（表13）

表13 荥、输、合穴主治

腧穴	主治	解释
荥穴、输穴	治外经	荥穴、输穴其气浮浅，经络在外，故荥穴、输穴可治疗在外的经络病变
合穴	治内腑	合穴气脉深入，脏腑在内，故合穴可治在内的脏腑病变

（二）三阳经下合穴取穴方法（表14）

表14 三阳经下合穴取穴方法

下合穴	取穴法
足三里（胃）	低跗取之（使足背低平取之）
上巨虚（大肠）	举足取之（把足举起取之）
下巨虚（小肠）	
委阳（三焦）	屈伸而索之（使下肢一伸一屈细心地索取）
委中（膀胱）	屈而取之（使下肢弯曲成直角取之）
阳陵泉（胆）	正竖膝，予之齐，下至委阳之阳取之（要正坐膝平齐，在委阳外侧的少阳经上寻取）

手三阳经的合穴，在上肢，大肠是曲池，小肠是小海，三焦是天井。为什么手三阳经在足的太阳、阳明经上又有其下合穴呢？这是因为大肠小肠都是下焦之府，直属于胃，它的经脉虽然在手，但是同胃脉在足仍连属，所以上、下巨虚为大小肠的下合穴。三焦为孤独之府（其经脉历络上中下三焦），上中下三部九候无所不统，所以经脉在上的与手连属，在下的与足连

属，由于膀胱经脉在身最长，所以其下合穴为足太阳经的委阳穴。将六腑下合输定位"特定穴"即据此而得。在临床实践中，用曲池治大肠病效果不明显，而用上巨虚则效果显著。小肠、三焦病亦是取下巨虚或委阳有奇功。

【原文】

黄帝曰：愿闻六腑之病。岐伯答曰：面热者，足阳明病①；鱼络血者，手阳明病②；两跗之上脉竖陷者，足阳明病③，此胃脉也④。

★提示★

本段指出了手足阳明病的证候，并指出了诊足跗上冲阳脉以候胃气。

★注释★

①面热者足阳明病：张介宾曰："足阳明之脉行于面，故为面热。"

②鱼络血者手阳明病：张介宾曰："手阳明之脉行于手鱼之表，故为鱼络血。"

③两跗之上脉竖陷者足阳明病：张介宾曰："足面为跗，两跗之上脉，即冲阳也。"诊此可候胃气之盛衰存亡。竖陷，张介宾曰："竖者坚而实，陷者弱而虚。"

④此胃脉也：张介宾曰："观下文云大肠病者与胃同候，则此胃脉也。盖兼手阳明而言。"

【原文】

大肠病者，肠中切痛而鸣濯濯①。冬日重感于寒即泄，当脐而痛②，不能久立。与胃同候，取巨虚上廉③。

★提示★

本段指出了大肠病的证候和所取之输穴。

★注释★

①肠中切痛而鸣濯濯（zhuó zhuó 灼灼）：切痛，急痛如刀切。濯濯，象声词，水停肠中而发出肠鸣音。

②当脐而痛：大肠正当脐的部位，故在此疼痛。

③与胃同候取巨虚上廉：张介宾曰："大肠属胃，故与胃同候。巨虚上廉，大肠合也，故当取之。"

【原文】

胃病者，腹䐜胀①，胃脘当心而痛，上支两胁，膈咽不通，食饮不下②，取之三里也③。

★提示★

本段指出胃病证候和所取之输穴。

★注释★

①䐜胀：䐜，起也。指胀满而腹部膨起。

②胃脘当心而痛……食饮不下：胃脘中痛，胀及两胁，咽部不通，欲食不下，皆胃气不和之病。

③取之三里也：足三里乃胃之合穴，故当取之以调理胃之功能。

【原文】

小肠病者，小腹痛，腰脊控睾而痛①，时窘之后②，当耳前热，若寒甚，若独肩上热甚，及手小指次指之间热，若脉陷③者，此其候也。手太阳病也，取之巨虚下廉④。

★提示★

本段指出小肠病的证候和所取之输穴。

★注释★

① 腰脊控睾而痛：腰脊引睾丸疼痛，为疝气之类。

② 时窘之后：窘，原为处境困迫之意，这里引申为急迫的意思，后指大便。时窘之后指痛甚窘急而欲大便。

③ 陷脉：脉陷下的意思。这里指小指次指间络脉虚陷不起。

④ 手太阳病也取之巨虚下廉：张介宾曰："小肠气化于小腹，后附腰脊，下引睾丸，故为诸痛及不得大小便而时窘之后，盖即疝之属也。耳前、肩上、小指次指之间，皆手太阳之经，故其病如此。其候则脉有陷者。巨虚下廉，小肠合也，故当取之。"

【原文】

三焦病者，腹气满，小腹尤坚，不得小便，窘急，溢则水，留即为胀，候在足太阳之外大络，大络在太阳少阳之间，亦见于脉①，取委阳。

★提示★

本段指出三焦病的证候和所取的腧穴。

★注释★

① 亦见于脉：三焦病的证候在太阳、少阳，如"两跗上""小指次指之间"也可出现脉的变化。张介宾曰："三焦受病，则决渎之官失其职，水道不利，故为腹坚满，为小便窘急，为溢则水留而为胀也，委阳为三焦下输，故当取而治之。"

【原文】

膀胱病者，小腹偏肿而痛^①，以手按之，即欲小便而不得^②，肩上热，若脉陷，及足小指外廉及胫踝后皆热^③。若脉陷，取委中央^④。

★提示★

本段指出膀胱病的证候和所取的输穴。

★注释★

①膀胱病者小腹偏肿而痛：偏，显著也，非一侧之谓。小腹部胀起似肿比其他部位高，并且有疼痛之感。

②以手按之即欲小便而不得：小腹胀起，按之有尿意又不能排出来，是膀胱气化不利而为癃闭也。

③肩上热……以及足小指外廉及胫踝后皆热：膀胱经起于小趾外侧，循踝上行于肩背，故肩上及指外侧胫踝发热，或脉陷下不起。

④取委中央：张介宾曰："此皆膀胱之腑病，取委中央者，足太阳经之合也。"

【原文】

胆病者，善太息，口苦^①，呕宿汁，心下澹澹^②，恐人将捕之，嗌中吤吤然，数唾^③，在足少阳之本末^④，亦视其脉之陷下者灸之^⑤，其寒热者取阳陵泉^⑥。

★提示★

本段指出胆病证候和所取的输穴。

★注释★

①太息口苦：太息，叹出长气，是气邪不畅的病态。口苦为胆的精汁上溢。

②澹澹：水波起伏也。此处形容心下跳动，起伏不安的样子。

③嗌中阶阶然数唾：咽中如有物梗阻，多次想把它吐出来，似"梅核气"。

④在足少阳之本末：本末，起止也。《太素》："足少阳本在窍阴之间，标在窗笼，即本末也。"

⑤亦视其脉之陷下者灸之：张介宾曰："其脉之陷下者为不足，故宜灸。"

⑥其寒热者取阳陵泉：张介宾曰："其寒热者为有邪，故宜取之阳陵泉，即足少阳经之合也。"

★分析讨论★

经言六脉之病形及治疗，不过举其大要。所述之病形有内脏病，亦有经脉病（如小肠、膀胱经），有实证亦有虚证。所主之病非一脏独有（如水肿还涉及肺脾肾）。所取之合穴，在刺法上也应视证之虚实寒热而施针、灸、补、泻等法，治疗才能取得较好的效果。若不辨证，穴虽准而手法不当，疗效亦不理想（表15）。

表 15　六腑病机、病形及取穴表

六腑	病机	病形	取穴
大肠	水流肠间	肠中切痛而鸣濯濯	取巨虚上廉。此乃大肠之下合穴，凡大肠病皆当取之，虚补实泻，随证用之。重感于寒，则宜矣
	冬日重感于寒	泄，当脐而痛，不能久立	
胃	气滞中脘	腹膜胀，胃脘当心而痛，上支两胁	取足三里。此乃胃之合穴，气滞中脘多实证当泻；受纳失常有虚有实，随其证而用之
	受纳失常	膈咽不通，饮食不下	
小肠	气机失调	小腹痛，腰脊控睾而痛，时窘之后	取巨虚下廉。此乃小肠之下合穴，气机失调痛形多实，当用泻法。经脉失养痛形属虚，当用补法。脉陷者当用灸法
	经脉失养	耳前热，若寒甚，独肩上、小指次指间热，脉陷	
三焦	气化失常	腹气满，小腹尤坚，不得小便，窘急	取委阳。此乃三焦之下合穴也。气机失常多实证，当用泻法。水肿、水胀有虚实之分，宜随证施以补泻
	水液补溢	溢则水（水肿）	
	水液内积	留则胀（水胀）	
胆	胆气不舒	善太息	取阳陵泉。此乃胆之合穴。太息、口苦、多为实证，宜用泻法，呕宿汁乃虚实兼有，宜先泻后补，胆气不利，多实，宜泻法以通利之，胆气亏者，则宜用补法
	胆气上蒸	口苦	
	水气犯上，胃失和降	呕宿汁	
	胆气亏虚	心下澹澹，恐人将捕之	
	胆气不利	嗌中吤吤然，数唾	

六腑	病机	病形	取穴
膀胱	气化不利	小腹偏肿而痛，以手按之即欲小便而不得	取委中。此乃膀胱之合穴。气化不利多为实证，用泻法；经脉失调之病形，多为虚证，宜针刺加灸
	经脉失调	肩上热，若脉陷，以及足小指外廉及胫踝后皆热若脉陷	

【原文】

黄帝曰：刺之有道①乎？岐伯答曰：刺此者，必中气穴②，无中肉节③。中气穴则针游于巷④，中肉节即皮肤痛⑤。补泻反则病益笃⑥。中筋则筋缓，邪气不出，与其真相搏，乱而不去，反还内着⑦。用针不审，以顺为逆⑧也。

★提示★

本节论述了针刺的手法和取穴都必须准确，如果有了差错就会造成不良后果。

★注释★

①有道：有一定的规律。

②气穴：即输穴。因和经气相通故称气穴。

③肉节：肉之节界也。

④针游于巷：巷：比喻经脉好似街巷一样畅通。谓刺中气穴，针感即沿着经脉循行路线出现。

⑤皮肤痛：这里指针刺不中气穴而误中肉节，只能损坏好肉，徒使皮肤受苦。

⑥病益笃：笃，重也。谓补泻用反了，就会使病情加重。

⑦与其真相搏……反还内着：这里指邪气无由而出，与其

气纠缠斗争。内着，这里指邪气扰乱气机，不但不外出，反而内陷固着于体内，使疾病更加深入。

⑧ 以顺为逆：把顺当成逆，把逆当成顺。张介宾曰："不中邪而中筋，邪必乘虚反与真气相乱，还着于内，皆以不审顺逆，用针者之罪也。"

★分析讨论★

本段说明取穴必须准确，针刺才能中气穴，中气穴之后针感才能明显地顺着经脉路线传导，有的可以传至病所（针游于巷）（表16）。补泻方法也须得宜，才能起到补虚泻实的作用。若其针刺未中气穴而误中肉节或筋，就只能使皮肤疼痛或造成筋缓不收的不良后果。如果补泻手法不当，虚虚实实，就会使病情加重。这是用针不当，邪气不出，与其气相互抗争，反而内陷于体内。故经文最后指出："用针不审，反顺为逆。"

表16　中气穴与否的表现和效果

中气穴与否	表现	效果
中气穴	针游于巷	经脉通，针感能循着经脉游行而气至病所，补泻得当，疗效好
不中气穴	中肉节，中筋，皮肤痛	邪气不出，与其真相搏，乱而不去，补泻反则病情反重

【结语】

本篇的内容涉及病因、诊断、脏腑受邪后表现的证候和针刺治疗方法等方面。现分别小结于下。

（一）病因

本篇指出，引起疾病的因素有外因（风寒暑湿温等）、内因

（大怒、愁忧、恐惧等）、不内外因（击仆、房室过度、强力举重、堕坠等），还有内外合邪（如形寒寒饮）。这就是后来如张机的"千般疢难，不越三条"和陈无择的"三因"等病因学说的依据之一。

本篇还进一步指出了邪之"中人也，方乘虚时及新用力，若饮食汗出，腠理开而中与邪""阴阳俱感，邪乃得往"。并提出即使感受邪气，如脏气实，已入之邪亦不能久留。以上说明了疾病的发生主要是脏腑气血衰弱所致，这与《黄帝内经》"邪之所凑，其气必虚"的认识是一致的，是古人在朴素的辩证法指导下，在临床实践中得到的十分可贵的认识。

（二）诊法

1. 色、脉、尺肤合参

古人认为尺部皮肤，诊时容易观察，故以尺肤的形态，来推测全身形肉。本篇强调色、脉、尺肤合参，才能全面准确地诊断疾病。用"夫色脉与尺之相应也，如桴鼓影响之相应也，不得相失也"，来强调合参的重要性。用"知一则为工，知二则为神，知三则神且明矣"和"能参合而行之者，可以为上工"来强调作为医生应该全面地掌握诊断技术。

2. 望、闻、切合参

本篇提出了望、闻、切在诊法上的重要性，如说："见其色，知其病，命曰明；按其脉，知其病，命曰神；问其病，知其处，命曰工。"这里只提到望、闻、切三诊，在《素问·阴阳应象大论》中则提出了"视喘息，听音声，而知所苦"和"（肝）在音为角，在声为呼"的闻诊法。后世在此基础上，经过两千多年的验证，总结而成中医学独特的诊断学体系。但其方法仍不出四诊范围。

（三）输穴论述

本篇指出手三阳经的"五输"，在肘部都有合穴之外，在下肢还有"下合穴"，"大肠合入于巨虚上廉，小肠合于巨虚下廉，三焦合入于委阳"。取这些穴位的方法是"巨虚者，举足取之；委阳者，屈伸而索之"。文中还评述了六阳经下合穴所主六腑的病症，并指出了五输穴总的功能是"荥输治外经，合治内腑"。这在针灸的临床运用方面有着重要意义。

（四）刺法

表17 不同脉象的刺法

不同脉象	针刺方式
急者	深内，久留针
缓者，滑者	浅内，疾发针，以去其热
大者	微泻其气，勿出其血
涩者	久留针，急按其痏，以和其脉

表18 误刺情况

误刺部位	误刺的后果
中肉节	皮肤痛
中筋	筋缓

上表17、表18指出正确的刺法，以及误刺造成的不良后果，此乃经验之谈，是用针者必须审慎的。

（五）禁刺

文中指出了针刺的禁忌症是"诸小者，阴阳形气俱不足，勿取以针，而调以甘药也"。这说明古人认为针灸不是万能，不宜用针刺的，就用药物治疗，这种实事求是的精神是可贵的。

根结第五

【题解】

根，根源。此指某经经气始生的穴位。

结，归结。此指某经经气终止的穴位。

由于本篇主要阐述根结本末与治疗的关系，故立名为"根结"。马蒔说："内有阴阳诸经，根于某穴，结于某穴，故名篇。"

【提要】

本篇讨论的问题是围绕以下五方面进行的。

1. 三阴三阳经根结的部位和名称。

2. 阴阳各经开阖枢的不同作用和病候。

3. 列举了手足三阳经根、溜、注、入的腧穴。

4. 讨论了由脉搏动止数的多少来测定脏气损坏情况的方法。

5. 在治疗上提出由于人的体质和病变不同，针刺手法要因人而宜的原则。

【原文】

岐伯曰：天地相感，寒暖相移，阴阳之道，孰少孰多？阴道偶①，阳道奇②。发于春夏，阴气少，阳气多，阴阳不调，何补何泻？发于秋冬，阳气少，阴气多，阴气盛而阳气衰，故茎叶枯槁，湿雨下归，阴阳相移，何泻何补？奇邪离经③，不可胜数，不知根结，五脏六腑，折关败枢，开阖而走④，阴阳大失，不可复取。九针之玄⑤，要在终始⑥。故能知终始，一言而毕，不知终始，针道咸绝。

★提示★

本段根据"天人相应"的观点，指出自然界四时阴阳相移的变化，对人体所发生的疾病具有一定的影响，治疗时应根据发病季节阴阳二气的盛衰，采取相应的补泻措施。同时还必须懂得经脉的根结及开阖枢的作用，才能掌握用九针来治疗变化多端的疾病的方法。

★注释★

① 偶：双数为偶。

② 奇：单数为奇。

③ 奇邪离经：奇邪，不正之邪。离，有罹义，侵入的意思。奇邪离经，指不正之邪侵入人体的经脉，流传不定。

④ 折关败枢开阖而走：三阴三阳均有开阖枢。这里所说的"关"，是指主持开阖枢的功能而言。如果邪气侵入经络，便会影响"关"的正常活动，使开阖枢的功能失常，导致阴阳失去约束而耗散其气。

⑤ 玄：深刻的道理。

⑥ 终始：经脉循行的起止。

★分析讨论★

本段原文可分为两层意思进行讨论分析。

（一）"天地相感……何补何泻"

自然界气候时令的变化是寒往则暖至、暖去寒来的推移。春夏秋冬四季，阴阳二气的多少不一，人体在不同季节发生的疾病也可按照这种阴阳多少来作为补泻原则。

发于春夏——阳多阴少——补阴泻阳

发于秋冬——阴多阳少——补阳泻阴

（二）"奇邪离经……针道咸绝"

不正之邪侵入人体，流传不定，其症状似不可胜数。这主要是由于不懂得根结的意义，不懂得脏腑的作用，不了解开阖枢的关系，因而不能正确地治疗，使阴阳之气受到损伤，精气走泄不藏。如果懂得这些，也就掌握了九针治病的道理。

【原文】

太阳根于至阴，结于命门①。命门者，目也。阳明根于厉兑，结于颡大。颡大者，钳耳也②。少阳根于窍阴，结于窗笼③。窗笼者，耳中也。太阳为开，阳明为阖，少阳为枢④。故开折则肉节渎而暴病起矣⑤。故暴病者，取之太阳，视有余不足。渎者，皮肉宛膲而弱也⑥。阖折，则气无所止息⑦而痿疾起矣。故痿疾者，取之阳明，视有余不足。无所止息者，真气稽留，邪气居之也。枢折即骨繇⑧而不安于地，故骨繇者取之少阳，视有余不足。骨繇者，节缓而不收也。所谓骨繇者，摇故也。当穷其本也。

太阴根于隐白，结于太仓⑨。少阴根于涌泉，结于廉泉。厥阴根于大敦，结于玉英⑩，络于膻中。太阴为开，厥阴为阖，少阴为枢⑪。故开折则仓廪无所输膈洞⑫，膈洞者，取之太阴，视有余不足。故开折者，气不足而生病也。阖折即气绝而喜悲，悲者取之厥阴，视有余不足。枢折则脉有所结而不通，不通者取之少阴，视有余不足。有结者，皆取之。

本段主要讨论了三阴三阳根结部位及穴位名称，并指出了三阴三阳经的开阖枢功能失常所出现的病症及治疗原则。

★注释★

① 太阳根于至阴结于命门：命门，即睛明穴。《素问·阴阳离合论》王冰注："至阴，穴名，在足小指外侧。命门者，藏精光照之所，则两目也。太阳之脉，起于目而下至于足，故根于指端，结于目也。"

② 颡大者钳耳也：颡大，即头维穴。《灵枢识》："颡大，谓额角入发际，头维二穴也，以其钳束于耳上，故名钳耳也。"

③ 窗笼：即听宫穴。

④ 太阳为开……少阳为枢：张介宾曰："此总三阳为言也。太阳为开，谓阳气发于外，为三阳之表也，阳明为阖，谓阳气蓄于内，为三阳之里也。少阳为枢，谓阳气在表里之间，可出可入，如枢机也。"

⑤ 故开折则肉节渎而暴病起矣：张介宾曰："开属太阳，为阳中之表。故气在肌肉，为肉节渎也，表主在外，邪易入之，故多新暴病也。"

⑥ 渎者皮肉宛膲而弱也：张介宾曰："渎者，其皮肉宛膲而弱，即消瘦干枯之谓。"又《淮南子·天文训》注："膲，肉不满也。"

⑦ 气无所止息：《太素·经脉根结》注："能止气不泄，能行气滋息者，真气之要也。"这里指气的功能。"气无所止息"即指气机。

⑧ 骨繇：少阳主筋，又主骨所生病，少阳枢病，则筋骨不

得滋养，所以骨节纵驰无力而动不安。马莳曰："所谓骨繇者，正以其节缓而不能收，即骨之动摇故也。"

⑨ 太仓：即中脘穴。《甲乙经》卷三第十九："中脘，一名太仓，胃募也。"

⑩ 玉英：即玉堂穴。《甲乙经》卷三第十九："玉堂一名玉英，在紫宫下一寸六分陷者中，任脉气所发，仰头取之。"

⑪ 太阴为开……少阴为枢：张介宾曰："此总三阴为言，亦有内外之分也。太阴为开，居阴分之表也；厥阴为阖，居阴分之里也；少阴为枢，居阴分之中也。开者主出，阖者主入，枢者主出入之间，亦与三阳之义同。"

⑫ 仓廪无所输膈洞：《太素·经脉根结》注："太阴主水谷，以资身肉，太阴脉气关折，则水谷无由得行，故曰仓无输也，以无所输，膈气虚弱，洞泄无禁。"又马莳曰："开折则脾不运化，仓廪无所转输，其病为膈证，为洞泄。"兹从马注。

★**分析讨论**★

本段所论述的问题可归纳列表19如下。

表19 六经的作用、主症、根穴、结穴及针刺方法

六经	作用	主症	根穴	结穴	针刺方法
太阳	开	开折则肉节渎而暴病起；渎者皮肉宛焦而弱	至阴	睛明	取之太阳，视有余不足
阳明	阖	阖折则气无所止息而痿疾起	历兑	头维	取之阳明，视有余不足
少阳	枢	枢折，即骨繇而不安于地。骨繇者，节缓而不收	窍阴	听宫	取之少阳，视有余不足

六经	作用	主症	根穴	结穴	针刺方法
太阴	开	开折则仓廪无所输，膈洞	隐白	中脘	取之太阴，视有余不足
厥阴	阖	阖折即气绝而喜悲	大敦	玉堂	悲者取之厥阴，视有余不足
少阴	枢	枢折则脉有所结而不通	涌泉	廉泉	不通者，取之少阴，视有余而不足；有结者，皆取之

（一）根结的意义

根，即四肢末端的井穴。结，即指头面躯干的有关部位。用根结说明经气上下、内外之间的密切关系。六经根结虽然只举六经，但从井穴与头面胸腹的关联意义来理解，手六经根结当然与足六经类同。古代文献《标幽赋》叙述经脉根结为"四根六经"，即以手六经并以四肢末端为根，称"四根"，并结于头胸腹三部，称为"三结"。根结理论阐述了经气在内脏、头身、肢体之间的多种联系，这对针灸临床的取穴有重要意义。人体的腧穴既可以治疗其所分布部位的疾病，又可以治疗经气所流注的远端部位的疾患，此即近代所常称的近部取穴法与远端取穴法的依据。

（二）对"太阳为开，阳明为阖，少阳为枢""太阳为开，厥阴为阖，少阴为枢"中开、阖、枢的认识

按照中医学的认识方法，将人体表里内外以三阴三阳经分成六个深浅不同的层次。首先阳经和阴经把人体分成表里二层，其次三阳经和三阴经又分别把表里二层各分为三种小层次。"太阳为开，阳明为阖，少阳为枢"，表明太阳经为表中之表，故

为"开"，阳明经为表中之里故为"阖"，少阳经有转输内外的功能，介乎太阳经和阳明经之间，有如门户之枢纽，故为"枢"。依次类推，太阴经为里中之表，厥阴经为里中之里，少阴经介乎于太阴经和厥阴经之间。人体被三阳三阴经所划分的六个层次，一层比一层深入，每一层与一定的脏腑相联，具有对应的生理功能，各个层次之间有着表里相应的关系。这种层次的划分不仅有助于说明人体各部分在生理功能上的关系和在人体中的地位，而且对于说明疾病的转变和指导临床辨证有着重大意义。

张介宾对这段话的认识为："此总三阳为言也。太阳为开，谓阳气发于外，为三阳之表，阳明之阖，谓阳气蓄于内，为三阳之里也。少阳为枢，谓阳气在表里之间，可出可入，如枢机也。""所谓开阖枢者，不过欲明内外而分其辨治之法也。"

可见开阖枢是古人在认识问题时采用的一种方法学，在这里开阖枢只是作为三阴三阳经的代名词而已。

【原文】

足太阳根于至阴，溜于京骨，注于昆仑，入于天柱、飞扬也。足少阳根于窍阴，溜于丘墟，注于阳辅，入于天容、光明也。足阳明根于厉兑，溜于冲阳，注于下陵①，入于人迎、丰隆也。手太阳根于少泽，溜于阳谷，注于小海，入于天窗、支正也。手少阳根于关冲，溜于阳池，注于支沟，入于天牖、外关也。手阳明根于商阳，溜于合谷，注于阳溪，入于扶突、偏历也。此所谓十二经者，盛络皆当取之。

★提示★

此段列举了六阳经的根、溜、注、入的穴位，其根皆在指（趾）端井穴，其溜皆在跗上或手背郄原穴（手太阳小肠经在络穴），其注皆在肘膝以下络穴。

★ 注释 ★

① 下陵：即三里穴。

★ 分析讨论 ★

根、溜、注、入和十二经脉的五输穴的关系是什么呢？根、溜、注、入和十二经脉的五输穴所说的出、溜、注、行、入是不同的。五输穴皆在肘膝以下，而本篇所指穴位包括四肢和颜面部。针对这一问题，杨上善做了很好的对比说明。《太素·经脉根结》注："输穴之中，言六阳之脉，流井、荥、输、原、经、合，五行次第，至身为极。今此手足六阳，从根至入，流注上行，与《本输》及《明堂流注》有所不同。此中根者，皆当彼所出，此中溜者，皆当彼所过，唯手太阳流，不在完骨之过，移当彼经阳谷之行，疑其此经异耳。此中注者，皆当彼行，唯足阳明不当解溪之行，移当彼合下陵，亦谓此经异耳。此中入者，并与彼不同，六阳之脉，皆从手足指端为根，上络行至其别走大络称入。入有二处：一入大络，一道上行至头入诸天柱，唯手、足阳明至颈于前人迎、扶突。《流注》以所出为井，此为根者，井为出水之处，故根即井也。"见表20。

表20　六阳经的根溜注入

经脉名称	根	溜	注	入
足太阳经	至阴 （井穴）	京骨 （原穴）	昆仑 （经穴）	天柱、飞扬 （络穴）
足少阳经	窍阴 （井穴）	丘墟 （原穴）	阳辅 （经穴）	天容、光明 （络穴）
足阳明经	历兑 （井穴）	冲阳 （原穴）	三里 （合穴）	人迎、丰隆 （络穴）

经脉名称	根	溜	注	入
手太阳经	少泽 （井穴）	阳谷 （经穴）	小海 （合穴）	天窗、支正 （络穴）
手少阳经	关冲 （井穴）	阳池 （原穴）	支沟 （经穴）	天牖、外关 （络穴）
手阳明经	商阳 （井穴）	合谷 （原穴）	阳溪 （经穴）	扶突、偏历 （络穴）

【原文】

一日一夜五十营，以营五脏之精，不应数者，名曰狂生①。所谓五十营者，五脏皆受气。持其脉口，数其至也。五十动②而不一代③者，五脏皆受气；四十动一代者，一脏无气④；三十动一代者，二脏无气；二十动一代者，三脏无气；十动一代者，四脏无气；不满十动一代者，五脏无气。予之短期⑤，要在终始。所谓五十动而不一代者，以为常也，以知五脏之期。予之短期⑤者，乍数乍疏也。

★提示★

此段论述了经脉之气一昼夜运行于体内五十周，脉搏五十跳中没有歇止的为正常，有歇止的为失常，根据脉搏的歇止多少，可以推测脏气的盛衰。脉来乍数乍疏者，预后不良。

★注释★

①一日一夜五十营……名曰狂生：狂生，失常为狂，指生理功能不正常。张介宾曰："营，运也。人之经脉运行于身者，一日一夜，凡五十周，以营五脏之精气，如《五十营》篇者，即此之义。其数则周身上下前后左右，凡二十八脉，共长十六

丈二尺。人之宗气，积于胸中，主呼吸而行经隧，一呼气行三寸，一吸气行三寸，呼吸定息，脉行六寸。以一息六寸推之，则一昼一夜，凡一万三千五百息，通行五十周于身，则脉行，八百一十丈。其有太过不及，而不应此数者，名曰狂生。狂犹妄也，言虽生未可必也。"

②五十动：《太素·人迎脉口诊》注："五十动者，肾脏第一，肝脏第二，脾脏第三，心脏第四，肺脏第五，五脏各为十动，故曰从脉十动，以下次第至肾，满五十动，即五脏皆受于气也。"

③代：更代之意。脉末中止不能自还为代，或平脉中而忽见乍数乍疏。

④一脏无气：张介宾曰："一脏无气者，何脏也？然人吸者随阴入，呼者因阳出，呼者因阳出，今吸不能至肾，至肝而还，故知一脏无气者，肾气先尽也……观此一脏无气，必先乎肾，如下文所谓二脏，三脏，四脏，五脏者……则由肾及肝，由肝及脾，由脾及心，由心及肺。故凡病将危者，必气促似喘，仅呼吸于胸中数寸之间。盖其真阴绝于下，孤阳浮于上，此气短之极也。"

⑤短期：即死期。李中梓："短，近也。死期近矣。"

★分析讨论★

本段可分两层讨论。

（一）"一日一夜五十营……故其至也"

"一日一夜五十营……故其至也"，这说明经脉之气，一昼夜在体内循环五十次，借以运行五脏的精气，若非如此，便是失去了正常的生理状态，叫狂生。这一规律可以从寸口脉测知。

（二）"五十动而不一代者……乍数乍疏也"

"五十动而不一代者……乍数乍疏也"具体说明了察脉的

方法（表21）。

表21　常变脉的五脏脉动情况

脉象	五脏脉动情况	结果
常	五十动而不一代者——五脏皆受气	以为常也
变	四十动一代者——一脏无气 三十动一代者——二脏无气 二十动一代者——三脏无气 十动一代者——四脏无气 不满十动一代者——五脏无气	不应数， 狂生

"脉不满五十动而一止"是一种歇止脉，后世对歇止脉一般分为三种：脉搏快而有不规则歇止的为"促"脉，脉搏缓而有不规则歇止的为"结"脉，脉搏较慢而有规则歇止的为"代"脉，本文所述即指代脉。

在临床上代脉也有虚有实。如气血虚弱证可见，气滞血瘀证亦可见（偶可见于正常人）。至于属于何脏疾病，应综合其他症状进行分析。

【原文】

黄帝曰：逆顺五体①者，言人骨节之小大，肉之坚脆，皮之厚薄，血之清浊，气之滑涩，脉之长短，血之多少，经络之数。余已知之矣，此皆布衣②匹夫之士也。夫王公大人③，血食之君，身体柔脆，肌肉软弱，血气慓悍④滑利，其刺之徐疾浅深多少，可得同之乎？岐伯答曰：膏粱菽藿⑤之味，何可同也？气滑即出疾，其气涩则出迟，气悍则针小而入浅，气涩则针大而入深，深则欲留，浅则欲疾。以此观之，刺布衣者深以留之，刺大人者微以徐之，此皆因气慓悍滑利也。

★提示★

本段原文指出：人体不但有正常的生理差异，而且由于生活条件的不同，人的体质也各异。针刺时要"因人而宜"。

★注释★

①逆顺五体：逆顺，异常叫逆，正常叫顺。张介宾曰："五体者，五形之人也。"逆顺五体，是指五种类型人的形体正常和异常的情况。

②布衣：当时对劳动人民的称呼。

③王公大人：是指那些终日服食膏粱厚味，养尊处优的人。

④慓悍：慓，疾速之意；悍，勇猛之貌。

⑤膏粱菽藿：膏，指肥肉。粱，细粮。菽，豆类的总称。藿，这里指粗粮淡菜。

★分析讨论★

（一）"逆顺五体者……可得同之乎"

不同人在生理及解剖上有着各种差异，这点众所皆知，但另一方面却往往被忽视。即由于社会地位的差异，饮食居住条件有所不同（包含社会心理因素），也是造成人体体质差异的一个方面。治疗疾病时应考虑到这种因素，因人而宜，采取不同刺法。

（二）"膏粱菽藿之味……皆因气慓悍滑利也"

"膏粱菽藿之味……皆因气慓悍滑利也"，具体说明了"布衣之士""王公大人"对应的不同的针刺法（表22）。

表 22　不同人的气血运行情况和针刺

社会地位	气血运行情况	针刺治疗
布衣之士	气涩	针具：大针 刺法：深刺久留之
王公大人	气血慓悍滑利	针具：小针 刺法：浅刺时间短

　　古代医家在长期的医疗实践中，观察到人不但有先天生理上的种种差异，而且后天饮食生活条件及社会地位的不同，也是导致人体体质差异的重要因素之一，并且指出了针刺时"因人而宜"的原则。这一点是十分可贵的，在我们今天的医疗活动中仍具有一定的指导意义。

【原文】

　　黄帝曰：形气之逆顺，奈何？岐伯曰：形气①不足，病气有余，是邪胜也，急泻之。形气有余，病气不足，急补之。形气不足，病气不足，此阴阳气俱不足也②，不可刺之，刺之则重不足，重不足则阴阳俱竭，血气皆尽，五脏空虚，筋骨髓枯，老者绝灭，壮者不复矣③。形气有余，病气有余，此谓阴阳俱有余也，急泻其邪，调其虚实。故曰：有余者泻之，不足者补之，此之谓也。

★提示★

　　本段提出了形气与病气二者之间的关系，以及在不同的状态下如何运用针刺补泻。

★注释★

　　①形气：人的整个身体是形，生命活动能力在于气。形

气，是指人的形体和神气。

②形气不足病气不足此阴阳气俱不足也：张介宾曰："阳主外，阴主内，若形气病气俱不足，此表里阴阳俱虚也。"

③刺之则重不足……壮者不复矣：张介宾曰："若再刺之，是重虚其虚，而血气尽，筋髓枯，老者益竭，故致绝灭，壮者必衰，故不能复其元矣。"

★分析讨论★

形气的表现与病气的程度有时是一致的，有时是不一致的，在这种情况下，治疗上应区别对待（表23）。

表 23 形气、病气和补泻表

形气	病气	补泻
形气有余	病气有余	泻
	病气不足	补
形气不足	病气不足	不可刺
	病气有余	泻

分析上表，为什么形气不足、病气不足不可刺呢？也就是说，对于"形气不足，病气不足，此阴阳气俱不足也，不可刺之，刺之则重不足"该如何理解呢？

《素问·刺志论》说："夫实者，气入也。虚者，气出也……入实者，左手开针空也；入虚者，左手闭针空也。"可理解为补法可使正气补入，泻法可使邪气排出。所以泻法出针后要以左手开针孔，以泻邪气，补法出针后要以左手急按针孔，以防正气外泄。如果把针刺补泻效果产生的原因，说成是

"气"随着针刺进入人体或随着拔针从人体排出，那么为什么阴阳俱不足的人不可以利用针刺培补正气呢？这样理论上不就矛盾了吗？事实上，针刺既没有给病人补入什么，也没有直接泻出什么，它只不过是起了调节机体阴阳关系的作用。正如《素问·针解》说："刺实须其虚者，留针，阴气隆至，乃去针也；刺虚须其实者，阳气隆至，针下热，乃去针也。"《内经》认为阳气、阴气本来就存在于机体之中，只是分散在各处。所谓补泻，就是通过针刺分别将经脉中的阴气和阳气集中于针下，并调整它们的运行，促使它们去克服病邪，使机体归于正常。《黄帝内经》的这些论述给了我们启示，从《黄帝内经》的这一思想出发，可以进一步做出如下解释：针刺能够调动和激发机体本身潜藏的抗病能力如自我调节的能力，从而提高机体的自然治愈能力。因此，针刺无论补泻，都必会加重机体正气的耗散，这应该就是阴阳俱衰、极度虚弱的病人不宜针刺的原因。

治疗病证时不仅要恰当地运用补泻方法，而且要判断是不是针刺的适应证。因此，应当准确掌握针和灸的治疗范围，即万病一针的观点是不妥当的。

【原文】

故曰：刺不知逆顺，真邪相搏。满而补之，则阴阳四溢，肠胃充郭，肝肺内膜，阴阳相错。虚而泻之，则经脉空虚，血气竭枯，肠胃偏辟①，皮肤薄著，毛腠夭膲，予之死期。故曰：用针之要，在于知调阴与阳。调阴与阳，精气乃光，合形与气，使神内藏。故曰：上工平气，中工乱脉，下工绝气危生。故曰：下工不可不慎也。必审五脏变化之病，五脉之应，经络之实虚，皮之柔粗，而后取之也。

★注释★

① 儡辟：张介宾曰："儡，畏怯也，辟，邪僻不正也。"儡辟，指软弱无力，邪气充塞之意。

★分析讨论★

（一）"刺不知逆顺……予之死期"

针刺治疗疾病不懂得相逆和相顺的补泻作用，误刺之后，可导致正气与邪气的相互搏结，造成"虚虚实实"的后果（表24）。

表24 错误的补泻方法所致后果

错误的补泻方法	后果
满而补之 （实者更实）	阴阳四溢 肠胃充廓 肝肺内䐜 阴阳相错
虚而泻之 （虚者更虚）	经脉空虚 血气竭枯 肠胃儡辟 皮肤薄著 毛腠夭膲

（二）"故用针之要……使神内藏"

"故用针之要……使神内藏"指出针灸治疗疾病，关键在于调和阴阳。而之所以造成上述"虚虚实实"的后果，就是由于不懂得调和阴阳。阴阳调和才能精气充沛，形体与神气相互维系，神气得以内藏不泄。

（三）"故上工平气……而后取之也"

"故上工平气……而后取之也"指出高明的医生、一般的医生及技术低劣的医生水平差别所在。告诉我们，要做一个高明的医生，则在诊察脉症、运用补泻手法时不可粗心大意，必须审察清楚五脏的病情变化、五脏脉象及其相应情况，还应察清经脉的虚实，皮肤的柔粗，然后才能选取针刺的经脉、部位及腧穴。

人体在正常情况下，保持着阴阳相对平衡的状态，如果因某种因素使阴阳平衡遭到破坏，就会出现阴阳偏盛偏衰的病理状态。针刺治疗的关键就在于调节阴阳的偏盛偏衰，使机体阴阳和调，保持精气充沛，形气相合，神气内存，从而达到治愈疾病的目的。《素问·生气通天论》说："阴平阳秘，精神乃治。"所以说调和阴阳是针灸治疗疾病的基本法则。

【结语】

学习本篇内容应明确以下五个问题。

1. 经气的流注是人体的一种生理现象，篇中三阴三阳的根结部位，说明了十二经的经气皆出自四肢末端，而分别向头面躯干、内脏渐行渐深，渐行渐大。井、荥、输、经、合五输穴的名称就是基于根结理论而来的，这一学说在经络、腧穴、治疗等方面都有很重要的意义。

2. 本篇所说的开、阖、枢仅是三阴三阳经的代名词。

3. 根、溜、注、入与五腧穴的井、荥、输、经、合二者并无矛盾，是体和用的关系，有着不同的概念。前者重在说明经脉的两级相连以及经气的集中与扩散的关系。五腧穴重在阐述输穴的相对特异的作用。

4. 由于历史时代的局限，古人认识水平有限，根据脉搏的歇止次数多少，来推测脏气的盛衰的方法，未免有些机械，有待更深一步地探讨。

5. 治疗当"因人制宜""因时治宜"。篇中根据不同体质采用不同刺法的理论，为中医学精华之一，在临床中是有其实用价值的，应予重视。

寿天刚柔第六

【题解】

寿天，指寿命的长短；刚柔，指体质形态的强弱缓急。本篇主要论述人体形态的强弱缓急、经络气血的虚实盛衰及它们之间相互平衡的关系对寿命长短的影响，故以"寿天"作为篇名。

【提要】

本篇着重论述了体质形态与寿命长短的关系，以及"立形定气而视寿天"的观察方法，列举了阴阳在人体生理、病理、诊断、治疗上的应用，提出以"审知阴阳，刺之有方"为针灸辨证的基本原则，阐述了"刺营""刺卫""尖针""药熨"等不同的治疗方法，并对"药熨"的操作做了详细说明。

【原文】

黄帝问于少师曰：余闻人之生也，有刚有柔，有弱有强，有短有长，有阴有阳，愿闻其方。少师答曰：阴中有阴，阳中有阳，审知阴阳，刺之有方①。得病所始，刺之有理②，谨度病端，与时相应③。内合于五脏六腑，外合于筋骨皮肤。是故内有阴阳，外亦有阴阳。在内者，五脏为阴，六腑为阳；在外者，筋骨为阴，皮肤为阳。故曰病在阴之阴者，刺阴之荣输；病在阳之阳者，刺阳之合；病在阳之阴者，刺阴之经；病在阴之阳者，刺络脉。故曰：病在阳者命曰风，病在阴者命曰痹，阴阳俱病命曰风痹。病有形而不痛者，阳之类也；无形而痛者，阴之类也。无形而痛者，其阳完而阴伤之也，急治其阴，无攻其阳；有形而不痛者，其阴完而阳伤之也，急治其阳，无攻其阴。阴阳俱动，乍有形，乍无形④，加以烦心，命曰阴胜其阳，此谓不表不里⑤，其形不久。

★提示★

本段列举了阴阳两方面在人体生理、病理上的差异和变化，用以说明"阴中有阴，阳中有阳"，指出"审之阴阳"是针灸辨证施治的基础。并提出了伤阴、伤阳的机理、表现及治疗法则。

★注释★

①审之阴阳刺之有方：方，方法，道理。掌握好阴阳的规律，才能运用好针刺方法。

②病所始刺之有理：理，在此做法度讲，意为针刺应合乎法度。张介宾曰："得病所始者，谓知其或始于阴或始于阳，故刺之有理也。"

③谨度病端与时相应：病端，病因。时，四时气候。即认真探求发病原因与四时气候的相应关系。

④阴阳俱动……乍无形：张介宾曰："阴阳俱动，表里皆病也。乍有形，乍无形，往来不常也。"

⑤不表不里：张介宾曰："此以阴阳并伤，故曰不表不里。"

【讨论分析】

（一）"审之阴阳，刺之有方"是针灸辨证治疗的基本原则

人的体质有刚柔强弱之别，形态亦有高矮胖瘦之异，可总以"阴阳"统之。内而五脏六腑，外则筋骨皮肤，也有阴阳属性的不同。如人体内为阴，五脏为阴中之阴，六腑为阴中之阳；人体外为阳，筋骨为阳中之阴，皮肤为阳中之阳。既说明了阴阳提纲挈领的作用，又指出"阴中复有阴，阳中复有阳"的无限可分性。针刺治疗应首先审明体质的阴阳属性、发病的阴阳特征、病机的阴阳变化、病症的阴阳表现，这是针灸辨证治疗的基本原则。马莳曰："此详言病有阴阳，而刺之者，必分阴阳也。"张介宾曰："刚柔强弱短长，无非阴阳之化，然曰阴曰阳，人皆知之，至若阴中复有阴，阳中复有阳，则人所不知也，故当详审阴阳，则刺得其方矣。"

（二）关于荥穴、输穴、经穴、合穴及络脉的刺法应用

"病在阴之阴者，刺阴之荥输"指病主阴之阴者，为病在内之五脏，病位较深，可取荥输穴来治疗。张介宾曰："阴之阴者，阴病在阴分也，当刺其荥输，以诸经荥输气微，亦阴之类。如手太阴经鱼际为荥、太渊为输者是也。"《素问·咳论》说："治脏者，治其输。"也说明可用输穴主治五脏疾病，临床应用效果亦好。关于荥穴治脏病之机理，张介宾的解释仍不足以说明，后世医家亦无明确注释，尚待考之。

"病在阳之阳者，刺阳之合"疑为病在阴之阳者之误。阴之阳，为内之六腑。六腑有疾，可取本经（阳经）的合穴治疗。《素问·咳论》曰："治腑者，治其合。"张志聪言："合治内腑。"如胃病取合穴足三里，膀胱病取合穴委中，临床验证效果显著。

"病在阳之阴者，刺阴之经。"阳之阴，为在外之筋骨发生

的疾病，可取阴经的经穴治疗。"病在阴之阳者，刺络脉"疑为病在阳之阳者之误。可刺络脉放血。络脉表浅易见，为阳中之阳。《灵枢经白话解》释为表浅静脉。《灵枢·寒热病》："络脉治皮肤。"例如，临床用刺络拔罐法治疗急性传染性皮肤病。刺络出血，意在使邪随恶血而去。

本篇就几个方面论述了五输穴的应用，而实际应用远不止此，如根据穴位的主治功能，还可进行本经取穴、子母配穴、子午流注配穴等方法，具体参见《本输》。

【原文】

黄帝问于伯高曰：余闻形气，病之先后，外内之应[①]，奈何？伯高答曰：风寒伤形，忧恐忿怒伤气。气伤脏，乃病脏。寒伤形，乃应形[②]。风伤筋脉，筋脉乃应。此形气外内之相应也。

黄帝曰：刺之奈何？伯高答曰：病九日者，三刺而已；病一月者，十刺而已。多少远近，以此衰[③]之。久痹不去身者，视其血络，尽出其血。黄帝曰：外内之病，难易之治，奈何？伯高答曰：形先病而未入脏者，刺之半其日；脏先病而形乃应者，刺之倍其日。此外内难易之应也。

★提示★

本段指出病因不同，病程不同，治疗方法亦不同。认为形病易治，脏病难治，故马莳曰："此言形与病之相应，而刺法有难易也。"

★注释★

①内之相应：张介宾曰："形见于外，气运于中，病伤形气，则或先或后，必各有所应。"

② 乃应形：应，当"病"字解，以上"病脏"律之，"病脏"和"病形"句法一致。

③ 衰（cuī 崔）：等差的意思，以此为标准来进行推算。

【讨论分析】

"形气内外相应"

病因不同，相应地损害人体的部位也不同，导致出现不同的症状，预后也不同。这就是本篇所揭示的"形气相应"的规律。并通过"刺之半其日……刺之倍其日"，来说明形先病而未及脏者易治，脏先病，脏腑气机紊乱而至形体相应发病者难治。张志聪说："外因之病，从外而内，内因之病，从内而外，形气外内之相应也。"又说："有形者，皮肉筋骨之有形，无形者，五脏六腑之气也。"所以，外邪伤形，则应形，致筋脉病。情志内伤则应脏，脏气紊乱致内脏病。久痹不去，气滞血瘀，就要使用放血疗法，以祛除瘀血，疏通筋脉，才能恢复机体的正常生理功能。

【原文】

黄帝问于伯高曰：余闻形有缓急，气有盛衰，骨有大小，肉有坚脆，皮有厚薄，其以立寿夭①，奈何？伯高答曰：形与气相任则寿，不相任则夭②。皮与肉相果则寿③，不相果则夭。血气经络胜形则寿，不胜形则夭。

黄帝曰：何谓形之缓急？伯高答曰：形充而皮肤缓者则寿，形充而皮肤急者则夭④。形充而脉坚大者顺也⑤，形充而脉小以弱者气衰，衰则危矣⑥。若形充而颧不起者⑦骨小，骨小则夭矣。形充而大肉䐃坚而有分者肉坚⑧，肉坚则寿矣；形充而大肉无分理不坚者肉脆，肉脆则夭矣。此天之生命，所以立形定气而视寿夭者，必明乎此立形定气，而后以临病人，决死生。

黄帝曰：余闻寿夭，无以度之。伯高答曰：墙基卑⑨，高不及其地⑩者，不满三十而死。其有因加疾者，不及二十而死也。

黄帝曰：形气之相胜，以立寿夭奈何？伯高答曰：平人而气胜形者寿⑪；病而形肉脱，气胜形者死，形胜气者危矣⑫。

★提示★

本段是全篇的中心。重点论述了体质形态的刚柔强弱、阴阳气血之虚实盛衰对寿命长短的形响，即"立形定气而视寿夭"的观点。马蒔说："此详言立形定气，可以决人之寿夭也。"

★注释★

①以立寿夭：张介宾曰："此欲因人之形体气质，而知其寿夭也。"

②与气相任则寿不相任则夭：张介宾曰："任，相当也，盖形以寓气，气以充形，有是形，当是气，有是气，当有是形。故表里相称则寿，一强一弱而不相称者夭。"

③皮与肉相果则寿：张介宾曰："肉居皮之里，皮居肉之表，肉坚皮固者是为相果，肉脆皮疏者是为不相果。相果者，气必蓄故寿，不相果者，气勿失故夭。"

④形充而皮肤缓者则寿形充而皮肤急者则夭：张介宾曰："形充而皮肤和缓者，脉气从容故当寿。形充而皮肤紧急者，脉气促趋，故当夭。"

⑤形充而脉坚大者顺也：张介宾曰："形充脉大者，表里如一，故曰顺。"

⑥形充而脉小以弱者气衰衰则危矣：张介宾曰："形充脉弱者，外实内虚，故曰危。"

⑦ 若形充而颧不起者：张介宾曰："颧者，骨之本也，故形充而颧不起者，其骨必小，骨小肉充，臣胜君者，故当天。"

⑧ 形充而大肉䐃坚而有分者肉坚：䐃，音窘。《灵枢经白话解》注："指人体肩、肘、髀、膝等肌肉突起部位。"张介宾曰："大肉，臀肉也，䐃者，筋肉结聚之处，坚而浓者是也，有分者，肉中分理明显也。"

⑨ 墙基卑：《黄帝内经注释》："墙基，指耳郭，卑即小的意思，合指耳郭单薄瘦小。"

⑩ 地：《黄帝内经注释》指耳前面的肌肉。

⑪ 平人而气胜形则寿：张介宾曰："人之生死由乎气，气胜则神全，故平人气胜形者寿，设外貌虽充而中气不足者，必非寿器。"

⑫ 病而形肉脱形胜气者危矣：张介宾曰："若病而至于形肉脱，虽其气尚胜形，亦所必死。盖气为阳，形为阴，阴以配阳，形以寓气，阴脱则阳气无所附，形脱则气难独留，故不免于死。或形肉未脱而元气衰竭者，形虽胜气，不过阴多于阳，病必危矣。"

【讨论分析】

预后的观察方法——"立形定气而视寿天"

人是一个有机的整体，内而五脏六腑，外则筋骨皮肤，由经络系统相互联系。机体素质的强弱，可以从气血盛衰、皮之缓急、肉之坚脆、骨之大小、脉之顺逆、形气相任与否来综合判断，并以此来推断寿命的长短、病机的转归及预后。若功能状态良好，体质强盛，则寿命长，否则，寿命就短。具体表现为内外形气之相任、皮肉相果和经脉气血充盛，表示健康长寿。如果内外形气失合、皮肉不相果、形体与血脉骨骼也不相称者，生命就容易夭折。这体现了中医体质学说。"立形定气而视寿夭"的预后观察方法，对临床是有指导意义的。《素问·三部九候论》说："必先度其形之肥瘦，以调其气之虚实。"《灵枢·终始》说："凡刺之法，必察其形气。"均说明针刺治病，应重视体质形态情况，查明机体功能状态的好坏，而后调其寒热虚实，即本篇"必明乎此立形定气，而后以临病人，决死生"之意（表25）。

表25　立形定气的观察方法

寿夭	形气关系	皮肤状态	肌肉状态	皮肉关系	骨与形状态	脉与形状态	气血经络与形关系	耳郭形态
寿	相任	缓	大肉䐃坚有分	相果		形充而脉坚大	气血经络胜形	
夭	不相任	急	大肉无分肉脆	不相果	形充骨小	形充而脉小以弱	不胜形	瘦小

【原文】

黄帝曰：余闻刺有三变，何谓三变？伯高答曰：有刺营者，有刺卫者，有刺寒痹之留经者。黄帝曰：刺三变者奈何？伯高答曰：刺营者出血；刺卫者出气；刺寒痹者内热[1]。黄帝曰：营卫寒痹之为病奈何？伯高答曰：营之生病也，寒热少气，血上下行。卫之生病也，气痛时来时去，怫忾贲响[2]，风寒客于肠胃之中。寒痹之为病也，留而不去，时痛而皮不仁。黄帝曰：刺寒痹内热奈何？伯高答曰：刺布衣者，以火焠之。刺大人者，以药熨之。

黄帝曰：药熨奈何？伯高答曰：用醇酒二十升，蜀椒一升，干姜一斤，桂心一斤，凡四种，皆㕮咀③，渍酒中。用绵絮一斤，细白布四丈，并内酒中。置酒马矢煴中，盖封涂，勿使泄，五日五夜，出布绵絮，曝干之，干复渍，以尽其汁。每渍必晬其日④，乃出干。干，并用滓与绵絮，复布为复巾，长六七尺，为六七巾。则用之生桑炭炙巾⑤，以熨寒痹所刺之处，令热入至于病所，寒复炙巾以熨之，三十遍而止。汗出，以巾拭身，亦三十遍而止。起步内中，无见风。每刺必熨，如此病已矣，此所谓内热也。

★提示★

本段论述了营病、卫病和寒痹的表现和治法，并对药熨法做了具体说明。

★注释★

① 刺寒痹者内（nà 纳）热：内热，疑为内叙。"叙"字俗作熨，可能因二字形近致误。本句意为，刺寒痹者，要久留针，使针下产生热感，方能祛出邪气。

② 怫忾贲响：《太素》卷二十三曰："怫忾……气盛满貌；贲响，腹胀貌也。"

③ 㕮咀："㕮"，读作"父"。张介宾曰："㕮咀，古人以口嚼药，碎如豆粒而用之。"

④ 晬（zuì 醉）其日：晬，指周。晬其日指尽一日一夜。《太素》卷二十二曰："晬……一日周时也。"

⑤ 桑炭炙巾：张介宾曰："炙巾以生桑炭者，桑能利关节，除风寒湿痹诸痛也。"

【讨论分析】

营病、卫病及寒痹的病机、症状及刺法析义。

水谷精微其清者为营，浊者为卫。营行脉中，卫行脉外。营主濡养内脏而属阴，卫气疏布周身以抗外邪而属阳。营卫生理功能不同，一旦受到外邪侵袭，其病变、症状亦异。营病如张介宾曰："营之生病也，寒热往来，血上下行。"在治疗上，《素问·调经论》中说："取血于营。"马莳说："刺营气者，必出其血，正以血者营气之所化。"张介宾曰："邪在血，故为上下妄行，所以刺营者，当刺其血分。"放血的目的在于祛除瘀血，使邪随瘀去。

卫阳生病，则"气时来时去，怫忾贲响，风寒客于肠胃之间"。其病机如张介宾曰："卫属阳，为水谷之悍气，病在阳分，故为气痛，气无定形，故时来时去。"又云："风寒外袭而客于肠胃之间，以六腑属表而阳邪归之，故病亦生于卫气。"治疗上，应疏布被郁滞的卫气，正如马莳所说："刺卫气者，必出其气。"《太素》曰："刺卫见气，出邪气也。"《素问·调经论》说："取气于卫。"

上述出血和出气都是通过不同的方法而使气血运行通畅，驱邪外出，恢复机体正常的生理功能。

寒痹是寒湿之邪久留经络而不去的疾病，表现为"时痛而皮不仁"，治疗上可使用内热法，但因人体质不同，又可分别使用火针和药熨法，其目的都在于温经通脉、驱散寒邪。其中"刺布衣者，以火焠之。刺大人者，以药熨之"，提示任何一种治疗疾病的方法，都要因人而宜。

【结语】

本篇中心论述了"立形定气而视寿夭"的观察方法，如可从人的体质形态、经络气血、筋骨皮肤及耳郭等各方面来观察，进一步综合判断以推测寿命的长短和疾病的预后转归。

另外，还论述了阴阳在人体生理、病理上的应用，指出"审之阴阳，刺之有方"为针灸辨证的基本原则。

　　最后，说明了营病、卫病、寒痹的病机、临床表现及治疗。提出治疗要因人而宜，即"刺营者出血，刺卫者出气，刺寒者内热"和"刺布衣者，以火焠之。刺大人者，以药熨之"，并对药熨法做了具体介绍。

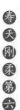

终始第九

【题解】

始，开头、开始。终，终了、结尾。终始，即指经脉之起止。张介宾曰：“终始，本篇名，即本末之谓。”

本篇列举了三阴三阳经生理、病理、诊断、治疗等方面从开始到终了各自不同的因素、性质和作用等，强调只有掌握这些自始至终的变化规律，才能正确运用针法，所以立篇名为“终始”。张介宾曰：“终始者，始于五脏，次于经脉，终于六气。”又曰：“天道阴阳有十二辰次为之纪，人身血气有十二经脉为之纪，循环无端，终而复始，故曰终始。”

【提要】

本篇论述了阴阳、经脉、脏腑三者的关系，以及病理变化、辨证方法、针刺法则等。其主要内容有以下两方面。

1. 列举了三阴三阳经脉及脉口人迎脉的盛衰情况、病经及阴阳的虚实，从而决定补阳泻阴或补阴泻阳等刺法。

2. 阐述了远近不同的取穴方法，以及针刺浅深、补虚泻实、守筋守骨、先本后标、痛宜深刺、痒宜浅刺等各种不同的刺法。并结合阴阳时令、体质、发病部位等方面，提示治疗应因时、因人、因病刺宜。最后说明针刺十二禁及各经所见死症。

【原文】

凡刺之道，毕于《终始》。明知终始，五脏为纪，阴阳定矣。阴者主脏，阳者主腑。阳受气于四末，阴受气于五脏[①]。故泻者迎之，补者随之。知迎知随，气可令和。和气之方，必通阴阳，五脏为阴，六腑为阳。传之后世，以血为盟[②]，敬之者昌，慢之者亡。无道行私，必得天殃。

★提示★

从经气的运行规律说明迎随补泻的具体方法。

★注释★

①阳受气于四末阴受气于五脏：张介宾曰："阳主外，故受气于四末，阴主内，故受气于五脏。四末，手足末也。"

②以血为盟：歃血为盟之意。歃血，是古人盟誓时一种极其郑重的仪式，仪式进行中，盟誓者在嘴唇上涂抹牲畜的血，以此表示决不背信弃约。

★分析讨论★

（一）本段可以从三个方面来讨论

"凡刺之道……阴受气于五脏"说明若要明确终始的意义，必以五脏为纲纪，才能确定阴阳各经的关系。阴阳各经的关系是：手足三阳经连于六腑——承受四肢末端的脉气（即受气于四末），手足三阴经连于五脏——承受五脏的脉气（即受气于五脏）。

"故泻者迎之……气可令和"具体说明针刺治疗的补泻手法。即实证用泻法，逆着脉气的方向下针，虚证用补法，顺着脉气的方向下针，从而达到补虚泻实、阴阳调和的目的。

"和气之方……必得天殃"强调必须掌握气血阴阳规律，正确施行迎随补泻，并把这种理论传之于后代。

（二）"泻者迎之，补者随之"

"泻者迎之，补者随之"是临床针刺补泻的一种方法。即当阳经或阴经表现为实证时，逆着其脉气的方向转针，以泻其实邪。如当其经表现为虚证时，应顺着其脉气的方向转针，以达到其补虚的目的。这种方法在临床上有一定的治疗作用，后代医家也有阐述，如《甲乙经》曰："泻曰迎之。迎之意，必持而内之，放而出之，排扬出针，疾气得泄。补曰随之。随之意，若忘之，若行若按，如蚊虻止……中气乃实。"本段亦云："知迎知随，气可令和。"说明正确掌握迎随补泻，可使阴阳之气达到调和，但在临床上不能一概拘泥于此法，必须结合其他补泻手法，如针刺的深浅、刺激量的大小、留针的久暂、穴位的选择等，才能使实证针用泻法，若有所失，虚证针用补法，若有所得。

【原文】

谨奉天道，请言终始。终始者，经脉为纪。持其脉口、人迎，以知阴阳有余不足，平与不平，天道毕矣①。所谓平人者，不病。不病者，脉口、人迎应四时也，上下相应而俱往来也，六经之脉不结动也，本末之寒温之相守司也②，形肉血气必相称也，是谓平人。少气者，脉口、人迎俱少而不称尺寸也③。如是者，则阴阳俱不足，补阳则阴竭，泻阴则阳脱④。如是者，可将以甘药，不可饮以至剂。如是者，弗灸。不已者，因而泻之，则五脏气坏矣。

★提示★

具体说明气血的运行是以十二经脉为纲纪，循环无端，终而复始，并简述了平人和元气虚弱之人脉口、人迎的脉象变化，提出阴阳俱不足，可将以甘药，不可饮以至剂的治疗原则。

★注释★

① 天道毕矣：张介宾曰："脉口在手，太阴脉也，可候五脉之阴。人迎在颈，阳明脉也，可候六腑之阳。人之血气经脉，所以应天地阴阳之盛衰者，毕露于此，故曰天道毕矣。"

② 本末之寒温之相守司也：相守司，可作相互协调解。张介宾曰："脏气为本，肌肤为末，表里寒温，司守不致相失。"

③ 少气者……而不称尺寸也：张介宾曰："少气者，元气虚也，兼阴阳而言，故上之人迎，下之脉口，必皆衰少无力，而两手之尺寸亦不相称也。"

④ 补阳则阴竭泻阴则阳脱：《太素》卷十四注："夫阳实阴虚，可泻阳补阴，阴实阳虚，可泻阴补阳。今阴阳俱虚，补阳其阴益以竭，泻阴之虚，阳无所依故阳脱。"

★分析讨论★

（一）本段可分四个层次（表26）

1．"谨奉天道……经脉为纪"

强调要谨守自然界的演变规律，掌握气血终而复始，以十二经脉为纲纪的重要意义。

2．"持其脉口人迎……天道毕矣"

说明通过诊断脉口人迎脉象的变化可以测知脏腑之虚实寒热。

3．"所谓平人者不病……是谓平人"

具体说明平人脉象所必须具备的四个条件。

表 26　脉应四时

四时	脉象
春夏	人迎（阳明经所循）微大以浮
	寸口（太阴经所循）微小以沉
秋冬	人迎微小以沉
	寸口微大以浮

人迎寸口相应，即人迎脉口上下相应而往来不息。六脉和调，即"六经之脉无结动也"。无结即无有间歇。"六经之脉无动疾有余"就是说六经之脉无结涩不足，也无动疾有余的病态征象。内在脏腑气血与外在形体肌肉在各种不同气候中，都能协调统一，保持着正常的活动。张介宾曰："脏气为本，肌体为末，表里寒温司守，不致相失，故必外之形肉，内之血气皆相称者，谓之平人。"凡具备以上四个特点，方为健康无病之人。

4．"少气者……则五脏气坏矣"叙述"少气"之人的脉象变化，以及治疗和注意事项。气虚的病人，脉口人迎都虚弱无力，两手的寸、关、尺脉不相称，这是阴阳都不足的沉象。在治疗上，若补其阳，则阴气衰竭，若泻其阴，则阳气亦脱，只能用甘药调补。其注意事项如下。

（1）"不可饮以至剂"，因至剂为刚毒之剂，能进一步耗伤正气。

（2）勿用艾灸，因火能伤阴。

（3）不能用泻法，用泻则伤阴。

（二）"阴阳俱不足，补阳则阴竭，泻阴则阳脱……可将以甘药，不可饮以至剂"

阴阳俱不足者，"将以甘药，不可饮以至剂"这是一个极为重要的施治原则，至今在临床上仍不失其指导意义。

《太素》卷十四中，"可将以甘药，不可饮以至剂"的"不"字后面补"愈"字，考《灵枢经》原本及历代医家对此经义校释均无此字。张志聪注云："甘药者，调胃之药，谓三阴三阳之气，本于中焦胃府所生，宜补其生气之原，道之流行，故不可饮以至剂，谓甘味太过反留中也。"马莳注："可将理以甘和之药，不可饮以至补至泻之剂。"张介宾曰："凡阴阳气俱不足者，不可刺，若刺，而补阳则阴竭，泻阴则阳脱，如是者，但可将以甘药。甘药之谓，最有深意。盖欲补虚羸，非甘纯不可也。至剂，则毒之剂也。正气衰者不可攻，故不宜用也。非唯不可攻，而炙之亦不可，以火能伤阴也。临此证者，不可忘此节之义。"因此，本段经义应理解为：凡阴阳两虚病患，若治时单补其阳气会致属阴的五脏之气更趋衰竭，若是泻其病邪，就会使属阳的六腑之气更趋虚脱。对于这种阴阳俱虚的情况，只有服甘药以调和之，切不可给以大补大泻的药物，更损其虚弱的阴阳。

【原文】

人迎一盛，病在足少阳，一盛而躁，病在手少阳[①]。人迎二盛，病在足太阳，二盛而躁，病在手太阳。人迎三盛，病在足阳明，三盛而躁，病在手阳明。人迎四盛，且大且数，名曰溢阳，溢阳为外格[②]。脉口一盛，病在足厥阴，一盛而躁，在手心主[③]。脉口二盛，病在足少阴，二盛而躁，在手少阴。脉口三盛，病在足太阴，三盛而躁，在手太阴。脉口四盛，且大且数者，名曰溢阴，溢阴为内关，内关不通，死不治[④]。人迎与太阴脉口俱盛四倍以上，命曰关格。关格者与之短期[⑤]。

人迎一盛，泻足少阳而补足厥阴[⑥]，二泻一补[⑦]，日一取之，必切而验之，疏取之，上气和乃止。人迎二盛，泻足太阳而补足少阴，二泻一补，二日一取之，必切而验之，疏取之，上气和乃止。人迎三盛，泻足阳明而补足太阴，二泻一补，日二取之，必切而验之，疏取之，上气和乃止。脉口一盛，泻足厥阴而补足少阳，二补一泻，日一取之，必切而验之，疏取之，上气和乃止。脉口二盛，泻足少阴而补足太阳，二补一泻，二日一取之，必切而验之，疏取之，上气和乃止。脉口三盛，泻足太阴而补足阳明，二补一泻，日二取之，必切而验之，疏取之，上气和乃止。所以日二取之者，太阴主胃[8]，大富于谷气，故可日二取之也。人迎与脉口俱盛三倍以上，命曰阴阳俱溢，如是者不开，则血脉闭塞，气无所行，流淫于中，五脏内伤。如此者，因而灸之，则变易而为他病矣[9]。

★提示★

本段列举了三阴三阳经人迎寸口有余的脉和证以及虚实补泻、取穴多少和间隔时间等，以此来说明针刺的方法。

★注释★

①病在手少阳：张介宾曰："人迎足阳明脉也……阳明主表，而行气于三阳，故人迎一盛，病在足经之少阳。若大一倍而加以躁动，则为阳中之阳，而上在手经之少阳矣，凡二盛三盛，病皆在足，而躁则皆在手也，下仿此。"

②溢阳为外格：《太素》卷十四人迎脉口诊注："人迎盛至四倍，大而动数，阳气盈溢在外，格拒阴气，不得出外，故曰外格也。"

③手心主：张介宾曰："脉口，手太阴脉也。太阴主里，而行气于三阴。故脉口一盛，病在足经之厥阴。若加以躁，则为阴中之阳，而上在手厥阴心主矣。凡二盛三盛皆在足，而躁

則皆在手矣。”

④ 脉口四盛……死不治：溢阴，指六阴偏盛盈溢的意思。内关，关是关闭之意。六阴偏盛，拒六阳于外，有表里隔绝的意思。寸口脉大于人迎四倍，大而且快，六阴偏盛到极点，盈溢于五脏，叫溢阴，溢阴则阳气不能与阴气相交，所以称内关。内关则表里隔绝不通，这是不治的死证。

⑤ 关格者与之短期：关格，指阴阳不交，相互格拒。与，有“谓”字之义。与之，犹言谓之。短期，言死期将近。关格者与之短期，就是阴阳俱盛，相互隔绝不通，谓之死期不远了。张介宾曰：“人迎主阳，脉口主阴，若俱盛至四倍以上，则各盛其盛，阴阳不交，故曰关格，可与言死期也。”

⑥ 人迎一盛泻足少阳而补足厥阴：《太素》卷十四人迎脉口诊注：“人迎一倍大于脉口，即知少阳一倍大于厥阴，故泻足少阳，补足厥阴，余皆准此也。”张介宾曰：“人迎主腑，故其一盛病在胆经，肝胆相为表里，阳实而阴虚，故当泻足少阳之腑，补足厥阴之脏也。”二注之义互相补充，可并参。

⑦ 二泻一补：《太素》卷十四人迎脉口诊注：“其补泻法：阳盛阴虚，二泻于阳，一补于阴；阴盛阳虚，一泻于阴，二补于阳。然则阳盛得二泻，阳虚得二补，阴盛得一泻，阴虚得一补，疗阳得多，疗阴得少，何也？阴气迟缓，故补泻在渐；阳气疾急，故补泻在顿，倍于疗阳（疑应作阴）也，余仿此也。”

⑧ 太阴主胃：《素问·太阴阳明论》：“脾脏者，常著胃土之精也。”王冰注：“脾脏为阴，胃腑为阳。”脾胃相表里，足太阴脾为里，故主胃。

⑨ 如此者……则变易而为他病矣：张介宾曰：“俱盛三倍以上，即四盛也。阴阳俱溢，即溢阴溢阳也。不开，即外关内格也。如此者血气闭塞无所行，五脏真阴伤于内，刺之已不可，

灸之则愈亡其阴而变生他病，必至不能治也。"

★分析讨论★

（一）人迎寸口脉盛的病位及其治法（表27、表28）

1. "人迎一盛，病在足少阳……溢阳为外格"

本段具体说明人迎脉盛的病位。

2. "脉口一盛，病在足厥阴……关格者与之短期"

本段具体说明脉口盛的病位所在。

3. "人迎一盛，泻足少阳而补足厥阴……气和乃止"

本段指出人迎脉盛的具体治疗方法。

4. "脉口一盛，泻足厥阴而补足少阳……则变易而为他病矣"

本段具体说明寸口脉盛的治法。

表27　人迎脉大于寸口脉的病位与治法

脉象	病位	治法
人迎一盛	足少阳	泻足少阳补足厥阴，二泻一补，一日一次
一盛而躁	手少阳	泻手少阳补手厥阴，气和乃止
人迎二盛	足太阳	泻足太阳补足少阴，二泻一补，二日一次
二盛而躁	手太阳	泻手太阳补手少阴，气和乃止
人迎三盛	足阳明	泻足阳明补足太阴，二泻一补，一日二次
三盛而躁	手阳明	泻手阳明补手太阴，气和乃止
人迎四盛（且大且数）		禁刺灸

表 28 寸口脉大于人迎脉的病位及治法

脉象	病位	治法
脉口一盛	足厥阴	泻足厥阴补足少阳，二补一泻，一日一次
一盛而躁	手厥阴	泻手厥阴补手少阳，气和乃止
脉口二盛	足少阴	泻足少阴补足太阳，二补一泻，二一次日
二盛而躁	手少阴	泻手少阴补手太阳，气和乃止
脉口三盛	足太阴	泻足太阴补足阳明，二泻一补，一日二次
三盛而躁	手太阴	泻手太阴补手阳明，气和乃止
脉口四盛（且大且数）		死不治

5. 人迎与寸口脉俱盛

人迎与寸口脉俱盛四倍以上（关格），则阴阳俱溢，血脉不开（血脉闭塞，气无所行，五脏内伤），不宜灸，灸则变他病。

（二）"躁取之上，气和乃止"

对"躁取之上，气和乃止"，一些注家的认识互有差异。例如：《甲乙经》张介宾将"躁"均作疏，断句为"疏取之，上气和乃止"。张介宾解释说："疏取之者，欲其从容，不宜急也，上气，言气之至也，气至而和，谷气至矣，故可止针。"而《太素》和《灵枢集注》则认为当是"躁取之上，气和乃止"。杨上善说："人迎躁而上行，皆在手脉，故曰取上，取者，取于此经所发穴也。"详本节所述，系人迎、寸口若脉盛，病在某经，若盛而兼躁，病又在某经，以及治疗时何经该当补泻等内容，以杨上善、张志聪见解义长。

【原文】

凡刺之道，气调而止①，补阴泻阳②，音气益彰，耳目聪明③。反此者，血气不行。所谓气至而有效者，泻则益虚，虚者，脉大如其故而不坚也。夫如其故而不坚者，适虽言快，病未去也。补则益实。实者，脉大如其故而益坚也④。夫如其故而不坚者，适虽言快，病未去也。故补则实，泻则虚。痛虽不随针，病必衰去。必先通十二经脉之所生病，而后可得传于终始矣。故阴阳不相移，虚实不相倾，取之其经。

★提示★

具体叙述通过针刺补泻而达到阴阳调和的标准。

★注释★

①凡刺之道气调而止：大凡针刺的，原理在于阴阳二气达到和调，而后止针。

②补阴泻阳：张志聪："补阴者，补五脏之里阴；泻阳者，导六气之外出。"即补五脏之正气而泻六淫之邪气。

③音气益彰耳目聪明：指阴阳之气调和的人，音声清朗，元气充盛，七窍通利，耳聪目明。彰，有"盛"义。

④实者脉大如其故而益坚也：大则病进，此实大之脉，施补法益实，故脉象益坚实有力。

★分析讨论★

本段阐述了两个方面的含义

（一）"凡刺之道，气调而止"

"凡刺之道，气调而止"强调针刺的原则是以阴阳二气达到调和，然后才能止针，即所谓"气调而止"。

（二）"补阴泻阳……取之其经"

"补阴泻阳……取之其经"具体说明达到阴阳二气调和的判断标准。

1. 血气和调，孔窍通利

"补阴泻阳，音气益彰，耳目聪明"，即通过补五脏不足的正气而排出入侵的邪气之后，使阴阳调和，正气旺盛，音声清朗，耳聪目明。

2. 脉转平和

（1）实证："泻之使虚"——脉虽大，但不坚硬——这是有效的征象。

（2）虚证："补之使实"——脉大而坚实有力——这是有效的征象。

【原文】

凡刺之属，三刺①至谷气。邪僻妄合，阴阳易居，逆顺相反，沉浮异处，四时不得，稽留淫泆，须针而去。故一刺则阳邪出，再刺则阴邪出，三刺则谷气至，谷气至而止②。所谓谷气至者，已补而实，已泻而虚③，故以知谷气至也。邪气独去者，阴与阳未能调，而病知愈也。故曰补则实，泻则虚，痛虽不随针，病必衰去矣。

★提示★

具体说明三刺法的适应证、三刺的具体方法及三刺谷气至的表现。

★注释★

①三刺：指针刺皮肤、肌肉、分肉三种深浅不同的刺法。

②故一刺则阳邪出……谷气至而止：张介宾曰："初刺之，

在于浅近，故可出阳分之邪。再刺之，在于深远，故可出阴分之邪。三刺之，在候谷气。谷气者，元气也。止，出针也。”

③已补而实已泻而虚：指用了补法，正气已有充实的表现，用了泻法，病邪已有衰退的表现。从这些表现，可知谷气已至。

★分析讨论★

本段可从三个方面来讨论。

（一）针刺的适应证

六种病证，即邪僻妄合，阴阳勿居，逆顺相反，沉浮异处，四时不得，稽留淫泆。

（二）针刺的方法和步骤

1. 一刺则阳邪出，即初刺皮肤，浅表的阳邪可以外出。

2. 再刺则阴邪出，即再刺到较深层的肌肉，引阴分之邪外出。

3. 三刺则谷气至，谷气至而止，即三刺入分肉之间，候至针下有得气感觉，是谷气来到的表现，即可出针。

（三）三刺谷气至的征象

"已补而实，已泻而虚"，即虚证用了补法，正气已充实，脉象有力；实证用了泻法，邪气被排除，脉转缓和。

【原文】

阴盛而阳虚，先补其阳，后泻其阴而和之。阴虚而阳盛，先补其阴，后泻其阳而和之①。

三脉②动于足大指之间③，必审其实虚。虚而泻之，是谓重虚④。重虚病益甚。凡刺此者，以指按之。脉动而实且疾者则泻之，虚而徐者则补之。反此者病益甚。其动也，阳明在上，厥阴在中，少阴在下⑤。

膺腧⑥中膺，背腧⑦中背。肩膊虚者，取之上⑧。重舌⑨，刺舌柱⑩以铍针也。手屈而不伸者，其病在筋；伸而不屈者，其病在骨。在骨守骨，在筋守筋。

补泻须一方实，深取之，稀按其痏⑪，以极出其邪气。一方虚，浅刺之，以养其脉，疾按其痏，无使邪气得入。邪气来也紧而疾，谷气来也徐而和。脉实者，深刺之，以泄其气；脉虚者，浅刺之，使精气无得出，以养其脉，独出其邪气。刺诸痛者，其脉皆实。

★提示★

论述阴阳虚实补泻先后的针法。同时指出，针刺还必须根据脉气的虚实，决定宜补宜泻的手法。

★注释★

①阴盛而阳虚……后泻其阳而和之：张介宾曰："此以脉口、人迎言阴阳也。脉口盛者，阴经盛而阳经虚也，当先补其阳，后泻其阴而和之。人迎盛者，阳经盛而阴经虚也，当先补其阴，后泻其阳而和之，何也？以治病者皆宜先顾正气，后治邪气。盖攻实无难，伐虚当畏，于此节之义可见，用针用药，其道皆然。"

②三脉：此指足经的阳明、厥阴、少阴三条经脉。

③动于足大指之间：马莳注："阳明动于大指次指之间，凡厉兑、陷谷、冲阳、解溪皆在足跗上也。厥阴动于大指次指之间，正以大敦、行间、太冲、中封在足跗内也。少阴则动于足心，其穴涌泉乃足跗之下也。"

④重虚：虚证误用泻法，引起虚上加虚，就是重虚。

⑤阳明在上……少阴在下：阳明在上，冲阳脉也；厥阴在中，太冲脉也；少阴在下，太溪脉也。

⑥膺腧：指胸部两旁的穴位，如中府、出门、天池等穴。

⑦背腧：指分布于背部的一些穴位，如肩髎、曲垣、天宗等。

⑧取之上：《太素》卷二十三注："补肩髃、肩井等穴，曰取之上也。"

⑨重舌：舌下生一肿物，状如小舌，故名重舌。

⑩舌柱：张介宾曰："舌柱，即舌下之筋如柱者也。"

⑪稀按其痏：《太素》卷二十三注："希，迟也，按其痏者，迟按针伤之处，使气泄也。"按："稀"与"希"古通。

★分析讨论★

（一）本段可分五个层次

1．"阴盛而阳虚……后泻其阳而和之"

论述阴阳虚实补泻先后的针法。

2．"三脉动于足大指之间……阳明在上，厥阴在中，少阴在下"

这是说足经的阳明、厥阴和少阴三条经脉都搏动于足大趾、次趾间，针刺时，必须审清这三经虚实情况，以确定补泻手法。

3．"膺腧中膺，背腧中背，肩膊虚者，取之上"

这说明阴经和阳经发生病变时的取穴部位。

4．"重舌，刺舌柱以铍针也"

举例说明局部病变的取穴方法。

5．"手屈而不伸者……刺诸痛者，其脉皆实"

分别从筋骨、经脉的虚实等方面叙述了随证取穴的具体方法。

（二）阴阳虚实补泻先后

"阴盛而阳虚，先补其阳，后泻其阴而和之。阴虚而阳盛，先补其阴，后泻其阳而和之"。此处是从脉口人迎言阴阳，因脉口为太阴肺经，太阴主里，而行气于三阴，所以寸口脉象的虚实变化，可以反映阴经的虚实变化，同样人迎脉为足阳明胃经，阳明主表而行气于三阳，所以人迎脉的虚实变化反映阳经的虚实盛衰。当寸口脉大于人迎脉时，反映出人体阴经的邪气盛而阳经的正气衰，所以治疗应先补阳经的正气，后泻阴经的邪气，候阳气旺盛而阴邪去，从而使阴阳达到新的平衡。反之，当人迎脉大于寸口脉时，反映人体阴经的阴精不足而阳经的邪气盛，治疗当先补阴经的阴精，后泻阳经的邪气，候阴精足而阳热去，阴阳调和。这种观点体现了用针治病"必求其本"和"扶正祛邪"的思想，是针灸辨证施治的重要原则。所以张介宾曰："脉口、人迎言阴阳也。脉口盛者，阴经盛而阳经虚也，当先补其阳，后泻其阴而和之。人迎盛者，阳经盛而阴经虚也，当先补其阴，后泻其阳而和之，何也？以治病者皆宜先顾正气，后治邪气。盖攻实无难，伐虚当畏，于此节之义可见，用针用药，其道皆然。"

（三）"审其虚实"以确定针刺补泻的重要性

在审各经虚实时，必须首先切按各经脉的转动情况，然后再根据各经的虚实状况施行正确的补泻方法，如足经的阳明、厥阴、少阴这三条经脉，针刺时，必须先用手切按这三条经脉，以分辨各经是虚是实，若脉的搏动坚实而急速，属实证，应运用泻法以泻其邪则安。如果脉的搏动虚弱而缓慢，属虚证，应运用补法以补其正气。若虚实不明，虚证再用泻法，实证再用补法，就会使虚证愈虚，实证愈实，而使病情加重，造成严重的后果，临床上需要引起高度重视。

（四）人迎寸口诊脉法和后世的"独取寸口"的诊脉方法比较

《黄帝内经》的人迎寸口诊脉法和三部九候诊脉法是用以

诊断全身脏腑经脉病变的一种原始切脉方法，因这两种诊脉法与十二经脉都有联系，十二经脉具有内属脏腑、外络肢节的功能，所以运用这两种诊断法可以了解全身脏腑经脉的气血盛衰，但由于这两种诊脉法运用较麻烦，所以自《难经》提出"独取寸口"的诊脉法以后，除少数特殊病例外，一般均不用这两种诊脉法。"独取寸口"的诊脉法是《难经》在继承《黄帝内经》诊脉法的基础上，进一步发展和加以运用的。《难经》认为：寸口是"脉之大会""五脏六腑之所终始"，是属于肺经的动脉。心主血脉，肺主气，血随气行，所以十二经脉气血的运行，都与肺气有着直接关系。自《难经》提出"独取寸口"的诊脉方法以后，此法直至现在仍然在临床习用，它不仅诊察方便，也确能作为诊断的依据之一。

【原文】

故曰：从腰以上者，手太阴阳明皆主之；从腰以下者，足太阴阳明皆主之①。病在上者下取之，病在下者高取之②，病在头者取之足，病在腰者取之腘③。病生于头者头重，生于手者臂重，生于足者足重。治病者，先刺其病所从生者也④。春气在毛，夏气在皮肤，秋气在分肉，冬气在筋骨。刺此病者，各以其时为齐⑤。故刺肥人者，以秋冬之齐；刺瘦人者，以春夏之齐。病痛者，阴也。痛而以手按之不得者，阴也，深刺之。病在上者，阳也；病在下者，阴也。痒者阳也，浅刺之。

病先起阴者，先治其阴而后治其阳；病先起阳者，先治其阳而后治其阴。刺热厥⑥者，留针反为寒；刺寒厥⑦者，留针反为热。刺热厥者，二阴一阳；刺寒厥者，二阳一阴。所谓二阴者，二刺阴也；一阳者，一刺阳也。久病者邪气入深，刺此病者，深内而久留之，间日而复刺之，必先调其左右，去其血脉，刺道毕矣⑧。

本段阐明了循经近刺、循经远刺、治本的方法和取穴原则，并指出针刺的深浅先后，必须根据阴阳的属性、四季时令、病人体质、针刺部位等各方面的具体情况，灵活运用。

★注释★

① 从腰以上者……足太阴阳明皆主之：张介宾曰："此近取之法也。腰以上者，天之气也，故当取肺与大肠二经，盖肺经自胸行手，大肠经自手上头也。腰以下者，地之气也，故当取脾胃二经，盖脾经自足入腹，胃经自头下足也。"

② 病在上者下取之病在下者高取之：《太素》二十二卷注："手太阴下接手阳明，手阳明下接足阳明，足阳明下接足太阴，以其上下相接，故手太阴、阳明之上有病，宜疗足太阴、阳明，故曰下取之。足太阴、阳明之下有病，宜疗手太阴、阳明，故曰高取之也。"

③ 病在头者取之足病在腰者取之腘：张介宾曰："此远取之法也。有病在上而脉通于下者，当取于下。病在下而脉通于上者，当取于上。故在头者取之足，在腰者取之腘。"

④ 治病者先刺其病所从生者也：张介宾曰："先刺所从生，必求其本也。"

⑤ 刺此病者各以其时为齐：张介宾曰："齐，剂同，药曰为剂，针曰砭剂也。春夏阳气在上，故取毫毛皮肤，则浅其针；秋冬阳气在下，故取分肉筋骨，则深其针，是以时为齐也。"齐，在此有调剂的意思。

⑥ 热厥：《素问·厥论》："阴气衰于下，则为热厥。"

⑦ 寒厥：《素问·厥论》："阳气衰于下，则为寒厥。"

⑧调其左右……刺道毕矣：张介宾曰："久远之疾，其气必深。针不深则隐伏之病不能及，留不久则固结之邪不得散也。一刺未尽，故当间日复刺之。再刺未尽，故再间日而又刺之，必至病除而启已。然当先察其在经在络，在经者直刺其经，在络者缪刺其络，是谓调其左右，去其血脉也。"

★分析讨论★

（一）本段可从五个方面来分析

1．"从腰以上者……足太阴阳明皆主之"

阐述循经近取的取穴方法。因手太阴经从胸走手，手阳明经自手上头，都行于身体的上部，所以主天，故腰以上疾患，都可取此二经。足太阴经由足到胸，足阳明经从头至足，都行身体的下部，所以主地，故腰以下患病，均可取此二经。

2．"病在上者下取之……病在腰者取之腘"

说明循经远取的取穴方法。人体十二经脉，三百六十五络贯穿上下，网络全身，彼此相通，因此病在上半身，可取刺下部的穴位，病在下部，可以取刺上部的穴位，病在头部的，可取刺足部的穴位，病在腰部的可取刺腘部的穴位。张介宾曰："此远取之法也。有病在上而脉通于下者，当取于下，病在下而脉通于上者，当取于上，故在头者取之足，在腰者取之腘。盖疏其源而流自通，故诸经皆有井荥输原经合之辨。"

3．"病生于头者头重……先刺其病所从生者也"

提出针刺治病必求于本的原则。

4．"春气在毛……刺瘦人者，以春夏之齐"

主要是说由于季节不同及各人的体质差异，针刺的浅深和刺激也不尽相同。春夏邪气伤人，多在人体的表浅皮毛，针刺宜浅刺，疾除其邪；秋冬病邪多侵犯人体的深层筋骨，治宜深刺，留针时间也要长些；体质肥胖的要采取深刺法而体质比较清瘦的人则宜采用浅刺法。这即所谓治病必因人、因时而施治的原则。

5. "病痛者阴也……刺道毕矣"

叙述治疗诸疾的针刺方法，并提出"病先起阴者，先治其阴而后治其阳；病先起阳者，先治其阳而后治其阴"的标本治疗方法，也即上文所谓"先刺其病所从生"之义。

（二）关于循经取穴的意义

循经取穴有循经近取法和循经远取法，是经络学说运用于临床施治的具体表现。因经脉贯穿全身上下，彼此相通，具有运行气血，协调阴阳的作用，病理状态下能反映疾病的证候。故在治疗上，若脏腑经脉发生病变，就可以在其所属经脉上取穴施治，从而达到治病的目的。所以本段中说："从腰以上者，手太阴阳明皆主之；从腰以下者，足太阴阳明皆主之。病在上者下取之，病在下者高取之，病在头者取之足，病在腰者取之腘。"这种"循经取穴"的规律，已成为古今医家处方配穴的准绳。如《医学入门》说："因各经之病而取各经之穴者，最为要诀。"《针灸问对》也说："病随经所在，穴随经而取，庶得随时应变之理。"临床按照这种规律取穴施治，效果甚佳。

（三）因人、因时、因病刺治是针灸治疗疾病的重要原则

"春气在毛……刺道毕矣"详细叙述了由于季节时令、人体及具体病证的不同，其针灸施治也各有不同的情况。春夏阳气升发，其病邪伤人，多在表浅的皮毛肌肤；秋冬阳气收藏，其邪气伤人，多侵犯人体深层的分肉筋骨。因此，针刺的浅深，就应根据季节的变化而有所不同。又如体质肥胖的病人宜深刺，体质消瘦的病人宜浅刺。再如患有疼痛的病人，多因寒邪凝滞，属阴证，其部位较深，施治宜深刺留针；病人身痒是病邪在表，治宜浅刺疾出。刺寒厥者，二阳一阴；刺热厥者，二阴一阳等。

说明季节、体质及病候不同，针刺的深浅、留针的久暂也就不同。这种观点体现了中医学的整体观念和"天人相应"的思想，也是针灸辨证施治的重要原则。由此可以看出，治疗疾病时不能孤立地看病证，还必须看到不同人的特点和致病因素，以及人与自然界不可分割的关系。只有全面地看问题，具体情况具体分析，善于因人、因时、因病制宜，才能取得较好的疗效。

（四）"治病者，先刺其病所从生"

"治病者，先刺其病所从生"是指治疗疾病时，先要找出疾病最初发生的部位，然后针刺，也就是治病必求其根本。这是辨证论治的一个基本原则。任何疾病的发生、发展，总是有若干症状显示出来，但是这些症状只是疾病的表象，还不是疾病的本质，而疾病最初出现的症状和部位，才是疾病的本质。只有针对疾病的根本原因，确立相应的治疗方法，而后针刺，才能收到较好的疗效。如热结肠胃，痰食壅滞的病变，初起可出现口渴喜饮、腹胀便秘等症，但由于治疗不及时，病情进一步发展，可出现身寒肢冷、精神默默、脉沉迟等酷似虚证的证候。这时针刺，必须针对最初发生的肠热便秘等症状而施行泻法以通腑泄热，才能使腑实通，实邪去，达到治愈疾病的目的。

【原文】

凡刺之法，必察其形气。形肉未脱，少气而脉又躁，躁厥者，必为缪刺之 ①。散气可收，聚气可布。深居静处，占神往来，闭户塞牖，魂魄不散，专意一神，精气之分，毋闻人声，以收其精，必一其神，令志在针。浅而留之，微而浮之，以移其神，气至乃休。男内女外，坚拒勿出，谨守勿内，是谓得气 ②。

★提示★

本段叙述在施针时，必须诊察患者形体的强弱与元气的盛衰，要心意专一，耐心谨慎操作，直到产生针感为止。

★注释★

① 少气而脉又躁……必为缪刺之：《太素》二十二卷注："缪刺之益，正气散而收聚，邪气聚而可散也。"

② 男内女外……是谓得气：张志聪曰："男为阳，女为阴，阳在外，故使之内，阴在内，故引之外，谓和调外内阴阳之气也。坚拒其正气，而勿使之出；谨守其邪气，而勿使之入，是谓得气。"

★分析讨论★

本段叙述了三个方面的含义。

（一）"凡刺之法……散气可收，聚气可布"

这说明针刺时，必需诊察患者的形气血肉的盛衰情况，然后采用相应的刺法。若患者形体、肌肉不清瘦，只是元气衰少而脉象出现躁动的，是气虚脉躁而厥的疾病，因此必须采取左病刺右、右病刺左的缪刺法，而使欲散的精气收持、聚积的邪气消散。

（二）"深居静处……气至乃休"

这是指医生在施针时，要精力集中，密切观察病人的精神活动，用心于针刺，直到针下产生得气的感觉为止。

（三）"男内女外……是谓得气"

这说明"得气"的意义在于阴阳之气调和，正气内守，邪气不能入内。

【原文】

凡刺之禁：新内勿刺，新刺勿内。已醉勿刺，已刺勿醉。新怒勿刺，已刺勿怒。新劳勿刺，已刺勿劳。已饱勿刺，已刺勿饱。已饥勿刺，已刺勿饥。已渴勿刺，已刺勿渴。大惊大恐，必定其气乃刺之。乘车来者，卧而休之，如食顷乃刺之。出行来者，坐而休之，如行十里顷乃刺之。凡此十二禁者，其脉乱气散，逆其营卫，经气不次，因而刺之，则阳病入于阴，阴病出为阳，则邪气复生。粗工勿察，是谓伐身，形体淫泺[1]，乃消脑髓，津液不化，脱其五味，是谓失气也[2]。

★提示★

本段指出凡针刺治病，一定要注意针刺的禁忌，若妄加违反必定造成病人"伐身""失气"的恶果。

★注释★

[1] 淫泺：《素问·骨空论》王冰注："淫泺，谓似酸痛而无力也。"

[2] 脱其五味是谓失气也：张志聪："五味入口，藏于肠胃，味有所藏，以养五气，气和而生，津液相成，神乃自生。针刺之道，贵在得神致气，犯此禁者，则脱其五味所生之神气，是谓失气也。"

★分析讨论★

十二种针刺禁忌的病人，其病机是脉乱气散，营卫失调，经脉之气不依次运行。面对这种病人，如果草率地施针，会使表浅的阳病深入于里，内里的阴邪窜在体表，形成表里俱病，邪气复盛，正气益衰。

本节所述针刺禁忌，临床上应予以充分注意，如近有新内、新怒、新劳、已醉、已饱、已饥、已渴、大惊大恐的病人，不是正气已虚，就是营卫失调，气机运行失于稳定，都不宜针刺，但不要拘泥于古人之说，一成不变地刻板套用。

1. 房劳 "新内勿刺，新刺勿内"。

2. 醉酒 "已醉勿刺，已刺勿醉"。

3. 恼怒 "新怒勿刺，已刺勿怒"。

4. 过劳 "新劳勿刺，已刺勿劳"。

5. 饮食 "已饱勿刺，已刺勿饱"。

6. 饥饿 "已饥勿刺，已刺勿饥"。

7. 大渴 "已渴勿刺，已刺勿渴"。

8. 大惊大恐 "必定其气乃刺之"。

9. 乘车 "卧而休之，如食顷乃刺之"。

10. 步行 "坐而休之，如行十里顷乃刺之"。

【原文】

太阳之脉，其终也，戴眼①、反折②、瘛疭③，其色白，绝皮乃绝汗④，绝汗则终矣。少阳终者，耳聋，百节尽纵，目系绝，目系绝，一日半则死矣。其死也，色青白乃死。阳明终者，口目动作⑤，喜惊妄言，色黄，其上下⑥之经盛⑦而不行则终矣。少阴终者，面黑，齿长而垢，腹胀闭塞，上下不通而终矣⑧。厥阴终者，中热嗌干，喜溺心烦，甚则舌卷、卵上缩而终矣。太阴终者，腹胀闭，不得息，气噫，善呕，呕则逆，逆则面赤，不逆则上下不通，上下不通则面黑皮毛燋而终矣。

★提示★

叙述了十二经气绝的征象，提示如果临床上出现了死候，不可刺治。

★注释★

①戴眼：眼目上视，不能转动。汪昂："戴眼，谓上视。"

②反折：即角弓反张。汪昂："反折，谓身反向后。"

③瘛疭：与抽搐义同，俗称抽风，指手足时缩时伸，抽动不止的证候。

④绝汗：《素问·诊要经终论》王冰注："绝汗谓汗暴出，如珠而不流，旋复干也。"

⑤口目动作：张介宾曰："手足阳明之脉，皆挟口入目，故为口目动作而牵引歪斜也。"

⑥上下：《素问·诊要经终论》新校正："上，谓手脉，下，谓足脉也。"

⑦经盛：《素问·诊要经终论》新校正："谓面目颈颔，足跗腕胫皆躁盛而动也。"

⑧少阴终者……上下不通而终矣：王冰："手少阴气绝则血不流……足少阴气绝则骨不软，骨硬则龈上宣，故齿长而积垢污。"又云："手少阴之脉起于心中，出属心系，下膈络小肠……故其终则腹胀闭，而上下不通也。"

★分析讨论★

1. 本段详细叙述了六经气绝的表现，提示如果六经出现死候，是针灸所不能治的。

2. 十二经气绝。十二经气终证候，是由于脏腑精气衰竭，十二经脉之气将绝而出现的病死症状。其各经终绝的证候表现规律，一是表现出经脉所系脏腑精气衰竭的证候，二是表现出与其经脉循行路线相关联部位的证候。举太阳经脉为例，太阳经脉包括手太阳小肠经和足太阳膀胱经的经脉。足太阳膀胱经脉起于目内眦，挟脊抵腰。手太阳小肠经脉，循臂上肩，至目外眦。由于太阳经气终绝则出现与其循行路线相关联部位的证候，如戴眼、反折、瘛疭等。同时，太阳为诸阳，主气，膀胱为津液之府，所以出现阳气外亡，津液内竭，绝汗出而死。临床上，急性病或慢性病到临死时，阴阳离绝，往往出现这些危候。既见之后，属凶多吉少，不可救治。其他各经的气绝表现，其病理机制可依此类推。经气绝证候的表现，可以作为我们临床判断预后的依据。

【结论】

结合本篇，所谓终始者，在人体是以十二经脉为纲纪的，说明气血沿经脉循环不已，如环无端，终而复始，除此之外，还必须明确下列五个问题：

1. 从脉口、人迎脉的盛衰情况，可以诊断五脏六腑气血的虚实，决定补泻手法。因寸口是太阴经所过，人迎为阳明经所循，肺朝百脉，胃为水谷之海，所以诊察脉口、人迎两处之脉，可以测知五脏六腑的虚实盛衰，从而了解人体脏腑阴阳是否保持协调平衡。平人脉口、人迎两处的脉搏都与四时变化相应，其脉气往来不息，无结涩不足，也无动疾有余。

2. 凡针刺治疗疾病，必须达到邪气独去，阴阳二气调和的效果而后止针，其具体表现：补则实，其脉大而坚；泻则虚，其脉虽大但缓和不坚。

3. 远近不同的取穴方法。阴经上的输穴能治阴经的病变，阳经上的输穴能治阳经的病变。腰以上的病变可取刺手太阴、阳明二经的穴位，腰以下的病变可取足太阴、阳明二经的穴位，即循经近取之法。病在上半身的，可取下部的穴位，病在下半身的，可取上部的穴位；病在头部的，可取足部的穴位，病在腰部的可取腘部的穴位，即指循经远取之法。

4. 凡治病必考虑时令、体质、发病部位等因素，因人、因时、因病刺宜。春夏宜浅刺，秋冬宜深刺。肥人宜深刺久留针，瘦人宜浅刺少留针。痛多为寒邪凝滞，属阴证，宜深刺；痒为风热阳邪在皮肤，宜浅刺。

5.临床针刺治必须注意各种禁忌证，决不能草率施针。各经气所出现的死证，可作为临床判断脏腑精气衰竭的标准，必须引起高度重视。

经别第十一

【题解】

经别是十二经脉另行分出的部分，每一经脉别出一支，共十二支，称十二经别，又称十二正经别，或十二正。本篇主要讨论了十二经别的循行路线，故以"经别"命题。

【提要】

本篇以讨论十二经别的循行路线，阐明其"离合出入"和构成"六合"关系的特点为主。其次，论述了天人相应的观点，并强调十二经脉的重要作用，是医者必须重视的问题。

【原文】

黄帝问于岐伯曰：余闻人之合于天道也，内有五脏，以应五音①、五色②、五时③、五味④、五位⑤也；外有六腑，以应六律⑥，六律建阴阳诸经而合之十二月、十二辰⑦、十二节⑧、十二经水、十二时⑨、十二经脉者，此五脏六腑之所以应天道。夫十二经脉者，人之所以生，病之所以成，人之所以治，病之所以起⑩，学之所始，工之所止也。粗之所易，上之所难也⑪。请问其离合出入，奈何？岐伯稽首再拜曰：明乎哉问也！此粗之所过，上之所息也，请卒言之。

本段论述了天人相应的观点，强调十二经脉的重要性，并提出"离合出入"问题。

★注释★

① 五音：角、徵、宫、商、羽。

② 五色：青、赤、黄、白、黑。

③ 五时：春、夏、长夏、秋、冬。

④ 五味：酸、苦、甘、辛、咸。

⑤ 五位：指五方的定位，即东、南、中央、西、北。

⑥ 六律：古代音乐的律制。相传黄帝时，截竹为筒，每筒长度不同，声音也有清浊高下之分，以此校定各乐器的单调。竹筒共十二个，分阳律六，阴律六，叫十二律。阳律是黄钟、太簇、姑洗、蕤宾、夷则、亡射，此为六律；阴律是林钟、南吕、应钟、大吕、夹钟、中吕，此为六吕。六律六吕，简称律吕。

⑦ 十二辰：子、丑、寅、卯、辰、巳、午、未、申、酉、戌、亥。

⑧ 十二节：立春、惊蛰、清明、立夏、芒种、小暑、立秋、白露、寒露、立冬、大雪、小寒。

⑨ 十二时：一昼夜有十二时，名称是夜半、鸡鸣、平旦、日出、食时、隅中、日中、日映、晡时、日入、黄昏、人定。

⑩ 人之所以治病之所以起：起，此处有愈之义。《史记·扁鹊列传》："越人能使之起耳。"本句释作人体健康的维持，疾病的治愈。

⑪ 夫十二经脉者……上之所难也：张介宾曰："经脉者，

脏腑之枝叶；脏腑者，经脉之根本。知十二经脉之道，则阴阳明，表里悉，气血分，虚实见，天道之逆从可察，邪正之安危可辨。凡人之生，病之成，人之所以治，病之所以起，莫不由之。故初学人必始于此，工之良者亦于此而已。第粗工忽之，谓其寻常易知耳；上工难之，谓其应变无穷也。"

★分析讨论★

本段提出以下问题进行分析讨论。

（一）天人相应的情况，以及十二经脉在其中的重要作用

"余闻人之合于天道也……此五脏六腑之所以应天道"是指人体与自然界的现象相应，有属阴的五脏以应五音、五色、五时、五味、五位；属阳的六腑以应六律，分六阴六阳，六律主持人体诸经，又与外界时令的十二日、十二辰、十二节、十二经水、十二时相应。在天人相应中，十二经脉起着联系、通达、协调的重要作用。正如张介宾曰："经脉者，脏腑之枝叶，脏腑者，经脉之根本。""人身脏腑经脉，无非合于天道者。"

（二）十二经脉在人体生理、病理及诊断治疗方面的重要作用

十二经脉在人体生理状态下，靠经脉的联络，运行气血，协调阴阳，使气血调和。阴阳平衡才能维持正常的生命活动。如果人的经脉功能失调，就会导致脏腑、气血、阴阳失调而发生疾病。病理状态下疾病的变化、转归无不依赖经脉。内脏的异常变化能通过经络的传导反映到体表，从而为诊断提供了依据。医者依靠经络上的穴位，进行针灸治疗，通过调节经气，扶正祛邪以平衡阴阳，治愈疾病。故《灵枢·经脉》："经脉者，所以能决死生，处百病，调虚实，不可不通。"

（三）医者必须明析经脉

经脉理论是中医基础理论之一，学医的人必须由此开始，一直到学得深刻、透彻。低级的医生，认为经脉的道理很简单，一览而过，不愿去深入研究。而高明的医生，则认为经脉的理论深奥莫测，必须深入钻研，理解其精华所生，用之于临床实践。正如原文中所说："学之所始，工之所止也，粗之所易，上之所难也。"

【原文】

足太阳之正，别入于腘中，其一道下尻①五寸，别入于肛，属于膀胱，散之肾，循膂，当心入散；直者，从膂②上出于项，复属于太阳，此为一经也。足少阴之正，至腘中，别走太阳而合，上至肾，当十四椎，出属带脉；直者，系舌本，复出于项，合于太阳。此为一合。或以诸阴之别，皆为正也。

★提示★

本段阐明了足太阳和足少阴经别的循行及其"离合出入"的特点，构成了一合的关系。并概括说明六阴经经别，皆与其相表里的阳经相配合，指出经别仍属正经范畴。

★注释★

①尻（kǎo 考）：自骶骨以下至尾骶骨部分的通称。

②膂（lǚ 旅）：背部脊椎左右两侧的肌肉群。

★分析讨论★

（一）足太阳经别循行及其特点

足太阳经别从本经别出，别入于腘中（离），其一道下尻五寸（离），别入于肛，属于膀胱，散于肾（入），循膂（出），当心入散（入）；直者，从膂上出于颈（出），复属于太阳（合），由此可见足太阳经别的循行特点。

1. 离合出入

离，有离开、分离之意，包含了经别从本经离开，分支从经别分离。出，从内出外，指经别出于体表。入，从外入内，指经别入体内属本腑，散于相应脏。合，配合、并合之意，指经别与本经并合，表里脏腑配合（以下各经与此同）。

2. 经别循行方向

足太阳经别循行方向是与本经方向相反的，由下而上（以下各足阳经别皆同）。

3. 联属脏腑部位

腘、尻、脊、项、肛、膀胱、肾、心。

（二）足少阴经别循行路线，二经构成一合的关系

从本经别出（离），至腘中，别走太阳经别而合（合），上至肾（入），当十四椎（出），属带脉（合）；直者，系舌本，复出项（出）合于太阳经脉（合），此为一合。由此可见足少阴经别的循行特点。

1. 离合出入

离，包含内容，经别从本经别出，分支从经别分离，入，入体内属本脏（肾）。出，指经别从体内出外体表（十四椎、项）。合，与带脉相合，合于太阳经脉。

2. 循行方向

从下向上，与本经方向一致（以下足三阴皆同）。

3. 联系脏腑部位

腘、十四椎、项、舌本、带脉、肾。

（三）足少阴经别

足少阴经别与足太阳经别不同，经别不返回本经，而与相表里的阳经相合，散于相表里的内脏。

（四）六合之一

足太阳膀胱经与足少阴肾经，经脉相联，脏腑相属络，经别"出入属合"将它们紧密联系，构成了阴阳、表里、脏腑相合的关系，此为六合之一（余五合同）。

（五）阴经经别

概括说明了以下各阴经经别，皆从本经别出而合于相表里的阳经。指出经别是经脉的别出而已，亦属正经范畴。

【原文】

足少阳之正，绕髀入毛际，合于厥阴；别者，入季胁之间，循胸里，属胆，散之，上肝贯心，以上挟咽，出颐① 颔中，散于面，系目系，合少阳于外眦也。足厥阴之正，别跗上，上至毛际，合于少阳，与别俱行。此为二合也。

足阳明之正，上至髀，入于腹里，属胃，散之脾，上通于心，上循咽，出于口，上额② 颅③，还系目系④，合于阳明也。足太阴之正，上至髀，合于阳明，与别俱行，上结于咽，贯舌中。此为三合也。

手太阳之正，指地⑤，别于肩解，入腋走心，系小肠也。手少阴之正，别入于渊腋两筋之间，属于心，上走喉咙，出于面，合目内眦。此为四合也。

手少阳之正，指天⑥，别于巅，入缺盆，下走三焦，散于胸中也。手心主之正，别下渊腋三寸，入胸中，别属三焦，出循喉咙，出耳后，合少阳完骨之下。此为五合也。

手阳明之正，从手循膺乳，别于肩髃，入柱骨⑦，下走大肠，属于肺，上循喉咙，出缺盆，合于阳明也。手太阴之正，别入渊腋少阴之前，入走肺，散之大肠，上出缺盆，循喉咙，复合阳明。此六合也。

★提示★

以上五段分别叙述了其余经别的循行及离合出入的特点、构成及五合的关系。

★注释★

①颐：位于面部下颌骨的上方，口角外下方，腮部下方。

②頞：鼻根。

③頄（zhuō 拙）：眼眶下缘。

④目系：系，第一个系作动词，联系之义。目系，指眼球内连于脑的脉络。

⑤指地：地在下，自上而下谓之指地。这里指手太阳小肠经别是从上到下的。

⑥指天：张介宾曰："指天者，天属阳，运于地之外。手少阳之正，上别于巅……包罗脏腑之外，故曰指天。"天在上，这里指的是手少阳三焦经别始头顶部。

⑦柱骨：即今之锁骨。

★分析讨论★

本段五对经别的循行路线分析从略，现将十二经别离合出入特点及六合关系总结如下。

（一）经别"离合出入"的特点及构成"六合关系"

前面已将足太阳与足少阴经别为例进行分析。现将各经别的"离合出入"与构成"六合"的情况列表 29 于下。

表29 经别的"离合出入"与"六合"

经络	离	入	出	合	六合	
足太阳	从膀胱经别出，分支别于腘、肛	入体内属膀胱散肾，散于心	出脊膂，项	与本经合	二经别合于腘	合足太阳经 一合
足少阴	从肾经别出，分支从出腘别出	入内属肾	出十四椎、项	与带脉合与太阳经合	二经别合于腘	合足太阳经 一合
足少阳	从胆经别出入毛际	入内属胆，散肝，贯心	出颐颌	与本经合	二经别合于毛际	合足少阳经 二合
足厥阴	从肝经别出至毛际	与足少阳经别俱行		与少阳经合		
足阳明	从胃经出，至髀	入腹里，属胃，散脾，通心	出口	与本经合	二经别合于髀	合足阳明经 三合

经络	离	入	出	合	六合		
足太阳	从脾经别出至髀	与足阳明经别俱行		与足阳明经合	二经别合于胆	合手太阳经	四合
手太阳	从小肠经出，分支到肩解	入走心，系小肠		与本经合			
手少阴	从心经别出入渊腋	入属心	出面		二经别合于胸中	合手少阳经	五合
手少阳	从三焦经别出入缺盆，分支于颠	走三焦，散胸中					
手厥阴	从心包经别出下渊腋	入胸中，别属三焦	出耳后	与手少阳经合			
手阳明	离出大肠经，循膺乳分支于肩髃	走大肠，属肺		与本经合	二经别合于咽喉	手阳明经	六合
手太阴	从肺经别出，别入渊腋	走肺，散大肠	出缺盆	与手阳明经合			

（二）离合出入的"合"与六合的"合"含义不同

前者是指经别循行的特点，为其组织结构，其内容如上段分析。后者是指经脉脏腑的关系，其中包含经脉脏腑阴阳表里的关系。有前者的作用，才有后者的关系，二者可说是因果关系。应注意经别不只是有构成六合的唯一作用，还有使相应阴阳的两条经脉相交贯通的作用。络脉联络二经之间，以及脏腑之间的联络，所起的作用都是很重要的。

（三）十二经别由于循行分布具有"离合出入"的特点及构成"六合"，在人体生理及临床治疗上都具有重要的意义

1. 扩大了十二经脉流行灌注的区域，使各部位之间的联系更加周密完善。十二经别离合于表里经脉，出入于机体内外，其路径曲折弯绕，错综复杂，这就扩大了十二经脉流注的区域，并加强了各部之间的联系。因此它在医疗中起着重要的作用。

（1）丰富了中医理论，为一些疾病证候的出现提供了理论依据。如：面瘫可出现舌前 2/3 味觉减退的症状，这是阳经经别皆贯心，舌为心之苗之故。"胃不和则夜不安"，这是由于胃经别沟通了心与胃的关系。"心与肾"的密切关系亦是由膀胱经别散络肾，散于心，增强了"心肾"联系。

（2）指导临床。临床用和胃安神治失眠，针灸取双足三里治疗失眠，疗效显著。"泻南补北"滋阴降火治心肾不交的失眠、遗精，针刺取太溪、三阴交、照海，每收良效。临床又常调补肾气以治表现为久病、带下清稀的带证，中药方剂以地黄丸加味，针灸取肾经穴，多灸少针，亦可收到良好疗效。

（3）扩大了一些穴位的主治范围，如足太阳经别别入于肛，增加了足太阳经脉与肛的联系，所以太阳经穴承山、承扶都能治痔疮、脱肛。又如肺经经脉与咽喉无联系，但其经别与阳明经别合于咽喉，故肺经穴如少商、鱼际、经渠、尺泽等都是治咽喉病、喑症的良穴。

2. 突出了头面部经脉的重要性。经别循行不仅使阳经到头部，足三阴经别也到头合于阳经别，手三阴经别都过喉咙而合于头。再加上奇经等有关经脉的联系，使人体中的经气集中于头面部，因而有"气出于脑""头气有街"的说法。《黄帝内经》："十二经脉，三百六十五络，其血气皆上于面而走空窍。其精阳气上走于目而为听，其别气走于耳而为听，其宗气上出于鼻而为臭，其浊气出于胃，走唇舌而为味，其气之津液皆上熏于面。"说明头面五官都是经气汇集的重要部位。故针灸治疗中，取迎香透四白治疗胆道蛔虫，睛明治疗腰痛，都有很好疗效。而头部百会、四神聪、风府、哑门皆可治疗全身性疾患。近年来发展头针，治疗中风后遗症的疗效超过体针。耳针用来诊断和治疗全身性病症，并用于针刺麻醉。另外还有面针、鼻针，都取得一定成效。

3. 加强表里经脉和表里脏腑的联系。表里二经和表里脏腑，在生理、病理及其治疗上都有密切的关系。它们之所以有极其相似之处，完全是由于经脉交接贯通各脉的联络、经别出入离合的联系。如脾胃之间，同属于土，一为阴土，主湿喜燥，以升为和；一为阳土，主燥喜润，以降为顺；其经脉，一行下肢内侧前缘，一行下肢外侧前缘，一阴一阳，一表一里，一润一燥，一上一下，互相制约，相互为用，配合如此默契协调，有如"夫妻关系"。它们共同起到"生化之源""后天之本"的作用，因此二者可谓是"矛盾统一的整体"。在病理上，二者互相影响，其表现症状相似。因此，在治疗上，人们常常把二者作为一体而言，如健脾胃、调和脾胃。二经关系密切，穴位主治大多相同，在治疗上常表里配穴，或取相表里的经穴，如三阴交和足三里同治气血不足、消化不良、腹痛、腹泻、失眠等；大横、天枢皆可治腹泻、腹胀，又可通便；胃痛除取胃经穴位，还可取脾经公孙等，其例不可胜举。

经水第十二

【题解】

本篇以援物比类的方法，用自然界川流不息的十二经水的大小、深浅、长短，来阐述人体十二经脉的气血多少和循行内外营灌全身的作用，体现了天人相应的观点。并由此提出各经脉的进针深浅和留针时间的久暂、艾灸的壮数等都应该有一定的标准，并分析太过和不及造成的后果。因本篇主要指出十二经水和十二经脉相互配合的情况，故名"经水"。

【提要】

本篇以十二经脉比拟大地上的十二条水流，并阐述了十二经脉的气血多少、所属脏腑以及针灸深度。同时提出留针时间之长短、艾灸之壮数等，必须结合人体长短、肥瘦之不同而灵活处理。

【原文】

黄帝问于岐伯曰：经脉十二者，外合于十二经水，而内属于五脏六腑。夫十二经水^①者，其有大小、深浅、广狭、远近各不同，五脏六腑之高下、大小、受谷之多少亦不等，相应奈何？夫经水者，受水而行之；五脏者，合神气魂魄而藏之^②；六腑者，受谷而行之，受气而扬之^③；经脉者，受血而营之^④。合而以治，奈何？刺之深浅，灸之壮数，可得闻乎？岐伯答曰：善哉问也！天至高不可度，地至广不可量，此之谓也。且夫人生于天地之间，六合之内，此天之高、地之广也，非人力之所能度量而至也。若夫八尺之士，皮肉在此，外可度量切循^⑤而得之，其死可解剖而视之，其脏之坚脆^⑥，腑之大小^⑦，谷之多少，脉之长短，血之清浊^⑧，气之多少，十二经之多血少气^⑨，与其少血多气，与其皆多血气，与其皆少血气，皆有大数^⑩。其治以针艾，各调其经气，固其常有合乎。

★提示★

本段论述了五脏六腑、十二经脉的生理功能。五脏是藏精气含魂魄而不泄；六腑则传化物输布精微而不藏。十二经脉，内属脏腑，外合十二经水，交通内外，营运气血。并且提出运用解剖的方法，探求人体结构和功能的各种特殊性。

★注释★

①十二经水：张介宾曰："经水者，受水而行于地也。人之五脏者，所以藏精神魂魄者也。六腑者，所以受水谷，化其精微之气，而布扬于内外者也。经脉犹如江河也，血犹水也，江河受水而经营于天下，经脉受血而营运于周身，合经水之道以施治，则其源流远近固自不同，而刺之深浅、灸之壮数，亦当有所辨也。"十二经水是指当时北国境内的清水、渭水、海水、湖水、汝水、渑水、淮水、漯水、江水、河水、济水、漳水十二水。

②五脏者合神气魂魄而藏之：《素问·宣明五气》云："心藏神，肺藏魄，肝藏魂，脾藏意，肾藏志，是谓五脏所藏。"说

明五脏的生理功能是藏精气而主宰人体的精神活动。

③六腑者……受气而扬之：《素问·五脏别论》："六腑者，传化物而不藏。"说明六腑功能主要是受纳水谷，传化糟粕，渗行津液，布散水谷精微之气。

④经脉者受血而营之：经脉功能在于营运气血，濡养全身。内在的五脏六腑，外在的筋骨皮毛，都必须在气血营运不息的情况下，才能维持正常的生理活动，以及与外在环境的统一。故《灵枢·本脏》云："经脉者，所以行血气而营阴阳，濡筋骨，利关节者也。"

⑤度量切循：即按照一定的部位或路线切按，测量人体各部分的长短、广狭和大小。

⑥脏之坚脆：五脏器质的坚韧与脆弱。

⑦腑之大小：六腑容量的大小。

⑧血之清浊：说明人体血气有清轻与稠浊的区别。

⑨十二经之多血少气：《素问·血气形态》中具体描述道："夫人之常数，太阳常多血少气，少阳常少气多血，阳明常多气多血，少阴常少血多气，厥阴常多血少气，太阴常多气少血，此天之常数。"

⑩皆有大数：都有大概的标准。

★分析讨论★

本段讨论了十二经水有大小、深浅、广狭、远近之不同，而经脉内属脏腑，外合十二经水，亦有大小、深浅、广狭、远近之不同，故彼此相应。二者在功能上有相似之处，经水在自然界是"受水而行之"，在人体则"受血而荣之"；五脏合神、气、魂魄而藏之，六腑则"受谷而行之，受气而扬之"。可见人体中的五脏六腑，其经脉与自然界的经水有相似功能，即"受"（容纳）和"行"（运行、输转）的共同特点。只是经水是"受水而行之"，在人体内"受血而荣之"，而脏腑经脉受而行的是神、魂、魄、气血、水谷等。其在形态上皆有大小、深浅、广狭、远近之别，具体区别如下表30。

表30　十二经形态分类

分类	形态
大小	大的经脉
	小的经脉
深浅	位于较深层的经脉
	位于较浅层的经脉
广狭	较粗的经脉
	较细的经脉
远近	离心较远的经脉
	离心较近的经脉

　　原文阐述经脉可解剖而见，视其实体经脉，"夫八尺之士，皮肉在此，外可度量切循而得之，其死可解剖而视之，其脏之坚脆，腑之大小，谷之多少……与其皆少血气，皆有大数"。但事实上，对于十二经脉，包括"经络学说"在人体究竟存不存在的问题，是当前激烈争鸣的主要内容。现代医家运用科学实验手段，进行多方面的探索，有说经络等于神经学说，有说经络等于体液，有说经络等于生物电、血管等，众说纷纭，至今未能给出确切的结论，有待今后不断地探索研究。

　　对十二经脉之多血少气或少血多气的问题，《素问·血气形志》云："夫人之常数，太阳常多血少气，少阳常少血多气，阳明常多气多血，少阴常少血多气，厥阴常多血少气，太阴常多血少气。"又如本篇云："足阳明，五脏六腑之海也，其脉大血多，气盛热壮。"这些是古人在长期实践中总结出来的概念性结论，并非实质性的定量分析，但在临床上，可借以阐明病机、指导治疗、确定宜忌等，还是有一定的实际意义的。

【原文】

黄帝曰：余闻之，快于耳，不解于心①，愿卒②闻之。岐伯答曰：此人之所以参天地而应阴阳③也，不可不察。足太阳外合清水，内属膀胱，而通水道焉。足少阳外合于渭水，内属于胆。足阳明外合于海水，内属于胃。足太阴外合于湖水，内属于脾。足少阴外合于汝水，内属于肾。足厥阴外合于渑水，内属于肝。手太阳外合淮水，内属于小肠，而水道出焉。手少阳外合于漯水，内属于三焦。手阳明外合于江水，内属于大肠。手太阴外合于河水，内属于肺。手少阴外合于济水，内属于心。手心主外合于漳水，内属于心包。

凡此五脏六腑十二经水者，外有源泉而内有所禀④，此皆内外相贯，如环无端，人经亦然。故天为阳，地为阴。腰以上为天，腰以下为地。故海以北者为阴，湖以北者为阴中之阴，漳以南者为阳，河以北至漳者为阳中之阴，漯以南至江者为阳中之太阳⑤。此一隅之阴阳也，所以人与天地相参也。

★提示★

本段是借分布在不同区域的十二条河流川流不息、周而复始的概况，来比喻人体十二经脉的气血运行与河流一样有发源流域，由此来说明人与自然界的密切关系。

★注释★

①快于耳不解于心：听起来感到很明快，但没有真正理

解其精神实质。《太素》十二卷注："快于耳，浅知也；解于心，深识也。"不解于心，即不能透彻地了解。

②卒：详尽。

③参天地耳而应阴阳：参，互相参合的意思；天地，泛指整个自然界；应，互相感应、交通的意思。说明人体脏腑经脉之生理活动和自然界的阴阳变化是息息相关的。

④禀：禀受的意思。

⑤海以北者为阴……为阳中之太阳：张介宾曰："海合于胃，湖合于脾，脾胃居于中州，腰之分也。海以北者为阴，就胃腑言，自胃而下，则小肠胆与膀胱皆属腑，居胃之北而为阴也。湖以北者为阴中之阴，就脾脏言，自脾而下，则肝肾皆属脏，居脾之北，而为阴中之阴也，腰以上者，如漳合于心主，心主之上，惟心与肺，故漳以南者为阳也。河合于肺，肺之下亦惟心与心主，故河以北至漳者为阳中之阴也。凡此皆以上南下北言阴阳耳。然更有其阳者，则脏腑之外的三焦，三焦之外为皮毛。《本脏》篇曰：'肺合大肠，大肠者，皮其应。'今三焦合于漯水，大肠合于江水，故曰漯以南至江者，为阳中之太阳也。"

★分析讨论★

本段主要叙述了三个问题。

（一）人体与自然相通

人体的十二经脉与大地的十二经水的相通情况。

（二）手足太阳与"水"

手足太阳与"水"密切相关。"足太阳外合清水，内属膀胱，而通水道焉"，"手太阳外合淮水，内属于小肠，而水道出焉"。《诸病源候论》云："津液之余者，入胞则为小便。"故足太阳膀胱为水腑，受气化则水出矣，能通调水道；手太阳小肠主化物，分泌清浊。又李梴《医学入门》云："凡胃中腐熟水谷，其滓秽自胃之下口，并入于小肠上口，自小肠下口，泌别清浊，水液入膀胱上口，滓秽入大肠上口。"说明手太阳小肠受盛胃之水谷，泌别清浊后，水液由膀胱而出，所以小肠为水之中源，膀胱为水之下流，在三焦之道中参与水液代谢，有时临床上采用利尿的方法治疗泄泻，就是根据此理论而论治。

（三）人体上下分阴阳

把人体上下分阴阳。"天为阳，地为阴"即天轻清在上属阳，地重浊在下属阴。腰以上为天，腰以下为地。在人身的表现，腰以上象天属阳，腰以下象地属阴，手三阴、三阳在上属阳，足三阴、三阳在下属阴。以上所述的十二经水区分阴阳的方法与十二经脉阴阳相应，其实际意义有待进一步研究。

【原文】

黄帝曰：夫经水之应经脉也，其远近浅深，水血之多少各不同，合而以刺之①，奈何？岐伯答曰：足阳明，五脏六腑之海也②，其脉大血多，气盛热壮，刺此者不深弗散，不留不泻也。足阳明，刺深六分，留十呼③。足太阳，深五分，留七呼。足少阳，深四分，留五呼。足太阴，深三分，留四呼。足少阴，深二分，留三呼。足厥阴，深一分，留二呼。手之阴阳，其受气之道近，其气之来疾，其刺深者，皆无过二分，其留，皆无过一呼④。其少长大小肥瘦，以心撩之⑤，命曰法天之常⑥。灸之亦然。灸而过此者，得恶火⑦，则骨枯脉涩；刺而过此者，则脱气。

黄帝曰：夫经脉之小大，血之多少，肤之厚薄，肉之坚脆，及䐃之大小，可为量度乎？岐伯答曰：其可为度量者，取其中度也，不甚脱肉而血气不衰也。若失度之人，瘠瘦而形肉脱者，恶可以度量刺乎？审切循扪按⑧，视其寒温盛衰⑨而调之，是谓因适而为之真⑩也。

★提示★

本段主要论述各条经脉位置的深浅、远近，分别指出针刺深浅程度和留针时间的长短等。本段用各经应该针几分、留几呼的标准来说明经脉深浅、远近和针刺深度的比例，但在临床实践中应该结合患者的年龄、身材、形体、体质等，灵活运用，才可避免刺、灸太过与不及而收不到预期的疗效。

★注释★

①合而以刺之：指把十二经水与十二经脉的特点结合起来用于针刺治疗。

②足阳明五脏六腑之海也：《太素·十二水》注："胃受水谷，化成血气，为足阳明脉。资润五脏六腑，五脏六腑禀成血气，譬之四海，滋泽无穷，故名为海也。"

③留十呼：张介宾曰："出气曰呼，入气曰吸，曰十呼、七呼之类，则吸在其中矣，盖一呼即一息也。但刺有补泻之异，呼吸有先后之分。故凡用泻者，必候病者之吸而入针，再吸转针，候呼出针；凡用补者，必因其呼而入针，再呼转针，候吸出针，故针赋曰：补者先呼后吸，泻者先吸后呼。正此义也。"呼即呼吸，一呼即呼吸一次，这里指呼吸一次所需的时间。

④手之阴阳……皆无过一呼：张介宾曰："手之六经皆在于上，肌肉薄而溪谷浅，故刺不宜深。经脉短而气易泻，故留不宜久。"

⑤以心撩之：撩与料通，是料度的意思。以心撩之，指医者针刺治病时，应该心中有度，因人而异，适当处理。

⑥法天之常：法，是取法，即仿效的意思。张介宾曰：

"天道无穷，造化莫测，医当效之，则妙用无方，命曰法天之常也。"意思是指自然界一切现象的演变是非常复杂的，但人们却有适应环境的能力，医者应该参酌这种适应能力，灵活地掌握针刺的深浅和留针时间的久暂。

⑦ 恶火：《太素·十二水》注："火无善恶，火壮伤多，故名恶火也。"《类经·十二经水阴阳刺灸之度》注："设不知此而灸过其度，非惟无益，反以害之，是恶火也。"意思是说，超过应灸度数的灸火，为恶火。

⑧ 切循扪按：《灵枢识》按："切谓诊寸口；循谓尺肤；盖经脉之大小，肤之厚薄，当尺寸度之；如肉之坚脆，胭之大小，非扪按不能知之，故举此四学，以见其义。"

⑨ 寒温盛衰：此指寒热虚实。

⑩ 因适而为之真：《类经·十二经水阴阳刺灸之度》注："因其情，适其宜，必出于心，应于手，斯得病治之真诀矣。"

★ 分析讨论 ★

（一）本段讨论针刺的深度及艾灸、针刺太过的不良后果

文中论及"灸而过此者，得恶火，则骨枯脉涩；刺而过此者，则脱气"。这说明过灸则伤血，过刺则伤气。张介宾曰："灸有壮数大小之度……灸亦有补泻，凡以火补者，毋吹其火。以火泻者，疾吹其火。血实气壅，病深肉浓者宜泻；阳衰气怯，元虚体弱者宜补。背腹股髀、道远势缓者，宜大而多；头面臂臑羸弱幼小者宜小而少。此其大法也。设不知此而灸过其度，非惟无益，反以害之，是恶火也。故灸失其宜，则骨枯脉涩，刺失其宜，则脱泄元气，均致人之夭殃矣。"所以我们在针灸临证治病时应该结合四诊八纲，辨证施治选取适宜的针灸、腧穴及补泻等以达到治愈疾病的目的。

（二）足三阴经的针刺深度与留针时间

对足三阴经提出具体的针刺深度与留针的时间，如刺不超过二分，留针不超过一呼。除一般针刺度数、留针时间以外，还要注意患者有老小、长短、肥瘦、体质强弱等个体差异而区别对待，应以得气为准。张介宾云："手之六经，皆在于上。肌肉薄而溪谷浅，故刺不宜深，经脉短而气易泄，故留不宜久……刺有深浅迟速之度张介宾曰……刺失其宜，则脱泄元气。"由此可见，十二经脉深浅、大小、远近、气血盛衰各不相同，邪气感受也有轻重缓急之不同，如足阳明经脉，"其脉大血多，气盛热壮，刺此者不深弗散，不留不泻也"。故针刺深浅要以得气为准，同时应选用适当的补泻手法。

（三）十二经水与人体十二经脉相通相属的关系

十二经水与人体十二经脉相通相属的关系告诉我们，医者在临证刺灸时，必须根据具体表现情况具体分析，因地、因时、因人制宜分清病变所在的脏腑，经脉刺灸也不必拘泥于古法，如"足阳明刺深六分，留十呼……"但在癌症治疗中决非如此，该经的足三里穴针刺深度一般在 1~1.5 寸。又如"……足少阳，深四分，留五呼……"，该经的环跳穴由于肌肉丰厚一般深度 2~3 寸，有关此类例子，不枚胜举，总之要灵活运用。肌肉丰厚处则深刺之，肌肉浅薄处则浅刺之；有脏腑、血管、神经处宜慎刺之。"以心撩之"才能相得益彰。

本文所述十二经水区分阴阳与十二经脉阴阳相应，其实际意义有待进一步研究（表31）。

表 31　十二经脉合十二经水及留针时间

经脉	内属	外合	针刺留针时间
足太阳	膀胱	清水	刺五分留七呼
足少阳	胆	渭水	刺四分留五呼
足阳明	胃	海水	刺六分留十呼
足太阴	脾	湖水	刺三分留四呼
足少阴	肾	汝水	刺二分留三呼
足厥阴	肝	渑水	刺一分留二呼
手太阳	小肠	淮水	
手少阳	三焦	漯水	
手阳明	大肠	江水	
手太阴	肺	河水	刺二分留一呼
手少阴	心	济水	
手厥阴	心包	漳水	

【结论】

　　1. 十二经水比喻人体十二经脉。本篇主要以自然界的十二经水来比喻人体的十二经脉。十二经脉有长短，血有清浊，气血有多少等不同情况，十二经水有大小、深浅、广狭、远近等差别。古人根据它们形象与性质的许多相似处，用比类取象的方法，把十二经脉相属十二经水。它们又有各自的源流，交会出入离合的运行规律，"凡此五脏六腑十二经水者，外有源泉而内有所禀，此皆内外相贯，如环无端，人经亦然"，说明人体与天地相参合。所以人生活在大地上应该适应四时气候变化的不同，谓之"天人合一"。《素问》云："夫上古圣人之教下也，皆谓之虚邪贼风，避之有时，恬淡虚无，真气从之，精神内守，病安从来……所以能年皆度百岁而动作不衰者，以其德全不危也。"

2. 因适而为之真。文中读到十二经水的河流、名称等都是当时我国版图上的名川，由于历史条件及地理状况的历代变迁，其中河流等有关水文情况，发生了巨大变化。因此我们不必拘泥于十二经水的具体内容。篇中还以十二经水的流域位置为依据，运用比拟方法，归类人体各部分以及十二经和其内属脏腑的阴阳属性。《管子·水地篇》云："水者，地之血气。如筋经之流通者也。"又张介宾云："经水者，受水而行于地也，人之五脏者，所以藏精神魂魄者也。六腑者，所以受水谷，化其精微之气，而布扬于内外者也。经脉犹江河也，血犹水也。江河受水而经营于天下，经脉受血而营运于周身，合经水之道以施治。则其源流远近固自不同，而刺之浅深，灸之壮数，亦当有所辨也。"从以上这些论述可以看出，以经水比喻经脉，以部位比喻阴阳的精神实质，即人体脏腑、经脉、组织、器官之间以及人体与自然界之间阴阳表里的关系，与针灸治疗的针刺深浅、留针长短、刺灸补泻有关。同时，经脉本身的长度，气血多少，循行部位，各有其不同的特点，同中有异，共性中有个性，所以在治疗时应该采取不同的措施。因同中有异，故当区别对待，强调针与灸都要适可而止，不可超过常度，太过则造成骨枯脉涩、脱气等不良后果，不及则难以收到预期的疗效，故要"因适而为之真"。

3. "十二经之多血少气，与其少血多气……与其皆少血气……"这里指的十二经气血多少的差别，虽不是指实质的气和血的份量，但古人发现的这一抽象原则，在临床上可用作为补多泻少、补少泻多及治疗的宜和忌等依据，具有很大的实用价值。其所以能在漫长的历史中延而至今，主要是有其物质基础及解剖学知识作为奠基，而不是凭空想象而得之。"八尺之士，皮肉在此，外可度量切循而得之，其死可解剖而视之"。在《灵枢·肠胃》中也有关于消化道各部分的大小、重量、长短等记载，且与现代解剖学测量的结果大致相同。这些足以说明中医的藏象学说是有其解剖学实践基础的，但由于历史条件的限制，这种解剖是很粗糙的，所以这也决定了中医学侧重于在宏观的功能表现方面认识人体，从而形成了独特的理论体系。藏象学说不论在与疾病的斗争中，还是在预防疾病中，均发挥了决定性的作用。

经筋第十三

【题解】

1. 经筋，即经之筋。十二经筋是十二经脉之气结、聚、散、络于机体筋肉、关节组织的循行系统。

2. 本篇主要讨论了十二经筋的起止、循行、病候以及病机、治则、治法等问题。马莳说："经皆有筋，而筋又有病，以及各有治法，故名篇。"

【提要】

1. 指出十二经筋的循行，皆起于四肢末端，爪甲部位，向上结聚散络于四肢关节之上，回环曲折，终止于头身部位。

2. 指出十二经筋发病的病机为"寒则反折筋急，热则筋弛纵不收"。故临床表现为经筋循行所过部位的筋肉、关节牵引、疼痛、转筋，肢体活动障碍，以及口眼歪斜、息贲、伏梁等五官和胸腹腔内的疾病，统称为筋痹。

3. 经筋病的治疗大法。

寒证："治在燔针劫刺"——"以痛为输"。

热证："无用燔针"——"以痛为输"。

【原文】

足太阳之筋，起于足小指，上结①于踝，邪上结于膝，其下循足外踝，结于踵，上循跟，结于腘；其别者②，结于腨外，上腘中内廉，与腘中并，上结于臀，上挟脊上项；其支者，别入结于舌本；其直者，结于枕骨，上头下颜，结于鼻；其支者，为目上网③，下结于頄；其支者，从腋后外廉，结于肩髃；其支者，入腋下，上出缺盆，上结于完骨；其支者，出缺盆，邪上出于頄。其病小指支跟肿痛，腘挛，脊反折，项筋急，肩不举，腋支，缺盆中纽痛，不可左右摇。治在燔针④劫刺⑤，以知为数，以痛为输⑥，名曰仲春痹也⑦。

★提示★

指出足太阳经筋的循行、病候及治疗（表32）。

表32　月份、经脉和痹证对照

月份	经脉	痹证
正月	足少阳	孟春
二月	足太阳	仲春
三月	足阳明	季春
四月	手阳明	孟夏
五月	手太阳	仲夏
六月	手少阳	季夏
七月	足太阴	孟秋
八月	足少阴	仲秋
九月	足厥阴	季秋

·续表·

月份	经脉	痹证
十月	手厥阴	孟冬
十一月	手太阴	仲冬
十二月	手少阴	季冬

★注释★

①结:《太素·经筋》注:"结,曲也,筋行回曲之处谓之结。"《灵枢经校释》注:"有聚的意思。"

②其别者:张介宾曰:"此即大筋之旁出者,别为柔软短筋,亦犹木之有枝也,后凡言别者、支者,皆仿此。"

③网:《针灸甲乙经校释》注:"网,指约束目睫,主管目之开阖的筋而言。"

④针:张介宾曰:"燔针,烧针也。"

⑤劫刺:《灵枢经注释》注:"劫是夺之意,刺之即出针,不用迎随补泻的手法。"

⑥以知为数以痛为输:张志聪注:"知者,血气和而知其伸舒也。以痛为输者,随其痛处而即为所取之俞穴也。"

⑦仲春痹:《内经针灸类方语释》注:"古人将一年十二个月份为春、夏、秋、冬四个不同的季节,每季三个月。将每季的三个月份作孟、仲、季……仲春痹是根据阴阳盛衰的道理,把十二经分主十二个月,故有十二经脉之痹,足太阳经筋其病……名曰仲春痹,即由此而来。"

【原文】

足少阳之筋,起于小指次指,上结外踝,上循胫外廉,结于膝外廉;其支者,别起外辅骨,上走髀,前者结于伏兔之上，后者结于尻；其直者，上乘眇季胁，上走腋前廉，系于膺乳，结于缺盆；直者，上出腋，贯缺盆，出太阳之前，循耳后，上额角，交颠上，下走颔，上结于頄；支者，结于目眦，为外维①。其病小指次指支转筋，引膝外转筋，膝不可屈伸，腘筋急，前引髀，后引尻，即上乘眇季胁痛，上引缺盆膺乳、颈维筋急，从左之右，右目不开②，上过右角，并跷脉而行，左络于右，故伤左角，右足不用，命曰维筋相交③。治在燔针劫刺，以知为数，以痛为输，名曰孟春痹也。

★提示★

指出足少阳经筋的循行、病候及治疗。

★注释★

① 外维：张介宾曰："此支者，从颧上斜趋结于目外眦，而为目之外维，凡人能左右盼视者，正以此筋为之伸缩也。"

② 从左之右右目不开：《太素·经筋》注："此筋本起于足，至顶上而交至左右目，故左筋有病，引右筋目不得开，右筋有病，引左筋目不得开也。"

③ 上过右角……命曰维筋相交：《太素·经筋》注："跷脉至于目眦，故此筋交颠，左右下于目眦，与之并行也。筋既交于左右，故伤左额角，右足不用；伤右额角，左足不用，以此维筋相交故也。"

【原文】

足阳明之筋，起于中三指①，结于跗上，邪外上加于辅骨，上结于膝外廉，直上结于髀枢，上循胁，属脊②；其直者，上循骭，结于膝；其支者，结于外辅骨，合少阳；其直者，上循伏兔，上结于髀，聚于阴器，上腹而布，至缺盆而结，上颈，上挟口，合于颅，下结于鼻，上合于太阳，太阳为目上网，阳明为目下网③；其支者，从颊结于耳前。其病足中指支，胫转筋，脚跳坚④，伏兔转筋，髀前肿，㿗疝，腹筋急，引缺盆及颊，卒口僻，急者目不合，热则筋纵，目不开。颊筋有寒，则急引颊移口；有热则筋弛纵缓不胜收，故僻。治之以马膏，膏其急者；以白酒和桂，以涂其缓者，以桑钩钩之，即以生桑灰置之坎⑤中，高下以坐等，以膏熨急颊，且饮美酒，啖美炙肉，不饮酒者，自强也，为之三拊⑥而已。治在燔针劫刺，以知为数，以痛为输，名曰季春痹也。

★提示★

指出足阳阴经筋的循行、病候及治疗。

★注释★

①中三指：《灵枢经校释》注："指足次趾、中趾而言，而以次趾为主，连及中趾。"

②属脊：《灵枢经校释》按："属脊的脊字疑误。考阳明之筋，自跗上至辅骨，犹言'邪外上'，此外自前属后，而曰'上循胁，属脊'，恐无此理。足少阳筋有'出腋，贯缺盆，出太阳之前'诸句，而此自髀枢，循胁，属脊，必与足少阳、足太阳筋交错无疑，然经无明文，而且本节叙及筋病时，并未涉及背部。故疑'脊'为'腹'字之误。"

③太阳为目上网阳明为目下网：张介宾曰："网，纲维也，所以约束目睫，司开阖者也……太阳细筋，散于目上，故为目上网；阳明细筋，散于目下，故为目下网。"

④脚跳坚：《灵枢经校释》注："'脚跳坚'疑误，似应作'足跗紧'。《灵枢》《素问》凡曰'脚'处多谓'足'。'跳'或作"绦绦"，此处以'跗'讹作'绦'，又讹作'跳'。'坚'与

'紧'通，经云'结于跗上'，是急则'足跗紧'，因相合也。"

⑤坎：《尔雅·释器》："小罍谓之坎。"《灵枢经语释》注："坎，古代盛酒之器具。"

⑥三拊：《灵枢经校释》注："拊，同抚。三拊，即再三按摩患处。"

【原文】

足太阴之筋，起于大指之端内侧，上结于内踝；其直者，结于膝内辅骨，上循阴股，结于髀，聚于阴器，上腹，结于脐，循腹里，结于肋，散于胸中；其内者，着于脊。其病足大指支，内踝痛，转筋痛，膝内辅骨痛，阴股引髀而痛，阴器纽痛，下引脐两胁痛，引膺中脊内痛。治在燔针劫刺，以知为数，以痛为输，命曰孟仲秋^①痹也。

★提示★
指出足太阴经筋的循行、病候及治疗。

★注释★
① 孟仲秋：《灵枢经校释》注："关于将'孟秋'正作'仲秋'，除依据《太素》卷十三《经筋》外，张介宾、张志聪等亦曾论及，张介宾曰：'孟秋当作仲秋，此与下文足少阴条谬误，当迭更之。'张志聪：'酉者八月，主左足之太阴，故为仲秋之痹。'"

【原文】

足少阴之筋，起于小指之下，并足太阴之筋，邪走内踝之下，结于踵，与太阳之筋合，而上结于内辅之下，并太阴之筋而上循阴股，结于阴器，循脊内挟膂，上至项，结于枕骨，与足太阳之筋合。其病足下转筋，及所过而结者皆痛及转筋。病在此者，主痫瘛及痉，在外者不能俯，在内者不能仰。故阳病者腰反折不能俯，阴病者不能仰。治在燔针劫刺，以知为数，以痛为输，在内者熨引饮药①。此筋折纽，纽发数甚者，死不治，名曰孟秋痹也。

★提示★
指出足少阴经筋的循行、病候及治疗。

★注释★
①熨引饮药：《灵枢经校释》注："熨贴患处，按摩导引以舒筋，并饮用汤药以养血。"

【原文】

足厥阴之筋，起于大指之上，上结于内踝之前，上循胫，上结内辅之下，上循阴股，结于阴器，络诸筋。其病足大指支，内踝之前痛，内辅痛，阴股痛转筋，阴器不用，伤于内则不起，伤于寒则阴缩入，伤于热则纵挺不收。治在行水，清阴气①。其病转筋者，治在燔针劫刺，以知为数，以痛为输，命曰季秋痹也。

★提示★
提出足厥阴经筋的循行、病候及治疗。

★注释★
①治在行水清阴气：阴，厥阴也。水为肝母，故行水即治疗当通行水脏，以治厥阴之气。

【原文】

手太阳之筋，起于小指之上，结于腕，上循臂内廉，结于肘内锐骨之后，弹之应小指之上①，入结于于腋下；其支者，后走腋后廉，上绕肩胛，循颈，出走太阳之前，结于耳后完骨；其支者，入耳中；直者，出耳上，下结于颔，上属目外眦。其病小指支，肘内锐骨后廉痛，循臂阴，入腋下，腋下痛，腋后廉痛，绕肩胛引颈而痛，应耳中鸣，痛引颔，目瞑，良久乃得视，颈筋急，则为筋痿颈肿②。寒热在颈者，治在燔针劫刺之，以知为数，以痛为腧。其为肿者，复而锐之③。本支者，上曲牙，循耳前，属目外眦，上颔，结于角。其痛当所过者，支转筋。治在燔针劫刺，以知为数，以痛为输，名曰仲夏痹也。

★提示★

指出手太阳经筋的循行、病候及治疗。

★注释★

①弹之应小指之上：张介宾曰："于肘尖下两骨罅中，以指捺其筋，则酸麻应于小指之上，是其验也。"

②筋痿颈肿：张介宾曰："即鼠瘰之属。"

③复而锐之：《灵枢经注评》注："再用锐针（镵针）刺之。"

【原文】

手少阳之筋，起于小指次指之端，结于腕，上循臂，结于肘，上绕臑外廉，上肩走颈，合手太阳；其支者，当曲颊，入系舌本；其支者，上曲牙，循耳前，属目外眦，上乘颔，结于角。其病当所过者即支转筋，舌卷。治在燔针劫刺，以知为数，以痛为输，名曰季夏痹也。

★提示★
指出手少阳经筋的循行、病候及治疗。

【原文】

手阳明之筋，起于大指次指之端，结于腕，上循臂，上结于肘外，上臑，结于髃；其支者，绕肩胛，挟脊；直者，从肩髃上颈；其支者，上颊，结于頄；直者，上出手太阳之前，上左角，络头，下右颔①。其病当所过者，支痛及转筋，肩不举，颈不可左右视②。治在燔针劫刺，以知为数，以痛为输，名曰孟夏痹也。

★提示★

指出手阳明经筋的循行、病候及治疗。

★注释★

①上左角络头下右颔：张介宾曰："此直者，自颈，出手太阳天窗、天容之前，行耳前上额左角络头，以下右颔，此举左而言，则右在其中，亦如经脉之左之右，右之左也，故右行者亦上额右角，交络于头，下左颔，以合于太阳、少阳之筋。"

②不可左右视：《太素·经筋》注："其筋左右交络，故不得左右顾视。"

【原文】

手太阴之筋，起于大指之上，循指上行，结于鱼后，行寸口外侧，上循臂，结肘中，上臑内廉，入腋下，出缺盆，结肩前髃，上结缺盆，下结胸里，散贯贲，合贲下，抵季肋。其病当所过者，支转筋痛，甚成息贲①，胁急吐血。治在燔针劫刺，以知为数，以痛为输，名曰仲冬痹也。

★提示★
指出手太阴经筋的循行、病候及治疗。

★注释★

息贲：《灵枢经校释》注："息贲，五积之一，肺气积于肋下，喘息上贲，因而得名。其症见恶寒发热，右肋痛、背痛、呕逆等。"

【原文】

手心主之筋，起于中指，与太阴之筋并行，结于肘内廉，上臂阴，结腋下，下散前后挟胁；其支者，入腋，散胸中，结于贲①。其病当所过者，支转筋，前及胸痛息贲。治在燔针劫刺，以知为数，以痛为输，名曰孟冬痹也。

★提示★

指出手心主（心包络）经筋的循行、病候及治疗。

★注释★

①结于贲：《灵枢经校释》注："指手心主的支筋结聚于膈部。"

【原文】

手少阴之筋，起于小指之内侧，结于锐骨，上结肘内廉，上入腋，交太阴，挟乳里，结于胸中，循贲，下系于脐。其病内急，心承伏梁①，下为肘网②。其病当所过者，支转筋，筋痛。治在燔针劫刺，以知为数，以痛为输。其成伏梁唾血脓者，死不治。

经筋之病，寒则反折筋急，热则筋弛纵不收，阴痿不用。阳急则反折，阴急则俯不伸。焠刺者，刺寒急也，热则筋纵不收，无用燔针。名曰季冬痹也。

足之阳阴，手之太阳，筋急则口目为僻，眦急不能卒视，治皆如上方也。

★提示★

指出手少阴经筋的循行、病候及治疗，并阐明经筋的病机、治则。

★注释★

① 心承伏梁：《灵枢经校释》注："承，由下承上之意，心承，指在内的筋拘急坚伏承于心下。伏梁，是五脏积病之一，此病起于心经气血凝滞，久当不愈，脐旁或脐上突起如手臂之物，伏而不动，如屋之梁，因而得名。"

② 下为肘网：《灵枢经校释》注："下，指由胸部下至肘臂部。下为肘网，是指上肢的筋有病，肘部感到如罗网一样牵急不舒。"

★分析讨论★

（一）十二经筋循行分布（表33）

表33　十二经筋循行分布

名称	主干	别者	支者	直者
足太阳之筋	起于足小指上，上结于踝，邪上结于膝，其下循足外踝，结于踵，上循跟，结于腘	其别者，结于腨外，上腘中内廉，与腘中并，上结于臀，上挟脊上项	（1）其支者，别入舌本（2）其支者，为目上网，下结于頄（3）其支者，从腋后外廉，结于肩髃（4）其支者，入腋下，上出缺盆，上结于完骨（5）其支者，出缺盆，邪上出于頄	其直者，结于枕骨，上头，下颜，结于鼻
足少阳之筋	起于小指次指，上结外踝，上循胫外廉，结于膝外廉		（1）其支者，别起外辅骨，上走髀，前者结于伏兔之上，后者结于尻（2）支者，结于目眦，为外维	（1）其直者，上乘䏚季胁，上走腋前廉，系于膺乳，结于缺盆（2）直者，上出腋，贯缺盆，出太阳之前，循耳后，上额角，交颠上，下走颔，上结于頄

名称	主干	别者	支者	直者
足阳明之筋	起于中三指，结于跗上，邪外上加于辅骨，上结于膝外廉，直上结于髀枢，上循胁，属脊		（1）其支者，结于外辅骨，合少阳 （2）其支者，从颊结于耳前	（1）其直者，上循骭，结于膝 （2）其直者，上循伏兔，上结于髀，聚于阴器，上腹而布，至缺盆而结，上颈，上挟口，合于頄，下结于鼻，上合于太阳。太阳为目上网，阳明为目下网
足太阴之筋	起于大指之端内侧，上结于内踝			其直者，络于膝内辅骨，上循阴股，结于髀，聚于阴器，上腹，结于脐，循腹里，结于肋，散于胸中；其内者，着于脊
足少阴之筋	起于小指之下，并足太阴之筋，邪走内踝之下，结于踵，与太阳之筋合而上结于内辅之下，并太阴之筋，而上循阴股，结于阴器，循脊内挟膂，上至项，结于枕骨，与足太阳之筋合			

名称	主干	别者	支者	直者
足厥阴之筋	起于大指之上，上结于内踝之前，上循胫，上结内辅之下，上循阴股，结于阴器，络诸筋			
手太阳之筋	起于小指之上，结于腕，上循臂内廉，结于肘内锐骨之后，弹之应小指之上，入结于腋下		（1）其支者，走后腋后廉，上绕肩胛，循颈，出走太阳之前，结于耳后完骨（2）其支者，入耳中	直者，出耳上，下结于颔，上属目外眦
手少阳之筋	起于小指次指之端，结于腕，上循臂，结于肘，上绕臑外廉，上肩走颈，合手太阳		（1）其支者，当曲颊，入系舌本（2）其支者，上曲牙，循耳前，属目外眦，上乘颔，结于角	
手阳明之筋	起于大指次指之端，结于腕，上循臂，上结于肘外，上臑，结于髃		（1）其支者，绕肩胛，挟脊（2）其支者，上颊，结于頄	（1）直者，从肩髃上颈（2）直者，上出手太阳之前，上左角，络头，下右颔

名称	主干	别者	支者	直者
手太阴之筋	起于大指之上，循指上行，结于鱼后，行寸口外侧，上循臂，结肘中，上臑内廉，入腋下，出缺盆，结肩前髃，上结缺盆，下结胸里，散贯贲，合贲下，抵季胁			
手心主之筋	起于中指，与太阴之筋并行，结于肘内廉，上臂阴，结腋下，下散前后挟胁		其支者，入腋，散胸中，结于贲	
手少阴之筋	起于小指之内侧，结于锐骨，上结肘内廉，上入腋，交太阴，挟乳里，结于胸中，循臂，下系于脐			

（二）十二经筋病候及治疗（表34）

表34　十二经筋病候和治则表

名称	病候	治则
足太阳之筋	其病小指支、跟肿痛、腘挛、脊反折、项筋急、肩不举、腋支、缺盆中纽痛，不可左右摇……名曰仲春痹也	治在燔针劫刺，以知为数，以痛为输
足少阳之筋	其病小指次指支转筋，引膝外转筋，膝不可屈伸，腘筋急，前引髀，后引尻，即上乘胁季胁痛，上引缺盆、膺乳、颈，维筋急。从左之右，右目不开，上过右角，并跷脉而行，左络于右，故伤左角，右足不用，命曰维筋相交……名曰孟春痹也	治在燔针劫刺，以知为数，以痛为输
足阳明之筋	其病足中指支，胫转筋，脚跳坚，伏兔转筋，髀前肿，㿉疝，腹筋急，引缺盆及颊，卒口僻，急者目不合，热则筋纵，目不开，颊筋有寒，则急引颊移口；有热则筋弛纵缓，不胜收，故僻……名曰季春痹	（1）治之以马膏，膏其急者；以白酒和桂，以涂其缓者，以桑钩钩之，即以生桑灰置之坎中，高下以坐等。以膏熨急颊，且饮美酒，啖美炙肉，不饮酒者，自强也，为之三拊而已（2）治在燔针劫刺，以知为数，以痛为输
足太阴之筋	其病足大指支，内踝痛，转筋痛，膝内辅骨痛，阴股引髀而痛，阴器纽痛，下引脐两胁痛，引膺中脊内痛	治在燔针劫刺，以知为数，以痛为输

名称	病候	治则
足少阴之筋	其病足下转筋，以及所过而结者皆痛及转筋。病在此者，主痫瘛及痉，在外者不能俯，在内者不能仰。故阳病者腰反折不能俯，阴病者不能仰。此筋折纽，纽发数甚者，死不治，名曰仲秋痹也	治在燔针劫刺，以知为数，以痛为输，在内者熨引饮药
足厥阴之筋	其病足大指支，内踝之前痛，内辅痛，阴股痛转筋，阴器不用，伤于内则不起，伤于寒则阴缩入，伤于热则纵挺不收，命曰季秋痹也	（1）治在行水清阴气 （2）其病转筋者，治在燔针劫刺，以知为数，以痛为输
手太阳之筋	其病小指支，肘内锐骨后廉痛，循臂阴入腋下，腋下痛，腋后廉痛，绕肩胛引颈而痛，应耳中鸣痛，引颌目瞑，良久乃得视，颈筋急则为筋瘘颈肿，名曰仲夏痹也	（1）寒热在颈者，治在燔针劫刺之，以知为数，以痛为输 （2）其为肿者，复而锐刺之
手少阳之筋	其病当所过者即支转筋，舌卷，名曰季夏痹也	治在燔针劫刺，以知为数，以痛为输
手阳明之筋	其病当所过者支痛及转筋，肩不举，颈不可左右视，名曰孟夏痹也	治在燔针劫刺，以知为数，以痛为输
手太阴之筋	其病当所过者支转筋痛，甚成息贲，胁急吐血，名曰仲冬痹也	治在燔针劫刺，以知为数，以痛为输
手心主之筋	其病当所过者支转筋，前及胸痛息贲，名曰孟冬痹也	

名称	病候	治则
手少阴之筋	其病当所过者支转筋，筋痛，其成伏梁唾血脓者，死不治。名曰季冬痹也	

（三）历代学者对十二经筋的认识

马莳曰："经皆有筋，而筋又有病，以及各有治法。"

张介宾曰："凡后十二经筋所起所行之次，与十二经脉多相合，其中有小异者，乃其支别，亦互相发明耳。独足之三阴则始同而终不同也。所当并考。愚按：十二经脉之外，而复有所谓经筋者何也？盖经脉营行表里，故出入脏腑，以次相传，经筋联缀百骸，故维络周身，各有定位。虽经筋所行之部多与经脉相同，然其所结所盛之处，则惟四肢溪谷之间为最，以筋会于节也。筋属木，其华在爪，故十二经筋皆起于四肢指爪之间，而后盛于辅骨，结于肘腕，系于膝关，联于肌肉，上与颈项，终于头面。此人身经筋之大略也。筋有刚柔，刚者所以束骨，柔者所以相维，亦犹经之有略，纲之有纪。故手足项背直行附骨之筋皆坚大，而胸腹头面支别横络之筋皆柔细也。但手足十二经之筋，又各有不同者，如手足三阳行于外，其筋多刚，手足三阴行于内，其筋多柔。而足三阴、阳明之筋皆聚于阴器，故曰前阴者，宗筋之所聚，此又筋之大会也。然一身之筋，又皆由肝之所生，故惟足厥阴之筋络诸筋。而肝曰罢极之本，此经脉经筋之所以异也。"

张志聪曰："此篇论手足之筋，亦如经脉之起于指井，而经络于形身之上下，以应天之四时六气、十二辰、十二月，盖亦秉三阴三阳之气所生也。"

杨上善曰:"十二经筋与十二经脉俱禀三阴三阳行于手足,故分为十二,但十二经脉主于气血,内营五脏六腑,外营头身四肢。十二经筋内行胸腹廓中,不入五脏六腑。脉有经脉、络脉,筋有大筋、小筋、膜筋。十二经筋起处与十二经脉流注并起于四末,然所起处有同有别,其有起维筋缓筋等,皆是大筋别名。"

(四)十二经筋在经络系统中的生理位置

十二经筋是经络系统循行分布在体表筋肉、关节组织的连属部分,是十二经脉之气结、聚、散、络于筋肉和关节的循行系统。故十二经筋隶属于十二经脉,并依赖于经脉气血濡养,其功能活动也受经络的调节而联缀百骸,维络周身,主司肢体、关节的运动。

经络系统就是通过经脉和络脉及连属部分有规律的循行和错综复杂的联络交会,遍布全身,共同作用,把人体的五脏六腑、四肢百骸、五官九窍、皮肉经脉等组织器官联结成一个有机的统一整体。

(五)十二经筋和十二经脉的关系

1.十二经筋与十二经脉均属经络系统的组成部分

十二经脉是经络系统中的主体,其经气结、聚、散、络于体表筋肉、关节周围、体腔、器官等组织,形成体表筋肉、关节循行系统,称为十二经筋。故十二经筋是经络系统的连属部分。十二经筋隶属于十二经脉,并依赖于十二经脉气血的濡养和经气的调节而进行其功能活动。张志聪把这种关系解释为经筋"亦秉三阴三阳之气所生也"。杨上善认为经筋"为阴阳气之所资"。

2. 十二经脉和经筋的循行规律（表 35）

表 35　十二经脉和经筋的循行规律

手足阴阳经	十二经脉循行规律	十二经筋循行规律
手三阴	从脏走手	起于手指，循臑内上行，结于贲（胸），太阴还"下抵季肋"，少阴还"下系于脐"
手三阳	从手走头	起于手指，循臑外上行，结于角（头）
足三阳	从头走足	起于足趾，行股外，上行结于颃（面）
足三阴	从足走腹	起于足趾，循股内，结于阴器（腹），太阳还"结于胁，散于胸中，着于脊"，少阴还"循脊内，挟膂，上至项，结于枕骨"

　　十二经脉和经筋在体表的循行大致相同，但十二经筋循行范围较广，即补充和延伸了十二经脉在体表循行分布及功用的不足。如手阳明经脉循行只到对侧鼻旁的迎香穴，而不上头部，但其合谷穴能治头痛，就是因为手阳明经筋的循行"上左角，络头"的缘故。

　　十二经脉起于手太阴肺经，终于足厥阴肝经，依次相传，如环无端，向内络属于脏腑。十二经筋起于四肢末端，终于头身部位，无循环传注，也无向内络属脏腑。杨上善说："十二经筋内行胸腹廓中，不入五脏六腑。"但十二经筋的循行特点是"然其所结所盛之处，则惟四肢溪谷之间为最"。十二经筋循行除手足三阴、三阳分组结合外，各经筋还循行于踝、腘、膝、股、臀、肘、腕、腋、肩、颈等关节或筋肉丰盛处，并与邻近的他经相联结，而经筋又隶属于十二经脉，故加强了阴经与阴经、阳经与阳经的联系。

3. 二者形态上的不同

《灵枢·决气》说："何为脉？岐伯曰：壅遏营气，令无所避，是谓脉。"经脉是运行血的营道，而经筋是"联缀百骸，维络周身"的组织。杨上善说："以筋为阴阳气之所资，中无有空。"筋主要布结于体表的骨骼关节，也有结聚于体腔及器官的，故与经脉不同。杨上善认为："脉有经脉、络脉，筋有大筋、小筋。"张介宾曰："筋有刚柔，刚者所以束骨，柔者所以相维……故手足项背直行附骨之筋皆坚大，而胸腹头面支别横络之筋皆柔细也。"经筋主干，筋力坚韧，能约束联缀骨骼肌肉，多分布在四肢关节、筋肉之上，使整个机体得以保持一定的位置和形态，即"束骨"。其支者，别者，多分布于体腔、头面、器官等部位，即所谓的"相维"。二者共同主司全身运动系统的功能活动。

（六）对十二经筋病候的认识

经筋主司关节、筋肉的运动，故其病候多以运动系统疾病为主。

经筋病的病机为"寒则反折筋急，热则筋弛纵不收，阴痿不用。阳急则反折，阴急则俯不伸"。故经筋为病主要表现为经筋循行所过部位筋肉、关节组织的寒急热弛症状，如局部筋肉松弛、牵掣、拘急、转筋、疼痛、肿胀等，全身痉、瘛、痫的发作等。若病在体腔、五官，可见"息贲""伏梁"等内脏病和"耳中鸣痛""目瞑，良久乃得视""口僻"等五官病。此皆由于经筋联系内脏，即所谓"维筋"，以及耳内、口眼部的筋肉寒急热弛所致，必须和内脏本身的疾病加以区别。

本篇统称十二经筋疾病为痹。《黄帝内经》把痹证从病性、病位上加以区分，故有风、寒、湿痹和皮、筋、肌、脉、骨五体痹及五脏痹、肠痹、胞痹、六腑痹等，根据邪犯之处和症状的不同又分为众痹、周痹，当属行痹类。本篇所论痹证为筋痹，《素问·长刺节论》说："病在筋，筋挛节痛，不可以行，名曰筋痹。"

足少阳经筋为病有"伤左角，右足不用，命曰维筋相交"的记载，是根据跷脉在头部交叉，足少阳之筋与跷脉并行，"筋即交于左右"而来，与西医学大脑对肢体交叉分配的观点一致。在足阳阴之筋病候中，对于口眼㖞斜症状的描述等，都说明经筋病不仅包括西医学所说的软组织劳损、肌肉风湿痛等疾病，还包括运动神经系统疾病所引起的肌肉痉挛和瘫痪等，即中枢神经和周围神经系统的疾病。由此可见，经筋可能是机体肌腱、韧带、筋膜、肌肉及运动神经系统等组织有机配合而达到功能联系的传导系统。

（七）对经筋病治疗的认识

1. 治疗

根据"寒则反折筋急，热则筋弛纵不收"，故"寒急"证，"治在燔针劫刺"，或用温针艾条，意以驱散寒邪；若热则"筋纵不收，无用燔针"，可酌情采用速刺疾出的手法，清热泄邪。还可配合其他疗法，综合治疗，以求疗效。如膏熨、敷贴、按摩、导引、饮药、食疗等，本篇均有涉及。

2. 取穴

十二经筋在循行部位上没有固定穴位。杨上善说："输，谓孔穴也，言筋但以筋之所痛之处，即为孔穴，不必要须依诸输也。以筋为阴阳气之所资，中无有空，不得通于阴阳之气上下往来，然邪入瘛袭筋为病，不能移输，遂以病居痛处为输。"本篇的"以痛为输"，即后世的所谓"天应穴""阿是穴"。《灵枢·卫气失常》："筋部无阴无阳，无左无右，候病所在。"《素问·调经论》：“病在筋，调之筋。”《灵枢·终始》：“在骨守骨，在筋守筋。”皆“以痛为输”之意。这种取穴法，对临床的指导意义很大，新编《针灸治疗学》把这种取穴法规定为痛点选穴。目前临床上应用压痛点针灸治疗击仆、扭伤、痹证等疼痛及癔症、瘿气等病灶部位，均有较好的疗效。

根据经脉与经筋的隶属关系，治疗时除采用“以痛为输”的方法外，还要配合同名经脉的穴位，治疗同名经筋的疾病。杨上善说：“《明堂》依穴疗筋病者，此乃依脉引筋气也。”经脉与经筋同属经络系统，是一个整体，又有隶属关系，故它们同气相求，有协调一致的治疗性能，在治疗筋肉瘫痪或痉挛的病症上尤为重要。目前治疗小儿麻痹和瘫痪，均配合选用经穴。

3. 针麻应用方面

如腹部手术，有人在切口附近用横刺法进针寸许，刺到腹直肌部，通以电流，可缓解腹肌紧张，即是由经筋病选穴原则得到的启发。有人在背部肌层横刺进针，通以电流，也可对缓解腹直肌紧张取得疗效。这也是根据经筋有相互拮抗作用的特点，而进行的新探索。

【结语】

筋，《说文》解：“内之力也。”《灵枢·经脉》：“筋为刚，肉为墙。”《素问·五脏生成》：“诸筋者，皆属于节。”王冰说：“筋气之坚结者，皆络于骨节之间也。”故筋是人体的一个组织，其筋坚韧者，约束、联缀骨骼、肌肉，其筋柔细者，维络周身的器官、体腔和头面部，共同主司全身的筋肉、关节的运动功能。《灵枢》以十二经筋总括了全身之筋，把人体的筋肉组织分属于十二经脉。即十二经脉经气结、聚、散、络于体表筋肉、关节之间的循行系统，通过经脉营运的气血而得到濡养，在经气的调节下进行功能活动。

经筋的循行皆起于四肢末端，结聚于四肢关节之上，散络于体腔、器官、终止于头身部位。经筋为病"寒则反折筋急，热则筋弛纵不收"。治疗上采用"以痛为输"的针刺选穴原则，并可配合按摩，引导、汤剂、食疗、膏熨、敷贴等多种疗法综合治疗。

骨度第十四

【题解】

骨，即骨骼；度，指度量。本篇以骨骼为基准，系统地叙述了人体各部分的长度，故名"骨度"。

【提要】

本篇以常人为例，详述了人的头围、胸围、腰围的尺寸，以及通过观察头面、颈项、胸腹的大小，可以测知经脉的长短和脏腑的大小，为针灸取穴提供了依据。

【原文】

黄帝问于伯高曰：脉度①言经脉之长短，何以立之？伯高曰：先度其骨节之大小、广狭、长短，而脉度定矣。

黄帝曰：愿闻众人之度②。人长七尺五寸者③，其骨节之大小、长短各几何？伯高曰：头之大骨围④二尺六寸，胸围⑤四尺五寸，腰围⑥四尺二寸。发所覆者⑦，颅至项尺二寸；发以下至颐⑧长一尺，君子终折⑨。

★提示★

1. 阐述了正常人体标准骨度的意义。

2. 掌握骨度法为针灸正确取穴的准则。

★注释★

① 脉度：指经脉的长度。此处以骨节的大小、广狭、长短来确定经脉长度（《灵枢校释》）。

② 愿闻众人之度：指通常人或多数人的身体长度。

③ 人长七尺五寸者：指正常人的尺寸。马莳："上古适中之人也。"

④ 头之大骨围：即头盖骨周围。以前与眉平，后与枕骨平为计算标准。《太素·骨度》注："自颈项骨以上为头颅骨，以为大骨也，当其粗处以绳围也。"《灵枢识》简按："头骨于耳尖上周围而度之。"

⑤ 胸围：与两乳相平，横绕身一周则称胸围。

⑥ 腰围：在平脐部位横绕身一周叫腰围。

⑦ 发所覆者：人在仰卧时，自前发际纵行向后度量至后披发所盖之处的长度（《灵枢校释》）。

⑧ 发以下至颐：颐，下颌，此指前额之发际至下颌（《黄帝内经注评》）。

⑨ 君子终折：君子，指形体比较标准的人；终，终始；折，折衷之意。全句指君子面庞的终始作为众人折衷的标准尺度。

【原文】

结喉以下至缺盆中长四寸，缺盆以下至𩩲骬①长九寸，过则肺大，不满则肺小②。𩩲骬以下至天枢长八寸，过则胃大，不及则胃小③。天枢以下至横骨长六寸半，过则回肠广长，不满则狭短④。横骨长六寸半，横骨上廉以下至内辅之上廉长一尺八寸，内辅之上廉以下至下廉长三寸半，内辅下廉下至内踝长一尺三寸，内踝以下至地长三寸，膝腘以下至跗属⑤长一尺六寸，跗属以下至地长三寸。故骨围大则太过，小则不及。

角以下至柱骨⑥长一尺，行腋中不见者⑦长四寸，腋以下至季胁长一尺二寸，季胁以下至髀枢长六寸，髀枢以下至膝中⑧长一尺九寸，膝以下至外踝长一尺六寸，外踝以下至京骨⑨长三寸，京骨以下至地长一寸。

【注解】

①髑骭（hé yú 合于）：骨名，指胸骨下端蔽心之骨，一称鸠尾骨或蔽骨，也是胸骨剑突（《灵枢校释》）。

②过则肺大不满则肺小：张介宾曰："缺盆之下，鸠尾之上，是为之胸，肺脏所居，故胸大则肺亦大，胸小则肺亦小也。"

③过则胃大不及则胃小：《类经·骨度》注："自髑骭之下，脐之上，是为中焦，胃之所居。故上腹长大者胃亦大，上腹短小者胃亦小也。"

④过则回肠广长不满则狭短：张介宾曰："自天枢下至横骨，是为下焦，回肠所居也。故小腹长大者，回肠亦大，小腹短狭者，回肠亦小也。"

⑤膝腘以下至跗属：跗，即跟骨结节；跗属，指跟骨结节的连续组织，即跟腱下端。此指膝腘窝中点至跟骨结节上缘的距离。

⑥角以下至柱骨：角，是指额角。张介宾曰："角，头侧大骨，耳上高角也。"柱骨，即肩胛隆起处。

⑦行腋中不见者：指自柱骨下行至腋横纹头隐伏不见之处。马莳："自柱骨行于腋下之隐处。"

⑧髀枢以下至膝中：膝中，即膝盖骨外侧中点，即股骨大

转子到膝盖骨外侧中点的长度。

⑨ 外踝以下至京骨：京骨，指足小趾本节后外侧突出的圆骨。

【原文】

耳后当完骨者广九寸，耳前当耳门者①广一尺三寸，两颧之间相去七寸，两乳之间广九寸半②，两髀之间③广六寸半。足长一尺二寸，广四寸半。肩至肘长一尺七寸，肘至腕长一尺二寸半，腕至中指本节④长四寸，本节至其末长四寸半。项发以下至背骨⑤长二寸半，膂骨⑥以下至尾骶二十一节长三尺，上节长一寸四分分之一，奇分在下⑦，故上七节至于膂骨九寸八分分之七。

此众人骨之度也，所以立经脉之长短也。是故视其经脉之在于身也，其见浮而坚，其见明而大者，多血；细而沉者，多气也。

【注解】

① 耳前当耳门者：耳门，指听宫穴部位。耳前当耳门者，指二听宫穴经面部鼻尖的长度（《灵枢校释》）。

② 两乳之间广九寸半：指两乳之间的长度为九寸半，与其他书中所载尺寸有出入。《图翼》《医统》《针方六集》等俱当折八寸。

③ 两髀之间：髀骨，即股骨，也叫大腿骨。两髀之间，即两股骨之间的距离（《灵枢校释》）。

④ 腕至中指本节：本节，指手部的掌指或足部的跖趾关节均称本节，腕至中指本节，即腕横纹到手掌侧中指的掌指关节的长度。

⑤项发以下至背骨：项后发际至大椎之间。

⑥膂骨：即脊骨，此处指大椎而言。

⑦奇分在下：奇分，指有余不尽的分数；下，指七椎以下。古法以第一椎至第七椎为上七节，每节长一寸四分一厘，七节共长九寸八分七厘。按《灵枢经》记载，自膂骨（大椎）至尾骶共二十一节，全长为三尺。除去上七节九寸八分七厘外，所余长度用七节以下的十四节平分，有的余不尽之数，所以说奇分在下。考《神应经》与《类经图翼》所载，中七椎，每椎一寸六分一厘，共一尺一寸二分七厘，上七、中七十四椎，合共二尺一寸一分四厘，下七椎，每椎一寸二分六厘，共八寸八分二厘，上、中、下共二十一椎，合计二尺九寸九分六厘。在临床上，并不机械地按各节分寸计算尺寸，而是多采用数脊椎法取穴。张介宾曰："自大椎而下至尾骶计二十一节，共长三尺。上节各长一寸四分分之一，即一寸四分一厘也。故上之七节，共长九寸八分七厘。其有余不尽之奇分，皆在下部诸节也。"

★分析讨论★

本篇论述了通过体表测量正常人全身各部位骨度分寸折量的方法。主要讨论两个问题：骨度的意义和指导临床实践的准则。

（一）骨度的意义

通过骨度可以测知经脉的长短，为针灸循经取穴提供了依据，如文中说："先度其骨节之大小、广狭、长短，而脉度定矣。""此众人骨之度也，所以立经脉之长短也。"其意就是要知道经脉的长短，必须先度量各处骨节的大小、宽窄和长短，而后根据所测得的标准才能确定人体经脉的长短度数。又如："缺盆以下至髑骬长九寸，过则肺大，不满则肺小，髑骬以下至天枢长八寸，过则胃大，不及则胃小，天枢以下至横骨长六寸半，过则回肠广长，不满则狭短。"其意就是从缺盆下行到蔽心骨长九寸，超过九寸的则肺脏也大，不满九寸的肺脏就小。从胸骨下端到天枢穴之间（脐中）长八寸，超过八寸的则大肠粗且长，不满八寸的大肠细且短。说明古人通过常人骨度，而测知内脏发育的情况，明确体表与内脏的关系，用以指导针灸施针操作，以避免刺中内脏，发生医疗事故，这在临床上是很有实用价值的。

（二）指导临床实践

关于《灵枢经》中所述的尺寸，折合今之尺寸的问题：古人所用的长度单位与现在的骨度，是有区别的。从《灵枢经》成书年代看，本书成书于战国时代，所采用的长度计称单位是当时通用的周制尺，而后人将当时具有规定尺寸的一种周制尺，一尺长度折称为今之 19.7cm，又将《灵枢经》所载人体各部长度的测定骨度，按此度制换算为厘米，与近人所测者作对比，两者数值基本上是相近似的。为了说明问题，下文用表格对照的形式，将《灵枢经》骨度法和针灸学骨度进行古今对照，由此可以得出以下结论。

现在所用的骨度分寸表，是以《灵枢经》骨度分寸法为依据，进一步整理简化而成。

虽然古代和现代用的尺度标准完全不一致，但是《灵枢经》所记载的是正常人的骨度分寸法，即使相隔千年之久，仍和现在所用的折算数据基本一致，例如：前发际至后发际都是一尺二寸；岐骨至脐中均八寸等。

《灵枢》所记载的骨度分寸，共用了三十七处作为取穴的标志，对照针灸学，只用了一十七处。说明了古代医家治学的态度是非常严肃的。以上具有真实性和可靠价值的记载，仍是今天针灸疗法中骨度分寸折量法的依据，可作为循经取穴和诊断治疗上的依据。

从表中可以看出有些地方并不完全一致，历代针灸书籍也曾将个别部分作了一些修改，甚至对某些不十分合乎取穴需要的分寸规定省略不谈，或采用其他的定点方法来丰富它的内容，使古法的骨度更具有实用价值。

骨度分寸折量法古今对照如下表36。

表36　骨度分寸折量法古今对照

分部	《灵枢》骨度分寸折量法			常用骨度分寸		
	起止	尺度	度量法	起止	尺度	度量法
头面部	发所复者颅至项（前发际至后发际）	一尺二寸	直寸	前发际至后发际	一尺两寸	直寸
	耳后当完骨者（耳后两侧乳突之间）	九寸	横寸	耳后两完骨（乳突）之间	九寸	横寸
	头之大骨围（头盖骨周围）	二尺六寸	横寸			
	发以下至颐	一尺	直寸			
	两颧之间	七寸	横寸			
	耳前当耳门者（耳前两侧外耳乳前缘之间）	一尺三寸	横寸			
	角以下至柱骨	一尺	直寸			

分部	《灵枢》骨度分寸折量法			常用骨度分寸		
	起止	尺度	度量法	起止	尺度	度量法
颈项部	项发以下至脊骨（即项后发际至大椎）	二寸五分	直寸	后发际至大椎	三寸	直寸
	结喉以下至缺盆中	四寸	直寸			
胸腹部	缺盆以下至髑骬（胸骨上切迹至剑突）	九寸	直寸	天突穴至岐骨（胸剑联合）	九寸	直寸
	髑骬以下至天枢（剑突至脐）	八寸	直寸	岐骨至脐中	八寸	直寸
	天枢以下至横骨	六寸五分	直寸	脐中至横骨上廉（耻骨联合上缘）	五寸	直寸
	横骨长	六寸五分	横寸			
	两乳之间	九寸五分	横寸	两乳之间	八寸	横寸
	胸围	四尺五寸				

分部	《灵枢》骨度分寸折量法			常用骨度分寸		
	起止	尺度	度量法	起止	尺度	度量法
背腰部	膂脊骨以下至尾骶	三尺	直寸	大椎以下至尾骶	二十一椎	直寸
	腰围	四尺二寸	横寸			
侧腹胸部	腋以下至季胁	一尺二寸	直寸	腋以下至季胁	一尺二寸	直寸
	季胁以下至髀枢	六寸	直寸	季胁以下至髀枢	九寸	直寸
上肢部	肩至肘	一尺七寸	直寸	腋前纹头至肘横纹	九寸	直寸
	行腋中不见者（柱骨至腋横纹头）	四寸	直寸			
	肘至腕	一尺二寸五分	直寸	肘横纹至腕横纹	一尺二寸	直寸
	本节至其末	四寸五分	直寸			
	腕至中指本节	四寸	直寸			

分部	《灵枢》骨度分寸折量法			常用骨度分寸		
	起止	尺度	度量法	起止	尺度	度量法
下肢部	两髀之间	六寸五分	横寸			
	横骨上廉以下至内辅骨之上廉	一尺八寸	直寸	横骨上廉至内辅骨上廉	一尺八寸	直寸
	内辅骨之上廉以下至下廉	三寸五分	直寸			
	内辅骨下廉至内踝	一尺三寸	直寸	内辅骨下廉至内踝尖	一尺三寸	直寸
	内踝以下至地	三寸	直寸			
	膝腘以下至跗属	一尺六寸	直寸			
	跗属以下至地	三寸	直寸	外踝尖至足底	三寸	直寸
	髀枢以下至膝中	一尺九寸	直寸	髀枢至膝中	一尺九寸	直寸
	膝以下至外踝	一尺六寸	直寸	膝中至外踝尖	一尺六寸	直寸
	外踝以下至京骨	三寸	横寸			
	京骨以下至地	一寸	直寸			
	足长（足跖侧长）	一尺二寸	长度			
	足广（足跖侧宽）	四寸五分	横度			

【结语】

通过本章的学习，我们了解到以下四点：

1. 中医学早在两千多年以前就对人体体表进行了测量，并在本篇中详细地记载了当时的研究成果。

2.《灵枢经》中测量人体的各部位长度与实际情况是基本符合的。

3. 古今人的身长及人体各部长度的记载是近似的。

4. 几千年来，在针灸疗法中，骨度分寸折量的计算方法始终作为循经定穴诊断和治疗的依据。

营气第十六

【题解】

　　"营"亦作"荣"。"营"字意义有二：一作名词解释，即营养全身的精微物质，这种物质是构成人体和维持人体生命活动的基本物质之一；二作动词解，即营运，是指这种物质的特性精专柔顺，独行于经髓，营运不已，终而复始，故称为"营气"。

【提要】

　　营气是由水谷精微所化，其性精专柔顺，行于脉中，流溢布散于全身内外，灌濡五脏六腑，四肢百骸。它在全身的循环经路，基本上和十二经的走向是一致的，从手太阴肺经开始，顺序灌注到大肠、胃、脾、心、小肠、膀胱、肾、心包络、三焦、胆、肝各经，从肝上注肺。其支别者，又行于督、任二脉后，下注肺中。再从肺中出发，如前法继续循行，终而复始的周转着。

【原文】

　　黄帝曰：营气之道，内谷为宝①。谷入于胃，乃传之肺②，流溢于中，布散于外，精专③者行于经隧④，常营无已，终而复始，是谓天地之纪⑤。

故气从太阴出，注手阳明，上行注足阳明，下行至跗上，注大指间，与太阴合，上行抵脾。从脾注心中，循手少阴，出腋下臂，注小指，合手太阳，上行乘腋出颐⑥内，注目内眦，上颠下项，合足太阳，循脊下尻，下行注小指之端，循足心注足少阴，上行注肾，从肾注心，外散于胸中，循心主脉，出腋下臂，出两筋之间，入掌中，出中指之端，还注小指次指之端，合手少阳，上行注膻中，散于三焦，从三焦注胆，出胁，注足少阳，下行至跗上，复从跗注大指间，合足厥阴，上行至肝，从肝上注肺，上循喉咙，入颃颡⑦之窍，究于畜门⑧。其支别者，上额循颠下项中，循脊入骶，是督脉也，络阴器，上过毛中，入脐中，上循腹里，入缺盆，下注肺中，复出太阴。此营气之所行也，逆顺之常也。

★提示★

本段原文主要讨论营气的形成和在人体中循行的规律。

★注释★

① 营气之道内（nà 纳）谷为宝：道，此处指营气生化、运行的规律；内，即受纳；宝，富贵，重要。营气乃受纳水谷精气所生，是维护生命的最宝贵的物质。人能纳谷，营气旺盛，不能纳谷，营气衰败，故称"内谷为宝"。

② 谷入于胃乃传之肺：说明营气的生化过程。《素问·经脉别论》说："食气入于胃，浊气归心，淫精于脉，脉气流经，经气归于肺，肺朝百脉，输精于皮毛，毛脉合精，行气于腑，腑精神明，留于四脏，气归于权衡。"

③ 精专：指从饮食中化生出的最精纯的部分。

④经隧：隧，隧道。经隧，泛指人体气血运行的通路，因经脉位置较深，伏而不见，故称经隧。

⑤纪：规律。说明营气在人体中的运行，也和宇宙的日月星辰一样，有着特定的出入、交会等规律。

⑥顚（zhuō 拙）：面部目下颧上的部位。

⑦颃颡（háng sǎng 杭搡）：指口腔深部，鼻腔之后，食管以上的部分。

⑧畜（xiù 嗅）门：指鼻子的外孔道。丹波元简说："畜门者，鼻孔中通于脑之门户。畜，嗅同，以鼻吸气也。"

★分析讨论★

本篇主要论述了营气的来源及在人体循环的规律。

（一）营气的来源和功能

营气来源于水谷，化生于中焦脾胃。本篇提出"营气之道，内谷为宝"。《灵枢·营卫生会》中也说："中焦亦并胃中，出上焦之后，此所受气者，泌糟粕，蒸津液，化其精微上注于肺脉，乃化而为血，以奉生身，莫贵于此，故独得行于经隧，命曰营气。"又说："人受气于谷，谷入于胃以传与肺，五脏六腑，皆以受气，其清者为营。"《灵枢·五味》说："胃者，五脏六腑之海也。水谷皆入于胃，五脏腑皆禀气于胃。五味各走其所喜。"以上这些经文，明确指出营气的生化是由水谷入胃，经脾胃的吸收传输，上注于肺，通过肺的气化，运行于经脉之中，敷布营养全身。

营气在人体的生命活动过程中，具有重要的功能。《灵枢·邪客》说："营气者，泌其津液，注之于脉，化而为血，以荣四末，内注五脏六腑，以应刻数焉。"《灵枢·营气》说："营气之道，内谷为宝，谷入于胃，乃传之肺，流溢于中，散布于外。

精专者行于经隧，常营无已，终而复始……故气从太阴出。"《素问·痹论》说："荣者，水谷之精气也，和调于五脏，洒陈于六腑，能入于脉也。故循脉上下，贯五脏，络六腑也。"精辟地阐明了营气内养五脏六腑，外濡皮毛筋骨的生理作用。只有血脉调和、营卫通利，人体的脏腑活动才能维持正常，全身的肌肉、筋骨、关节才能健壮有力，活动自如。

（二）营气的运行

营气的运行，首先从手太阴肺经开始，依次注手阳明大肠经、足阳明胃经、足太阴脾经、手少阴心经、手太阳小肠经、足太阳膀胱经、足少阴肾经、手厥阴心包经、手少阳三焦经、足少阳胆经、足厥阴肝经，复从肝经注入肺经，向上沿喉咙的后面入上颚骨的上窍，达到外鼻孔。从肝上分出另一支，别行的脉进入督脉再注任脉，从任脉向上行入缺盆，注肺中，然后又从手太阳肺经开始，成为一个循环回流的系统。这个周流全身的营气，一个时辰行一经，一昼夜十二个时辰，在十二经运行，周而复始，运行不止。营气在平旦寅时从手太阴肺经开始周流一周后，十二经络尽，十二个时辰亦尽，到次日平旦寅时注入肺经，又开始第二天的运行。

附：营气流注次序

手太阴肺经→手阳阴大肠经→足阳明胃经→足太阴脾经→手少阴心经→手太阳小肠经→足太阳膀胱经→足少阴肾经→手厥阴心包经→手少阳三焦经→足少阳胆经→足厥阴肝经→督脉→任脉→手太阴肺经。

（三）营卫的关系

营气和卫气同源异流，关系非常密切。故《灵枢·营卫生会》说："人受气于谷，谷入于胃，以传与肺，五脏六腑，皆以受气。其清者为营，浊者为卫。"由此可知，营卫都是水谷精微所化生，是人体生命活动所需要的物质，但由于二者特性有别，故在人体中的生理作用也不相同。《素问·痹论》说："卫者，水谷之悍气也，其气慓疾滑利，不能入于脉也，故循皮肤之中，分肉之间，熏于肓膜，散于胸腹。"卫主气，卫气属阳，主外，其性质慓悍滑疾，其主要作用是卫护肌表，抵御外邪。营主血，营气属阴，其性精专、清纯，是血液组成的物质之一，其主要作用是营养全身。营卫气血之间有相互依存的关系。故《难经·三十难》说："荣行脉中，卫行脉外，营周不息，五十而复大会，阴阳相贯，如环之无端，故知营卫相随也。"营卫之间存在着相互为用、相互影响的内在联系，故在某些方面常常表现为营中有卫，卫中有营，难以截然分开。正如张介宾曰："虽卫主气而在外，然亦何尝无血，营主血而在内，然亦何尝无气，故营中未必无卫，卫中未必无营。但行于内者，便谓之营，行于外者，便谓之卫，此人身阴阳交感之道，分之则二，合之则一而已。"但是，营和卫毕竟是两种不同形态、不同功能的东西，不能把它们完全等同。

【结语】

营气由水谷精气化生而成，其流注路径基本与十二经顺序一致。十二经的循行，始于肺，渐次传注肝，由肝复入于肺，如此循行不息。另一支路是由肝别出，向上行经额、颠，下项入督脉，再绕阴器而交任脉，由任脉流注于肺，参加循环。

脉度第十七

【题解】

脉，指经脉；度，即尺度。本篇着重讨论了二十八脉的长度和测量方法，故名"脉度"。

【提要】

1. 介绍了手足三阴三阳经脉、跷脉、督脉、任脉的长度。

2. 例举了五脏上合"七窍"的生理、病理意义，以及由于阴阳偏盛所形成的关格。

3. 阐明了跷脉的循行和功能，并对"男子以阳跷为经，女子以阴跷为经"的问题作了具体分析。

【原文】

黄帝曰：愿闻脉度。岐伯答曰：手之六阳^①，从手至头，长五尺，五六三丈。手之六阴，从手至胸中，三尺五寸，三六一丈八尺，五六三尺，合二丈一尺。足之六阳，从足上至头，八尺，六八四丈八尺。足之六阴，从足至胸中，六尺五寸，六六三丈六尺，五六三尺，合三丈九尺。跷脉从足至目，七尺五寸，二七一丈四尺，二五一尺，合一丈五尺。督脉任脉各四尺五寸，二四八尺，二五一尺，合九尺。凡都合一十六丈二尺，此气之大经隧②也。经脉为里，支而横者为络，络之别者为孙③，盛而血者疾诛之④，盛者泻之，虚者饮药以补之。

★提示★

1. 首先叙述了二十八脉的长度及其测量方法。

2. 明确了经脉、络脉、孙络之间的关系与区别，从而提出"脉度"仅指经脉的长度，络脉、孙脉不计其中。

3. 最后用经和络虚实不同的治法作了反证。

★注释★

① 手之六阳：张介宾曰："手有三阳，以左右言之，则为六阳。凡后六阴，以及足之六阳、六阳皆仿此。"

② 此气之大经隧：指脉气流行的经脉大通道。

③ 为孙："孙"下脱"络。"据《素问·调经论》王冰注引《针经》文及《素问·三部九候论》王冰注引《灵枢》文补，与《太素·脉度》及《甲乙经》的卷二内容合。孙，小的意思。从络脉别出的细小分支，叫做孙络。

④ 盛而血者疾诛之："盛"前脱"孙络之"，据《太素·脉度》及《甲乙经》卷二补。盛，指脉络盛满怒张；血，指瘀血当滞；疾，快，指立即处理；诛，去除之意，此指放血。如果孙络发生瘀血盛满的病变，应尽快地用放血的方法消除它。

★分析讨论★

《脉度》开篇，突出中心论题，结合《灵枢·经脉》《灵枢·骨度》《灵枢·五十营》《灵枢·营气》《灵枢·动输》《灵枢·卫气行》等，可见古人对经络系统的研究已较深入。本篇为印证《灵枢·五十营》前述经脉循行的生理数值而设立（表37）。

表 37　二十八脉长度表

	经脉名称	起止	长度	合计（左右）
手之六阳	手阳明大肠经 手少阳三焦经 手太阳小肠经	从手走头 （目）	五尺	三丈
手之六阴	手太阴肺经 手厥阴心包经 手少阴心经	从手至胸中	三尺五寸	二丈一尺
足之六阳	足太阳膀胱经 足阳明胃经 足少阳胆经	从足上至头	八尺	四丈八尺
足之六阴	足太阴脾经 足少阴肾经 足厥阴肝经	从足至胸中	六尺五寸	三丈九尺
	跻脉	从足至目	七尺五寸	一丈五尺
督脉、任脉			四尺五寸	九尺

说明：跻脉分阴阳左右共四脉，文中只计称二脉，其原因在第三段讨论。

（一）脉度与经络系统

经络系统主要以经脉和络脉构成支架。"经脉为里，支而横者为络。"经脉深而在里，纵行，别出孙脉。络脉浅而在表，横行，别出孙络。

经，有径路之意，主要指纵行深入于里的干线；络脉有网络之意，起联络作用，是经脉横行于浅表的分支。而孙络又是络脉分出的细脉。《经脉》篇说："经脉十二者，伏行分肉之间，深而不见……诸脉之浮而常见者，皆络脉也。"

十二经脉是运行气血的主干。"内属于腑脏，外络于肢节。"奇经八脉中的任督二脉分主人体腹、背、阴、阳，均成为脉度的重要内容。跷脉从足至目，贯穿上下，司眼睑开合而"濡目"，与人体睡眠相关，暗合于日月阴阳之道，可以选跷左右二脉，组成二十八脉的周转。

（二）脉度与骨度

经脉的尺度是根据什么定的呢？《骨度》篇说："先度其骨节之大小、广狭、长短，而脉度定矣。"又说："此众人骨之度也，所以立经脉之长短也。"可见，古人是从骨度定脉度。表38试以手三阳脉的骨度和脉度进行分析。

表38　手三阳脉的骨度和脉度

骨度	脉度
本节至其末：四寸半 腕至中指本节：四寸 肘至腕：一尺二寸半 肩至肘：一尺七寸 结喉以下至缺盆：四寸 发以下至颐：一尺	手（指端）→头（目），长五尺

手三阳脉的起止，杨上善注为"从指端至目"，据"君子参折"，额高从前发际至眉间当为三寸，所以一尺之中应减三寸。而肩端至缺盆当有寸余，合上总计正为五尺余，与脉度极为相近。

（三）脉度与五十营

经脉是沟通内外的"大经隧"，营卫通过经脉的输运，以濡养全身，人体的各项生理活动依赖于此。营卫气血在人体中的运行存在着严格的规律性，这种规律又是以脉度为基础，如《灵枢·五十营》说："人经脉上下、左右、前后二十八脉，周身十六丈二尺，以应二十八宿，漏水下百刻，以分昼夜。故人一呼，脉再动，气行三寸，一吸，脉亦再动，气行三寸，呼吸定息，气行六寸……一万三千五百息，气行五十营于身。"说明人体气血在经脉中的运行，阴阳相贯，如环无端，气血运行一周，有二百七十息，为循"脉度"十六丈二尺，换算现代时计为二十八分四十八秒，昼夜共五十周。

古人将"脉度"定为二十八（脉），是"以应二十八宿"于尺；十六丈二尺，是一百六十二尺，即八十一的二倍，是合"九九制会"于地。为了符合"天人相应"，其中难免出现不相吻合之处。如"脉度"的尺数，虽然基于"骨度"和实体解剖，但是由于素材的凑合，以及为了取得"十六丈二尺"，舍去了联系于经脉之间的络脉和"内属于腑脏"的支脉，使二十八脉在体表断而不连。因此若"脉度"仅十六丈二尺，五脏的精气又如何输入经脉？除此之外，十六丈二尺成单线循环才符合"五十营"的周转，可是《灵枢·营气》篇中十四经是成双道循行，而本篇的"跷脉"又是自身循行，不知此三个循环次第如何安排？历代不少医家对此亦提出疑问，如《灵枢识》引《医灯续焰》说："据越人《二十三难》云：脉数总长十六丈二尺，任督、二跷在内，其始从中焦注于手太阴，终于足厥阴，厥阴复还注手太阴。所谓如环无端者，不知二跷、任督，从何处接入，岂附行于足少阴太阳耶？附则不能在循环、注接之内。当俟知者。"

【原文】

五脏常内阅于上七窍也①。故肺气通于鼻，肺和②则鼻能知臭香矣。心气通于舌，心和则舌能知五味矣。肝气通于目，肝和则目能辨五色矣。脾气通于口，脾和则口能知五谷矣。肾气通于耳，肾和则耳能闻五音矣。五脏不和则七窍不通；六腑不合则留为痈。故邪在腑则阳脉不和，阳脉不和则气留之，气留之则阳气盛矣。阳气太盛则阴脉不利，阴脉不利则血留之，血留之则阴气盛矣。阴气太盛则阳气不能荣也③，故曰关。阳气太盛则阴气弗能荣也，故曰格。阴阳俱盛，不得相荣，故曰关格。关格者，不得尽期而死也。

★提示★

1. 阐述经脉在人体生理、病理中的重要作用。经脉输送五脏精气上阅于七窍，五脏之气和调则七窍和利，反之，"五脏不和则七窍不通，六腑不和则留为痈"。

2. 脏腑阴阳格拒不通则形成"关格"的严重病症。

★注释★

①五脏常内阅于上七窍也：阅，经历之意。上七窍，指眼、耳、鼻、口，因七窍均居在上，故称"上七窍"。本句指五脏居于内，而精气却通过经脉上达于显露在外的七窍。

②肺和：《太素》卷六、《甲乙经》卷一在"和"前作"鼻"。

③不能荣也：张介宾曰："本经荣营通用。不能荣，谓阴阳乖乱，不能营行，彼此格拒不相通也。"

★分析讨论★

本段着重说明经气营运的意义，提示"脉度"的重要。分以下两层含义进行讨论。

（一）五脏与七窍

"五脏常内阅于上七窍也……肾和则耳能闻五音矣。"说明经气能够营运脏腑，交通表里，并能使七窍的功能正常发挥，全依赖于经脉的输运作用。将"五脏"与"七窍"的关系作为一个实例，来说明通过经脉的营运不已，灌溉濡养，人体才能发挥正常的功能；如果五脏有疾，可反映于七窍，可从七窍诊察五脏之疾。这些都属于经脉的生理和病理作用。（表39）

表39　五脏与七窍的关系

五脏		对应七窍	经脉联系
肺	鼻	肺经的表经大肠经止于鼻旁迎香	肺和则鼻知香臭
心	舌	手少阴心经之别系舌本	心和则舌知五味
肝	目	肝经上入颃颡、连目系	肝和则目辨五色
脾	口	脾经的表经胃经入齿中，还出环唇	脾和则口知五谷
肾	耳	肾经的表经膀胱经支脉从颠至耳上角	肾和则耳闻五音

（二）"五脏不和则七窍不通……不得近期而死也"

这段说明脏腑不和、营运失常、阴阳格拒引起的经脉的病理变化过程。在此有以下两点说明。

1. "六腑不和则留结为痈"

历代注家将"痈"字都释为"痈疡"，张介宾曰："六腑属阳主表，故其不利，则肌腠留为痈疡。"杨玄操在《难经·三十七难》注说："六腑，阳气也，阳气不和，则结痈肿之属。故云'为痈'也。"张志聪认为："六腑不和，则血气留滞于皮腠而为痛。"《难经白话解》注:"若属阳的六腑功能失常,便会因气血留滞瘀结在皮腠而发为痈毒。"但是临床遇到"六腑不和"导致的皮肤痈疡,较难将其内在机制说明清楚。对此,可以从另外两方面讨论,一则,"痈"字为"癰"或"壅",是"壅塞"之意。《黄帝内经》中常"痈""壅"通用。如《灵枢·论疾诊尺》有"视人之目窠上微痈"。张介宾曰:"痈,壅也。"所以,本段的"痈"是指邪犯六腑,六腑不和,则壅塞致病,与下文的"关格"病文相承接。一则,六腑虽有六宫,但以胃肠为主体,只有胃肠功能正常,水谷精微才能分输五脏,分清泌浊,使水液泌膀胱,糟粕传大肠。所以,六腑不和,气血留滞,郁结化热,则发为肠痈。如《灵枢·上膈》所说:"积聚以留,留则痈成,痈成则下管约。"此"痈"疾乃在腑内,非在皮腠。

2. "关格"的含义

《黄帝内经》中的"关格"在不同地方的含义不一,本节是指阴阳、邪正、虚实之间的病理变化过程。

《黄帝内经》中"关格"二字虽然字面不同,但其意义是一致的。总括来讲,为阻格不通、失去依存的意思。如果邪犯五脏,五脏不和,导致阴脉不利,阴盛则病阳,阳气不得敷布,阴被阻于内,所谓"关阴于内",就称为"关"。邪犯六腑,就会导致阳脉不和,阳盛病阴,阴伤就不能正常营运,阳被拒于外,所谓"格阳于外",这叫"格"。阴阳俱盛,是为脏腑同病,表里、内外、上下、阴阳之间失去了相互依存的正常关系,势必造成阴阳俱虚,终则"阴阳离决",机体功能严重失调和紊乱,可谓"阴阳不相应",并称为"关格"。

《黄帝内经》中"关格"还有脉象变化的意思。如《灵枢·终始》:"人迎与太阴脉口俱盛四倍以上,命曰关格。"《素问·六节藏象论》："人迎与寸口俱盛四倍已上为关格。"后古医家所述的"关格"多指"呕吐及大小便不通"的病证，与《黄帝内经》中的含义有所不同。

【原文】

黄帝曰：跷脉安起安止，何气荣水？岐伯答曰：跷脉者，少阴之别，起于然骨之后，上内踝之上，直上循阴股入阴，上循胸里入缺盆，上出人迎之前，入頄，属目内眦，合于太阳、阳跷而上行，气并相还则为濡目，气不荣则目不合。

黄帝曰：气独行五脏，不荣六腑，何也？岐伯答曰：气之不得无行也，如水之流，如日月之行不休，故阴脉荣其脏，阳脉荣其腑，如环之无端，莫知其纪，终而复始。其流溢之气，内溉脏腑，外濡腠理。

黄帝曰：跷脉有阴阳，何脉当其数①？岐伯答曰：男子数其阳，女子数其阴，当数者为经，其不当数者为络也。

★提示★

1. 论述跷脉的起止、循行，以及生理功能、病理变化。

2. 指出"男子数其阳，女子数其阴"的不同脉度法。

★注释★

① 当其数：数，指二十八脉总长十六丈二尺。当其数，即计算在总数之内。

★分析讨论★

在本段讨论了二十八脉中跷脉的循行路线及生理功能，回答了脉气从何而发，解释了男女分取阳跷、阴跷"当其数"的原因。

"跷"的含义，有轻捷矫健之意。杨上善说："人行健疾，此脉所能，故因名也。乔（跷），高也，此脉从足而出，以上于头，故曰乔脉。"文中仅介绍了"阴跷"，对此，有注家疑有脱简。

（一）跷脉的循行和功能

足少阴肾经别出：起于然骨之后（内踝，照海）→循阴股（入阴）→上循胸里→入缺盆→（上出）入迎前→（入）颃（手足阳明、阳跷）→目内眦→（上行）至脑→（脉气并行面还）眦。

阳跷脉的循行，《难经·二十八难》："阳跷脉者，起于跟中，循外踝上行，入风池。"

关于跷脉的功能，主要有以下三个方面。

1.濡眼目，司开合

跷脉经气盛衰，与眼睑的开合有关，能"濡目"，司眼睑开合，另一意义与人体睡眠有关。本篇说："气并相还则为濡目，气不荣则目不和。"《灵枢·寒热病》提出阴阳跷协调作用，主司人体睡眠："足太阳有通项入于脑者……在项中两筋间，入脑乃别。阴跷、阳跷，阴阳相交，阳入阴，阴出阳，交于目锐（内）眦，阳气盛则瞋目，阴气盛则瞑目。"阴跷主合，其盛嗜睡；阳跷主开，其盛失眠。临床，凡与眼睑开合有关的疾病，以及失眠或嗜睡患者，均可考虑取跷脉治疗。

2.主运动，步矫健

跷脉功能与下肢运动有关。《难经·二十九难》指出："阴跷为病，阳缓则阴急；阳跷为病，阴缓而阳急。"临床出现惊痫、神经麻痹、瘫痪等下肢屈肌紧张，足内翻，为"阳缓而阴急"，治取阴跷；相反，如果下肢伸肌紧张，足外翻，为"阴缓而阳急"，治取阳跷。

3.荣脏腑，行营卫

跷脉具备"阴脉荣其脏，阳脉荣其腑，如环之无端，莫知其纪，终而复始"的功能。

跷脉的脉气，接于足少阴，行于内与脏腑联系，又在目内眦与手足太阳、阳明相会，入脑，与髓海联系，有内外交通的作用。营气由下向上行，卫气由目内眦向下传布，而阴阳跷又有分别。

（二）脉当其数

跷脉左右阴阳四脉，脉度取二，原因是"男子数其阳，女子数其阴，当数者为经，其不当数者为络也"。意思是男子用阳跷计算脉度，女子用阴跷计算脉度，不用的"为络"。为什么男子取阳跷，女子取阴跷呢？《灵枢集注》认为："阴跷之脉，从足上行，应地气之上升，故女子数其阴，阴跷属目内眦，合阳跷而上行，是阳跷受阴跷之气，复从发际而下行至足，应天气之下降，故男子数其阳。"

此处的"经"与"络"与第一段的"经"与"络"的概念不尽相同，此处是从取舍需要而论，取者为"经"，在数，舍者为"络"，不计。

【结语】

1. 本篇围绕"脉度"，对经脉的概念、生理、病理进行了广泛的讨论，为研究营卫运行提供了资料。

2. 揭示了经脉的功能和内脏与形体密切联系，有诸内必行诸外，为临床诊断、治疗提供了依据。

3. 对跷脉的循行、功能进行了阐述，提出男女阴阳跷脉的差异，为探讨和研究奇经八脉提供了线索。

营卫生会第十八

杨长森注解灵枢选辑

【题解】

营，即营气；卫，指卫气。二者皆同出一源，为水谷精气所化生，具有营养、捍卫人体的作用。"清者为营，浊者为卫，营在脉中，卫在脉外。"然而，营卫的循行可谓殊途同归，皆会于脏。本篇主要论述了营气与卫气的生成与会合，故篇名"营卫生会"。最后讨论了营卫与三焦的关系和三焦的部位及功能。

【提要】

本篇主要论述了以下三个问题。

1. 阐明了营卫的生成与循环规律。并根据其循环，提出了营卫之气，日行于阳二十五度，夜行于阴二十五度，昼夜不息，周而复始，循环无端，五十周次而复大会。入阴则寐和入阳则寤的生理变化与营卫的正常循环分不开的；同时，营卫之气的运行与自然界的变化是相适应的。

2. 讨论了老年人和少壮之人之间营卫气血盛衰的不同，以及所表现出的不同的（昼夜）变化规律。并指出了少壮之人昼精夜暝，老年人昼不精、夜不眠的道理。

3. 论述了营卫气血与三焦的关系。在讨论三焦部位、功能的同时，提出了卫气与汗、营气与血及血汗之间关系的问题。

【原文】

黄帝问于岐伯曰：人焉受气？阴阳焉会？何气为营？何气为卫？营安从生？卫于焉会①？老壮不同气②，阴阳异位③，愿闻其会。岐伯答曰：人受气于谷，谷入于胃，以传与肺，五脏六腑，皆以受气。其清者为营，浊者为卫④，营在⑤脉中，卫在脉外，营周不休，五十而复大会⑥，阴阳相贯，如环无端⑦。卫气行于阴二十五度，行于阳二十五度，分为昼夜，故气至阳而起，至阴而止⑧。故曰：日中而阳陇为重阳⑨，夜半而阴陇为重阴⑩。故太阴主内，太阳主外⑪。各行二十五度，分为昼夜⑫。夜半为阴陇，夜半后而为阴衰⑬，平旦阴尽，而阳受气矣。日中为阳陇，日西而阳衰。日入阳尽而阴受气矣。夜半而大会，万民皆卧⑭，命曰合阴。平旦阴尽而阳受气。如是无已，与天地同纪⑮。

★提示★

1. 此节讨论了营卫之气的生成及性能。

2. 指出了营卫的循环和交会路线。

3. 指出了营卫的循环变化与自然界的节律变化是相适应的。

★注释★

① 营安从生卫于焉会：气是怎样生成的？卫气与营气又是怎样交会的？

② 老壮不同气：气，正气，在此指营卫之气。意思是老年人与少壮之人的营卫之气，有着盛衰的不同。

③ 阴阳异位：阴阳，在此指昼夜。异位，指营卫之气在白昼和黑夜所循行的表里部位发生了异常。

④清者为营浊者为卫：清浊，此就营卫之气的性能而言。张介宾曰："清者水谷之精气也，浊者水谷之悍气也……清者属阴，其性精专，故化生血脉而周行于经隧之中，是为营气；浊者属阳，其性慓疾滑利，故不循经络而直达肌表，充实于皮毛分肉之间，是为卫气。"

⑤在：指循行。

⑥营周不休五十而复大会：周，《辞海》作围绕、环绕讲，有运行、运转之意。本句指营卫之气在全身不休止地运行，环绕五十周次而汇合。

⑦阴阳相贯如环无端：阴阳，此指阴经和阳经。相贯，指经脉相互接连贯通。张介宾曰："其十二经脉之次，则一阴一阳，一表一里，迭行相贯，终而复始，故曰如环无端也。"

⑧气至阳而起至阴而止：气，此指营卫之气。起，即醒寤。止，即睡眠。张志聪："气至阳则卧起而目张，至阴则休止而目瞑。"

⑨日中而阳陇为重阳：陇，通隆，有极盛之意。日中，即中午，称之为午时，是阳气隆盛的时候，为重阳，又叫阳中之阳。

⑩夜半而阴陇为重阴：夜半为子时，是阴气最隆盛的时候，为重阴，又称为阴中之阴。

⑪太阴主内太阳主外：太阴，指手太阴肺经。内，即营气。营行脉中，始于手太阴而复会于手太阴也。太阳即足太阳膀胱经，外指卫气。卫行脉外，始于足太阳而复会于足太阳也。张介宾曰："太阴，手太阴也，太阳，足太阳也。内言营气，外言卫气。营气始于手太阴而复会于太阴，故太阴主内；卫气行于足太阳而复会于太阳，故太阳主外。"

⑫各行二十五度分为昼夜：指营卫之气行阴、行阳各

二十五度。昼行于阳，夜行于阴。行于阳指表和腑而言，行于阴指里和脏而言。

⑬ 夜半后而为阴衰：子时以后，营气逐渐变弱。张介宾曰："夜半后为阴衰，阳生于子也。日西而阳衰，阴生于午也。如《金匮真言论》曰："平旦至日中，天之阳，阳中之阳也；日中至黄昏，天之阳，阳中之阴也；合夜至鸡鸣，天之阴，阴中之阴也；鸡鸣至平旦，天之阴，阴中之阳也，故人亦应之。""

⑭ 夜半而大会……命曰合阴：营卫之气于夜半而会合于里，称为合阴。张介宾曰："大会，言营卫阴阳之会也。营卫之行，表里异度，故尝不相值，惟于夜半子时，阴气已极，阳气将生，营气在阴，卫气亦在阴、故万民皆瞑而卧，命曰合阴。"

⑮ 如是无已与天地同纪：无已即无上境。天地指自然界。纪是纲纪、规律。即言营卫之气就是这样无止境地运行，与大自然一样，有一定的运行规律。

★分析讨论★

本节主要分三段来加以讨论：第一段主要阐述了营卫的生成和它们的性能；第二段阐述了营卫的运行及其交会；第三段提出营卫的循环规律与自然界的节律变化是相一致的，并为"子午流注学说"奠定了理论基础。

（一）营卫的生成、性能及其部位

"人焉受气？阴阳焉会……营周不休"为第一段，此段明确地指出营卫之气的生成来源于水谷之精气，二者之间有着清、浊的不同，故它们所在的部位亦不相同。

1. 营卫的产生及其部位

《素问·痹论》说："营者，水谷之精气也；卫者，水谷之悍气也。"又说："卫者，水谷之悍气也，其气慓疾滑利，不能入于脉也，故循皮肤之中，分肉之间，熏于肓膜，散于胸腹。"

《灵枢·卫气》说:"其精气之行于经者为营气,其浮气之不循经者为卫气。"张介宾曰:"谷气出于胃,而气有清、浊之分。清者,水谷之精气也;浊者,水谷之悍气也。诸家以上下焦言清浊者皆非。清者,属阴,其性精专,故化生血脉,而周行经隧之中,是为营气。浊者,属阳,其性悍疾滑利,故不循经络而直达肌表,充实于皮毛分肉之间,是为卫气。"

2. 营卫的功能

营卫之气虽有脉内脉外之分,但却各司其职。《灵枢·本脏》说:"经脉者,所以行血气而营阴阳,濡筋骨,利关节者也。卫气者,所以温分肉,充皮肤,肥腠理,司开阖也……卫气和则分肉解利,皮肤调柔,腠理致密矣。"

3. 营卫的共同点

营卫之气虽各行其道,但终是相伴而行,必须阴阳和调,才能共同起到抵抗外邪的作用。《灵枢·五乱》说:"四时者,春、秋、冬、夏,其气各异,营卫相随,阴阳已和。清浊不相干,如是则顺之而治。"若营卫之气相失,则受邪。

根据以上论述,现归纳如下(表40)。

表 40　营卫之气的生化及功能表

生 化	功 能
谷入于胃,传之以肺,清者→水谷之精气→营气	濡润脏腑→受脉道约束→行于脉中
谷入于胃,传之以肺,浊者→水谷之悍气→卫气	慓疾滑利→不受脉道约束→行于脉外

(二)营卫的循环交会及起止点

"五十而复大会……各行二十五度,分为昼夜"为第二段。此段阐述了营气和卫气的循环、交会及它们的起止脏腑。

1. 营卫的循环及交会

《灵枢·动输》说:"营卫之行也,上下相贯,如环之无端。"《难经·一难》说:"荣卫行阳二十五度,行阴亦二十五度,为一周也。"《难经·三十难》又说:"营周不休,五十而复大会,阴阳相贯,如环无端,故知荣卫相随也。"张介宾曰:"营气周流十二经,昼夜各二十五度,卫气昼则行阳,夜则行阴,亦各二十五度。营卫各为五十度,以分昼夜也。"

2. 营卫的起止

《灵枢·卫气行》说:"故卫气之行……阳气出于目,目张则气上行于头,循项下足太阳……阳尽于阴,阴受气矣。其始入于阴,常从足少阴注于肾,肾注于心,心注于肺,肺注于肝,肝注于脾,脾复注于肾,为一周。"《灵枢·营气》说:气从太阴出,注手阳明,上行注足阳明,下行至跗上,注大指间,与太阴合……下注肺中,复出太阴。"

(三)营卫的循环与四时的变化

"夜半为阴陇……与天地同纪"为第三段,此段提出人的气血运行同自然界的变化甚为密切,营卫循环的盛衰与四时、四季相应,从而为"子午流注学说"奠定了理论基础。

1. 正常的四时变化

《灵枢·岁露论》说:"人与天地相参也,与日月相应也,故月满则海水西盛,人血气积,肌肉充,皮肤致……至其月郭空,则海水东盛,人气血虚,其卫气去,形独居。"

张介宾曰:"人之阴阳,亦与一日四时之气同,故子后则气升,午后则气降,子后则阳盛,午后则阳衰矣。"又说:"人身气血之往来,如潮汐消长,早日潮,晚日汐。"

2. 病理反应

根据营卫的盛衰,四时的变化,可以判断疾病的进退和预后。《灵枢·顺气一日分为四时》曰："夫百病者，多以旦慧、昼安、夕加、夜甚……朝则人气始生，病气衰，故旦慧；日中人气长，长则胜邪，故安；夕则人气始衰，邪气始生，故加；夜半人气入脏，邪气独居于身，故甚也。"

【原文】

黄帝曰：老人之不夜瞑①者，何气使然②？少壮之人不昼瞑者，何气使然？岐伯答曰：壮者之气血盛，其肌肉滑，气道通，荣卫之行不失其常，故昼精而夜瞑。老者之气血衰，其肌肉枯，气道涩③，五脏之气相搏④，其营气衰少而卫气内伐⑤，故昼不精，夜不瞑。

★提示★

此节主要从人体营卫气血的盛衰，论述了老年人与少壮之人在不同的时期，所反映出的生理活动变化的自然规律。

★注释★

①瞑：通眠。

②何气使然：是什么气使他们这样的呢？

③气道通……气道涩：通作利讲，涩作不流畅讲。

④五脏之气相搏：气，在此作机体功能讲。相搏即相争，或不协调。本句指五脏的机体功能不协调。

⑤其营气衰少而卫气内伐：内伐即争伐。由于营血不足，而卫气又经常需要向体内的营气争补给，故称为内伐。

★分析讨论★

本节主要以老年人和少壮之人，各自在昼夜所表现出的精力相比较，从而反映了人的精神活动和睡眠与营卫的盛衰有着密切的联系，并为我们指出了虚证失眠的病机在于营气不足而卫气内伐的机制。

1. 营卫的生理与睡眠

《灵枢·口问》说:"卫气昼日行于阳,夜半则行于阴,阴者主夜,夜者卧。"又说:"阳气昼,阴气盛,则目瞑;阴气尽,而阳气盛,则寤矣。"

2. 营卫失调所导致的失眠

《灵枢·大惑论》说:"卫气不得入于阴,常留于阳,留于阳则阳气满,阳气满则阳跷盛,不得入于阴则阴气虚,故目不瞑矣。"《灵枢·邪客》说:"今厥气客于五脏六腑,则卫气独卫其外,行于阳,不得入于阴。行于阳则阳气盛,阳气盛则阳跷满,不得入于阴,阴虚,故目不瞑。"综上所述,归纳如下表41。

表41 不同年龄的人生理、睡眠机理

年龄大小	生理情况	睡眠机理
少壮之人	气血盛,肌肉滑,气道通,营卫和调	昼行于阳,则昼精;夜行于阴,则夜瞑
老年人	气血衰,肌肉枯,气道涩,营卫失调	昼不行于阳,则昼不精;夜不行于阴,则夜不眠

【原文】

黄帝曰:愿闻营卫之所行,皆何道从来?岐伯答曰:营出于中焦,卫出于下焦①。

黄帝曰:愿闻三焦之所出。岐伯答曰:上焦出于胃上口,并咽以上,贯膈而布胸中②,走腋,循太阴之分而行,还至阳明,上至舌,下足阳明。常与营俱行于阳二十五度③,行于阴亦二十五度,一周也。故五十度而复大会于手太阴矣。黄帝曰:

人有热饮食下胃，其气未定④，汗则出，或出于面，或出于背，或出于身半，其不循卫气之道而出，何也？岐伯曰：此外伤于风，内开腠理，毛蒸理泄⑤，卫气走之，固不得循其道。此气慓悍滑疾，见开而出，故不得从其道，故命曰漏泄⑥。

黄帝曰：愿闻中焦之所出。岐伯答曰：中焦亦并胃中，出上焦之后⑦。此所受气者，泌糟粕，蒸津液，化其精微，上注于肺脉，乃化而为血，以奉生身，莫贵于此。故独得行于经隧，命曰营气。

黄帝曰：夫血之与气，异名同类，何谓也？岐伯答曰：营卫者，精气也；血者，神气也⑧。故血之与气，异名同类焉。故夺血者无汗，夺汗者无血⑨。故人生有两死，而无两生⑩。

黄帝曰：愿闻下焦之所出。岐伯答曰：下焦者，别回肠⑪，注于膀胱而渗入焉。故水谷者，常并居于胃中，成糟粕而俱下于大肠，而成下焦。渗而俱下，济泌别汁⑫，循下焦而渗入膀胱焉。黄帝曰：人饮酒，酒亦入胃，谷未熟而小便独先下，何也？岐伯答曰：酒者，熟谷之液也⑬，其气悍以清⑭，故后谷而入，先谷而液出焉⑮。

黄帝曰：善。余闻上焦如雾⑯，中焦如沤⑰，下焦如渎⑱，此之谓也。

★提示★

1.此节主要分三段来讨论三焦与营卫的关系，以及三焦的部位和功能。

首先指出了营气出于中焦，卫气出于下焦。三焦之所出亦有一定的道路。上焦出于胃上口，并与营气相伴而行，复会于手太阴，主要功能为敷布水谷之气至全身。中焦亦出于胃，在上焦的后面，其功能为主腐熟水谷，泌糟粕，蒸津液，化生精微，上注于肺。下焦在胃下口，别走回肠，下注于大肠、膀胱，其功能泌别清浊，排泄二便。故"上焦如雾，中焦如沤，下焦如渎"。

2. 根据三焦与营卫的关系以及它们的功能，提出血汗同源，故"夺血者无汗，夺汗者无血"。这一理论在后世广泛地应用于临床各科。

★注释★

① 营出于中焦卫出于下焦：关于卫出于下焦，有几种不同的观点，有主张卫出于上焦，亦有主张卫出于下焦者。《太素》《备急千金要方》并作"卫出上焦"，疑"下"字为"上"字之伪。张志聪也认为"下焦"当为"上焦"之误，他说："下当作上。"并说："《决气》曰：'上焦开发，宣谷五味，熏肤、充身、泽毛，若雾露之溉，是谓气。'《五味》曰：'辛入于胃，其气走于上焦，上焦者，受气而营诸阳者也。'卫者，阳明水谷之悍气，从上焦而出，卫于表阳，故曰卫出上焦。"张介宾则同意卫出于下焦的说法，他说："卫气者，出其悍气之慓疾，先行于四末分肉皮肤之间，不入于脉，故平旦阴尽，阳气出于目，循头项下行，始于足太阳膀胱经而行于阳分，日西阳尽则始于足少阴肾经而行于阴分，其气自膀胱与肾，由下而出，故卫气出于下焦。"又说："卫气属阳，乃出于下焦，下者必升，故其气自下而上，亦犹地气上为云也。营本属阴，乃自中焦而出于上焦，上者必降。故营气自上而下，亦犹天气降为雨也。"如果从本篇原文的前后文意来看，或从《灵枢·决气》《灵枢·五味》来看，"下焦"为"上焦"之误是正确的，但从阴阳升降的规律来说，"卫出下焦"是可行的，而且已成为中医理论的一个重要观点，对后世的命门学说有较大的影响。因此，我认为这二种观点应该并存。

②并咽以上贯膈而布胸中：咽，指食道。即与食道上行穿过膈膜，散布于胸中。

③常与营俱行于阳二十五度：即上焦之气与营气并行于阳二十五度。

④其气未定：言饮食入胃，还未化生成精微之气。

⑤毛蒸理泄：即皮毛被风热之邪所蒸，则腠理开泄。

⑥漏泄：指皮肤腠理为风邪所伤，卫气不能固表，汗如漏下称为外泄。

⑦中焦亦并胃中出上焦之后：胃中即中脘部。后，指时间的先后。言中焦之气起于胃中，但其气的出发时间，则在上焦之气的后面。

⑧营卫者……神气也：营卫之气皆由水谷的精微所化生，血又为营气所化，但必须通过心气的作用变化而赤，谓之血。张介宾曰："营卫之气，虽厘清浊，然皆水谷之精华，故曰营卫者精气也。血由化而赤，莫测其妙，故曰血者神气也。"张志聪："血者，中焦之精汁，奉心神而化赤，神气之所化也。"

⑨夺血者无汗夺汗者无血：失血的人，不可再发汗，汗多的人，不可再伤血。张介宾曰："然血化于液，液化于气，是血之与气，本为同类，而血之与汗，亦非两种。但血主营，为阴为里，汗属卫，为阳为表，一表一里，无可并攻，故夺血者无取其汗，夺汗者无取其血。"张志聪："汗乃血之液，气化而为汗，故夺其血者则无汗，夺其汗者则无血。"

⑩故人生有两死而无两生：两，指夺血、夺汗二者而言。即如血与汗耗伤过度，以致阴阳俱脱，故有两死，决不可能死而复生也。张介宾曰："脱阳亦死，脱阴亦死，故曰人生有两死，然而人之生也，阴阳之气皆不可无，未有孤阳能生者，亦未有孤阴能生者，故曰无两生也。"

⑪ 别回肠：泛指大小肠的连接部分。

⑫ 济泌别汁：济，是泲字的古写字，酒之清者称泲。济泌是过滤的意思。即言小肠有分清浊的功能，清者则吸收营养全身，浊者则归于大肠或者渗入膀胱。

⑬ 酒者熟谷之液也：即酒是谷物经过腐熟以后酿成的液体。

⑭ 其气悍以清：指酒质需清净，但它的性质却慓悍滑疾。

⑮ 先谷而液出焉：指酒一般在食物腐蚀以前就能排出。

⑯ 上焦如雾：指上焦宣散水谷的精气，如雾露一样，均匀地敷布全身。"上焦如雾"主要指心肺的输布作用。

⑰ 中焦如沤：指物质被长时间的浸泡，这里形容中焦腐熟消化饮食的状态。"中焦如沤"指脾胃的消化转输作用。

⑱ 下焦如渎：渎，水渠，形容下焦排出的代谢产物（即小便）犹如水渠排水一样。对如雾、如沤、如渎，张介宾曰："如雾者，气浮于上也，言宗气积于胸中，司呼吸而布于经隧之间，如天之雾，故曰上焦如雾也。沤者，水上之泡，水得气而不沉者也，言营血化于中焦，随气流行以奉生身，如沤处浮沉之间，故曰中焦如沤也。渎者，水所注泄，言下焦主出而不纳，逝而不反，故曰下焦如渎也。""下焦如渎"指肾与膀胱的排尿作用，包括肠道的排便作用。

★分析讨论★

（一）三焦的部位与功能

本篇虽未详细描述三焦的具体形态，但已明确地指出了三焦的部位分界应以胃为标准，并详述了它们各自的功能，故三焦总司人体的气化功能，和其他脏腑都有着密切的联系。

从三焦的部位来看，它们分属于胸腹，贯穿人体上下。正如本篇指出"上焦出于胃上口，并咽以上，贯膈而布胸中"，故上焦当在膈上胸中，为心、肺之所属。"中焦亦并胃中，出上焦之后"，故中焦应在脾胃。"下焦者，别回肠，注于膀胱"，故下焦应在小腹的肾、膀胱，以及大小肠处。所以，历来都将三焦看成是六腑之一，以主持诸气、疏通水道。

《灵枢·本输》说："三焦者……是孤之腑也，是六腑之所与合者。"《素问·灵兰秘典论》说："三焦者，决渎之官，水道出焉。"《难经·三十八难》说："三焦也，有原气之别焉，主持诸气。"《难经·三十一难》说："三焦者，水谷之道路，气之所终始也。"张介宾曰："三焦为中渎之府，膀胱为津液之府，肾以水脏而领水府……故肾得兼将两脏。"《素问·咳论》："肾咳不已，则膀胱受之……久咳不已，则三焦受之。"主要说明久咳不已，必然要伤气、耗气，即耗散元气，故三焦受之。

由此可见，三焦无具体形态，但它所主持的气化作用和通调水道的功能已不可否认。促进脏腑功能之间的相互作用，主要依靠气机的调达，如果三焦气机失调，脏腑功能必然会出现紊乱。而且，精微物质的输送，也要依靠三焦的气化作用。水液的代谢，同样需要三焦的气化，使之上下条达，才能推动糟粕及水液的排泄。因此，三焦的功能同脏腑的功能有着密切的联系，离开了脏腑就无法说明三焦的功能。在临床上也是如此，故秦伯未曾说过："若离开内脏来专治三焦，是没有办法的。"所以，《中脏经》说："三焦者，人之三元之气也……三焦通则内外左右上下皆通也。其于周身灌体，和内调外，荣左养右，导上宣下，莫大于此。"现将三焦的部位、功能归纳如下表42。

表 42　三焦的部位和功能

三焦划分	部位	内脏	功能
上焦	自胃上口，至胸中	心肺	主散布，主持诸气，输布养料
中焦	在胃腹部，出自上焦之后	脾胃	主化，腐熟水谷、化生气血
下焦	在胃的下口，至小腹	肾（肝），膀胱，大、小肠	主出，分清别浊、排泄二便

（二）"夺血者无汗、夺汗者无血"

"夺血者无汗、夺汗者无血"是对血汗关系的概括。汗是人体津液所化，在卫气的作用下所蒸发津液的必然结果。血是水谷精微所化，来源于营气。同时津液又不断地补充血液，在人体上起着重要的调节作用。血与汗二者之间有着密切的相互关系，相互制约、影响。若汗出太过，就必然损伤津液，则化血无源而血少。若因失血太过也必伤其津液，津液亏损则汗也无汗，若血汗俱伤，必然导致阴阳俱伤，亡阴亡阳，"故人生有两死而无两生"。可见，本篇提出了卫气与汗、营气与血及血之与汗等关系问题，对后世及临床实践有着十分重要的意义。正如《素问·经脉别论》说："阳加于阴谓之汗。"《灵枢·决气》曰："汗出溱溱是谓津。"又如《灵枢·痈疽》说："中焦出气如露，上注溪谷，而渗孙脉，津液和调，变化而赤为血。"这就明确地指出了血、汗是同源的。

四时气第十九

【题解】

四时，即春夏秋冬四季。气，指气候。

本篇根据"天人相应"的整体观念，认为人与自然密切相关。指出四季气候的变化各有不同，其产生的疾病亦随之而异。因而当针刺治疗时，要根据时令气候的不同，选择适当的腧穴，掌握进针时的深浅和手法，以取得相应的疗效。故命为"四时气"。

【提要】

本篇主要讨论了以下三个问题。

1. 指出四时气候各有不同，人身受四时之气的影响，其疾病的产生亦有千差万别，因此针刺治疗必须顺应四时，选择适当的腧穴，注意针刺的深浅和手法。

2. 简要论述了温疟、风痹、飧泄等十三种杂病的临床症状、针刺治疗原则、取穴、操作方法及注意事项。

3. 篇末指出了作为一个针灸医生，在临床工作中，必须四诊合参，才能做出正确的诊断并掌握疾病的预后，这样治疗才能有的放矢。

【原文】

黄帝问于岐伯曰：夫四时之气，各不同形。百病之起，皆有所生。灸刺之道，何者为定？岐伯答曰：四时之气，各有所在，灸刺之道，得气穴为定。故春取经血脉分肉之间，甚者深刺之，间者浅刺之；夏取盛经孙络①，取分间，绝皮肤；秋取经腧，邪在腑，取之合；冬取井荥，必深以留之。

★提示★

本段指出四季气候不同，其疾病的产生亦异，灸刺之道必须顺应四时之变化。

★注释★

夏取盛经孙络：盛经，指阳脉，包括手之三阳经。孙络，联系于诸经之间最细小的支络。因夏天阳气充盛，热气熏蒸肌表，所以应取皮腠间的孙络。

★分析讨论★

本段可分为三层意思：第一层，"黄帝问于岐伯曰：夫四时之气……何者为定"，首先提出四时气候的变化各有不同，人体受四时之气的影响，疾病的产生也不同，那么针刺的治疗原则应当如何而定呢？第二层，"岐伯答曰：四时之气，各有所在……得气穴为定"，指出由于四季气候对人体的影响，针刺的治疗原则，当根据不同的发病季节，选取有关的腧穴，运用不同的刺法。第三层，"故春取经血脉分肉之间……冬取井荥，必深以留之"，主要论述了四时不同的刺法。

（一）"四时之气，各不同形。百病之起，皆有所生"

本段提出的"四时之气，各不同形。百病之起，皆有所生"的论点，明确地指出了四时之气的变化与人体发病的关系，这种从"天人相应"的整体观念出发，认为人与自然密切相关，在生理病理方面，无不受着四时气候的影响，把人与自然当作统一整体来认识，是《黄帝内经》的基本学术思想，也是中医学的基本特点之一。

（二）"四时之气，各有所在，灸刺之道，得气穴为定"

"四时之气，各有所在，灸刺之道，得气穴为定"，明确指出了由于四季气候变化，影响人体时，各有一定的发病部位，因而针刺治疗必须顺应自然，根据不同的气候与发病时令，选取适当的穴位和刺法。

（三）四时刺法（表43）

表43　四时取穴及刺法

季节	取穴部位	刺法
春	经血脉分肉之间	甚者深刺　间者浅刺
夏	盛经孙络或分肉间	绝皮肤（浅刺）
秋	取经输，邪在腑取之合	病重者深刺，病轻者浅刺（据《甲乙经》补）
冬	井荥	深刺久留

古人对针刺的深浅，均有严格的限制。《灵枢·终始》说："春气在毛，夏气在皮肤，秋气在分肉，冬气在筋骨，刺此病者，各以其时为齐。"这里的"齐"就是"剂"的意思，也就是指针刺的深浅的程度。春夏二季，万物发生之时，气候温暖，人气在上，在皮毛，邪气所中也浅，针刺当然不宜过深，秋冬二季，物主收藏，天寒地冻，人气在下，在分肉筋骨，邪气中人也较深，所以当刺深，只有这样才能祛除病邪。违反了这个治疗原则，就如《灵枢·官针》中所说："疾浅针深内伤良

肉……病深针浅病气不泻"，也就是说如果不应刺而刺，不仅原来的病不愈，反因误刺伤了其他脏气，使病势加重，或引起其他病变。所以《素问·诊要经终论》说："春夏秋冬，各有所刺，法其所在。"纵观《黄帝内经》其他篇章与本篇所论各有不同，但总的精神基本上是一致的，即春夏浅刺，秋冬深刺。但根据四时对五输穴的取法，则不尽相同，有待进一步研究。

【原文】

温疟汗不出，为五十九痏①。风疢②肤胀，为五十七痏③。取皮肤之血者，尽取之。飧泄，补三阴④之上，补阴陵泉，皆久留之，热行乃止。转筋于阳，治其阳；转筋于阴，治其阴，皆卒刺之。

★提示★

本段主要论述温疟、风疢、飧泄、转筋四种病证的临床症状、针刺原则及针刺方法。

★注释★

①五十九痏（wěi 委）：痏，一般指伤瘢，此指腧穴。五十九痏就是治疗热病的五十九穴。据《灵枢·热病》五十九穴为：少商、商阳、中冲、关冲、少冲、少泽，左右共十二穴；后溪、中渚、三间、少府、束骨、足临泣、陷谷、太白，左右共十六穴；五处、承光、通天，左右共六穴；临泣、目窗、正营、承灵、脑空，左右共十穴；听会、完骨（均为双侧）、承浆、哑门，共六穴；百会、囟会、神庭、风府、廉泉、风池（双）、天柱（双）共九穴；合为五十九穴。

②风疢：疢，与水通。马莳："疢即水，以水为疾，故加以疾之首。"

③五十七痏：是指五十七个治疗水病的主要穴位。根据《素问·水热穴论》，这五十七个穴位是：长强、腰俞、命门、悬枢、脊中，共五穴；白环俞、中膂俞、膀胱俞、小肠俞、大肠俞，左右共十穴；秩边、胞肓俞、志室、肓门、胃俞，左右共十穴；横骨、大赫、气穴、四满、中注，左右共十穴；气冲、归来、水道、大巨、外陵，左右共十穴；大钟、照海、复溜、交信、筑宾、阴谷，左右共十二穴。以上共五十七穴。

④补三阴：指肝、脾、肾三阴经的交会之处，也就是足太阴脾经的三阴交穴。

★分析讨论★

（一）温疟

温疟为内有伏邪，至夏季感受暑热而发的一种疟疾。临床以先热后寒、热重寒轻、汗或多或少、口渴、舌红、脉轻按浮数、重按无力为主症。《金匮要略》曰："温疟者，其脉如平，身无寒，但热，骨节疼烦，时呕。"温疟的病机是：阳热炽盛，腠理闭塞，故对温疟的治疗，古人主张以发散为主。如张介宾曰："凡古人治疟之法，若其久而汗多，腠理开泄，阳不能固者必补敛。无汗则腠理致密，邪不能解，必发散之。故曰：有汗者要无汗，扶正为主；无汗者要有汗，散邪为主。此大法也。"针刺治疗根据具体情况，选取《灵枢·热病》中的五十九穴中的相应穴位，施以泻法，以发其汗，使热从汗解。若取少冲、少泽、关冲、商阳、后溪、风池、百会、上星等穴治疗，可配间使、大椎，疗效更好。

（二）风痋

风痋为水肿证候的类型之一，主要表现为发病急骤、脉浮、骨节疼痛、发热恶风、浮肿以头面较甚。故治疗当祛风行水，宣发肺气。可于五十七穴中选取适当腧穴施治，正如刘完素说：

"凡五十七穴，然亦不必尽针，择其腹背，并足要穴刺之可也。"

（三）飧泄

飧泄指泄泻完谷不化。多由六淫之邪，饮食所伤，或由于其他原因，导致脾胃虚寒、温运失职、水谷不化所致。文中指出对本病的针刺治疗，应取足太阴脾经的三阴交、阴陵泉两穴，均施以补法，久留针，待针下有热感即可出针。此即"虚则补之，寒则留之"的具体运用。三阴交为足三阴经交会穴，针之具有补脾胃、助运化、通经活络、调和气血的作用。阴陵泉系足太阴脾经的合穴，"合治内府"，有健脾利湿、通利三焦的作用。二穴相配，补脾健胃，使水谷得以运化，飧泄可除。若配以足三里穴疗效更佳。

（四）转筋

转筋，俗称"抽筋"，西医学称之为"腓肠肌痉挛"。多由气血不足、风寒湿侵袭所致。症见肢体筋脉拘挛，必扭转急痛。此证又常并发于霍乱吐泻之后，津液暴脱，筋脉失养之时。在治疗上"转筋于阳治其阳，转筋于阴治其阴，背卒刺之"。现代临床上对转筋一证，正是用"局部取穴"的针刺方法，凡转筋部位在外侧的一般取足三阳经的腧穴，如阳陵泉、悬钟、承山；若转筋部位在内侧的一般取足三阴经的腧穴，如阴陵泉、三阴交、承山等。以上诸穴针之均有调和气血、祛风舒筋活络之功，若配以温针可加强祛风散寒除湿之功，疗效更为显著（表44）。

表44 温疟、风痰、飧泄、转筋的病机及证治

病名	主症	病机	治则	取穴
温疟	先热后寒，热重寒轻，汗不出，口渴喜冷饮，脉轻按浮数，重按无力	阳热炽盛，腠理闭塞	发汗，散热邪	少商、少泽、少冲、后溪、风池
风痰	发病急骤，骨节疼痛，发热恶风，头面浮肿较甚	风遏水阻，风水相搏泛溢于肌肤	祛风行水，宣肺理气	阴谷、水道、气冲、膀胱俞等
飧泄	泄泻，完谷不化	脾胃虚寒，温运失职	补脾胃以助运化	三阴交、阴陵泉
转筋	肢体筋脉拘挛，如抽转样急痛	气血不足，风寒湿侵袭，经络痹阻筋脉失养	活血舒筋	阳陵泉、悬钟、阴陵泉、承山、三阴交

【原文】

徒㽷①，先取环谷下三寸，以铍针针之，已刺而筩之，而内之，入而复之，以尽其㽷，必坚来缓则烦悗，来急则安静。间日一刺之，㽷尽乃止。饮闭药②，方刺之时，徒饮之。方饮无食，方食无饮，无食他食，百三十五日。

着痹不去，久寒不已，卒取其三里。骨为干，肠中不便③，取三里，盛泻之，虚补之。疠风④者，素刺其肿上。已刺，以锐针针其处，按出其恶气，肿尽乃止。常食方食，无食他食。

★提示★

本段主要论述了徒㾬、着痹、肠中不便、疠风四种疾病的症状、针刺原则、取穴及刺治发法。

★注释★

①徒㾬：徒，仅有。徒㾬，指水肿病。徒㾬，指与风水相比较，其病仅有水而没有风。

②闭药：通闭的药物，即利小便之药。马莳说："必饮通闭之药，以利其水，防其再肿。"

③骨为干肠中不便："骨为干"三字与上下文不相合，疑为《灵枢·经脉》原文误窜于此。肠，指大小肠。不便，指功能失常。意思是大小肠的功能失常。

④疠风：《景岳全书》注："疠风，即大风也，又谓之癞风，俗又名为大麻风。"

★分析讨论★

（一）徒㾬

徒㾬就是水肿病。本篇所述"徒㾬"的驱水法，为"先取环谷下三寸"。历代医家对"环谷下三寸"的认识颇有不一，马莳谓其为"风市穴"。张介宾曰："环谷义无所考，或即足少阳之环跳穴，其下三寸许，垂手着股，中指尽处，惟奇穴中有风市一穴，或者即此，明者察之。"考环跳一穴，《甲乙经》载在"髀枢中"，"髀枢以下至膝中长一尺九寸"。而风市非经所不载，具体位置约在膝上七寸，二者相距实有一尺二寸，若环谷为环跳，则其下三寸实非风市穴所在之处，且与风市穴主治亦不相同，故不可从。唯杨上善之说从临床上来看颇有道理。杨上善云："脐下三寸关元。"考《甲乙经》载关元为："关元，小肠募也，一名次门，在脐下三寸，足三阴、任脉之会。"关元乃为治水肿的要穴，再观后世文献记载，治疗水肿之说举目皆是，而风市则较少。从临床来看，治疗少腹水肿多以关元为主，佐以水道、气海、阴陵泉、足三里等穴。针刺治疗水肿时，更可配合通闭利水之药以助其功。

文中提出的所谓"无食他食，百三十五日"等饮食之宜忌，可谓目前中西医治疗水肿的常规。张介宾曰："水肿既消，当忌伤脾发湿等物，至一百三十五日之外，方保其不复也。"

（二）着痹

着痹，是痹证的一种，由水湿逗留经络营卫、气滞涩不行所致，症见肢体关节重着不移，肌肤微肿，不红，遇阴雨寒冷天气易发作。张介宾曰："着痹者，肢体重着不移，或为疼痛，或为顽木不仁，湿从土化，病多发于肌肉。"故治疗取足阳明胃经之足三里穴，针后加灸，以温补脾胃，散阳明中的寒湿之邪而痹病可愈。临床上对于着痹的治疗往往是依据疼痛的部位配以局部输穴针之，效果更为显著。

（三）肠中不便

肠中不便，即大小肠的功能失常，小肠的主要功能是接受胃的腐熟水谷，进一步消化和分清别浊，并将糟粕归于大肠。大肠的主要功能是接受小肠传送下来的食物废料，从肛门排出体外。肠中不便的原因是大小肠失去了这种功能，因大肠、小肠都与胃有着密切的关系，所以当取胃经的合穴足三里以治疗之。

本段经文中的着痹、肠中不便均取用足阳明经的合穴足三里，实为异病同治之法的具体应用。

（四）疠风

《素问·风论》曰："疠者，有荣气热胕，其气不清，故使其鼻柱坏而色败，皮肤疡溃，风寒客于脉而不去，名曰疠风。"

这说明疠风病主要为风邪侵入经脉，引起血气污浊不清，以致鼻柱损坏，皮肤生疮溃烂。它的症状相当于现代所称的麻风病。本段指出治疗疠风，可以针刺其肿起的部位，针后再用锐利的针刺其患处，然后用手按压以出恶毒之气（瘀血），直等到肿退为止。并且指出患者应该吃符合调理需求的食物，不要吃其他动风、发毒的食物，这在临床上是有一定参考价值的。由此可见，古人对传染病学早有研究。

【原文】

腹中常鸣，气上冲胸，喘不能久立，邪在大肠，刺肓之原、巨虚上廉、三里。小腹控睾，引腰脊，上冲心，邪在小肠者，连睾系，属于脊，贯肝肺，络心系。气盛则厥逆，上冲肠胃，熏肝，散于肓，结于脐。故取之肓原以散之，刺太阴以予之①，取厥阴以下之②，取巨虚下廉以去之，按其所过之经以调之。

★提示★

本段主要论述大肠、小肠的病变及治疗。

★注释★

①刺太阴以予之：张介宾曰："刺太阴以予之，补肺经之虚也。"

②取厥阴以下之：张介宾曰："取厥阴以下之，泻肝经之实也。"

★分析讨论★

本段所述腹中常鸣，气上冲于心胸，喘而不能久立，为病在大肠，然与胃亦有密切的关系。《灵枢·邪气脏腑病形》说："大肠病者，肠中切痛而鸣濯濯。冬日重感于寒即泄，当脐而痛，不能久立，与胃同候。"由于胃与大肠在生理病理上密切相关，故邪在大肠，刺肓之原、巨虚上廉、三里。大肠的功能以降为顺，故针气海穴以降气道，上巨虚、足三里二穴相配可补脾胃之虚而祛寒邪，使中焦功能得以恢复，而诸症自除。

"小腹控睾……按其所过之经以调之"指出的症状，似属于小肠疝，在治疗方面，宜采用标本兼治的方法。其中的肓之原穴气海具有总调下焦气机的功效，是治疗一切气病的要穴，凡脏虚气惫，真气不乏，久疾不愈的虚证，都必须启用此穴。下巨虚，是小肠经的下合穴，与小肠有密切的联系，同时配合手太阴肺经、足厥阴肝经以补肺泻肝，再取用本经穴位以调其气，也是临床上常用的配穴法。

【原文】

善呕，呕有苦，长太息，心中憺憺①，恐人将捕之，邪在胆，逆在胃，胆液泄则口苦，胃气逆则呕苦，故曰呕胆。取三里以下胃气逆，则刺少阳血络以闭胆逆，却调其虚实，以去其邪。饮食不下，膈塞不通，邪在胃脘。在上脘则刺抑而下之，在下脘则散而去之。

小腹痛肿，不得小便，邪在三焦约，取之太阳大络，视其络脉与厥阴小络结而血者，肿上及胃脘，取三里。

★提示★

本段主要论述邪在胆、在胃、在三焦的病理、症状及针刺治疗。

★注释★

①心中憺憺：形容心跳剧烈，心神不安，且有空虚感。

★分析讨论★

（一）"善呕，呕有苦……以去其邪"

本段"善呕，呕有苦……以去其邪"所述诸疾，为胆病影响于胃而发生的呕吐。李东垣说："胆者，少阳春生之气，春气生则万化安，故胆气春生，则余脏从之。"所以胆的功能异常，机体其他脏腑的功能也将受到影响而发生病变。如胆热上逆犯胃，使人口苦。胆主决断，胆气虚弱时，则易恐惧。针灸治疗应于足少阳胆经和足阳明胃经取穴，根据"合治内腑"的原则可取胆经合穴阳陵泉、胃经合穴足三里，施以泻法，以疏降胆胃上逆之气，而"呕苦"可止。然后根据病情的虚实进行调治，这是"急则治其标，缓则治其本"的治疗原则的具体表现。

文中"胃气逆，则刺少阳血络"，"则"作"侧"字样，因为少阳胆经的分布都在身之两侧。马莳曰："'则'当做'侧'……侧刺足少阳胆经之血络，以出其血，而止胆之逆。"

（二）"饮食不下……在下脘则散而去之"

本段以"饮食不下……在下脘则散而去之"主要说明邪在胃脘的针刺方法。

胃的主要生理功能是主受纳、腐熟水谷，以降为顺，若由于外感六淫，内伤七情及饮食所伤，导致生理功能失常，即会出现饮食不下、膈塞不通等疾病。在治疗上可取任脉的上脘穴以泻其至高之食气，取下脘穴针后加灸以散停留胃中之寒滞；另外，还可取足阳明胃经的下合穴足三里。三穴相配，可强健脾胃，以助运化，使脾升胃降，水谷得运，诸症可除。正如张志聪曰："此邪在胃脘而为病也。饮食不下，膈塞不通，如邪在上脘，则不能受纳水谷，故当抑而下之；如邪在下脘，则不能传化糟粕，故当散而去之。"

（三）"小腹痛肿……取三里"

本段"小腹痛肿……取三里"，主要论述了邪犯下焦膀胱约闭不利的针刺治疗。本病类似西医学中的尿潴留。小腹肿痛，不得小便，邪在三焦。因三焦是全身水液通行的路径，有疏通水道的功用，它的功能与膀胱有着直接的联系，所以这里的小便不通，主要是膀胱的病变，故取足太阳经之大络委阳穴以祛实邪而理下焦，且通利小便。若视其足太阳膀胱经和足厥阴肝经的络脉有瘀血现象，当刺其出血。正如《灵枢·经脉》中说："肝足厥阴之脉……是肝所生病者，胸满、呕逆、飧泄、狐疝、遗溺、闭癃。"故脾土受制，肿及胃脘，当取足三里穴以调中州，使传输有权、脾得健运。

【原文】

睹其色，察其以知其散复者，视其目色，以知病之存亡也。一其形，听其动静者，持气口人迎，以视其脉，坚且盛且滑者，病日进，脉软者，病将下；诸经实者，病三日已。气口候阴，人迎候阳^①也。

本段指出了只有"四诊"合参，才能做出正确的诊断，以及阐述了通过脉诊来测定疾病预后的方法。

★注释★

①气口候阴人迎候阳：张介宾曰："气口在手，太阴肺脉也，气口独为五脏主，故以候阴；人迎在头，阳明胃脉也，胃为六腑之大源，故以候阳。"

★分析讨论★

（一）四诊合参，诊断疾病

1."睹其色，察其以，以知其散复者"

"睹其色"主要指望病人面部色泽的变化，"察其以"就是观察病人的动作行动，"知其散复者"可知正气的散失或恢复的情况。

2."观其目色"，以知病之存亡也"

《灵枢·大惑论》说："五脏六腑之精气，皆上注于目而为之精。"因此，望其目的情况可测知五脏六腑精气的盛衰，故可知病之存亡也。

3."一其形，听其动静者"

"一其形"就是要以患者的整个形体来衡量病势的轻重，"听其动静"即包括闻问二诊。

此外，切脉要诊察"气口""人迎"（表45）。

表45　气口、人迎脉的诊断

诊脉部位	候阴阳	测脏腑	预测对象
气口	候阴	测五脏	正气的盛衰
人迎	候阳	测六腑	

（二）四诊合参，测知预后

从脉的盛衰，可测知疾病的预后（表46）。

表46　脉象预测

脉象	预测情况
脉象坚、且盛、且滑者	病进
脉软	病退

四时气第十九

-261-

【结语】

1. 本篇以人与自然统一的整体观念出发，指出由于四季气候对人体的影响，在春夏秋冬四季之中，疾病的产生也有不同，因此在针刺治疗时，必须顺应自然，春夏浅刺，秋冬深刺。至于有关四时对五腧穴的应用，《黄帝内经》有关篇章所论有所不同，有待进一步整理研究。

2. 本篇论述十三种疾病的针刺治疗，文中叙证较简，但对每种疾病的症状、治疗原则、取穴、饮食宜忌及注意事项等均有论及，为后世针灸治疗学的创立奠定了基础。

3. 篇末指出面对患者必须四诊合参，全面了解病情，才能正确做出诊断，判断疾病的预后。这是提高针刺治疗效果的根本所在。

寒热病第二十一

【题解】

寒与热，是疾病的两种不同属性，是处方用药和针灸的重要依据。又因本篇所论述的多种病证大多与寒热有关，故本篇名为"寒热病"。

【提要】

本篇论述了皮、肌、骨三种寒热病和骨厥、骨痹、厥痹、体惰等病的症状和针灸方法，介绍了天牖五部五个腧穴的部位和所属经脉，并以五种暴疾为例说明了腧穴各有自己的主治作用，还讨论了龋齿、头目苦痛、瞋目、瞑目、热厥、寒厥、舌纵、振寒等病的证候表现和虚实治法，又对四时取穴的常规及中病即止的针刺原则作了说明，最后阐述了"五脏身有五部"与痈疽预后、部分针刺危害问题。

【原文】

皮寒热者，不可附席^①，毛发焦^②，鼻槁腊^③，不得汗。取三阳之络^④，以补手太阴^⑤。肌寒热者，肌痛^⑥，毛发焦而唇槁腊，不得汗。取三阳于下^⑦，以去取其血者，补足太阴以出其汗[8]。骨寒热者，病无所安，汗注不休。齿未槁，取其少阴于阴股之络[9]；齿已槁，死不治[10]。骨厥亦然[11]。骨痹[12]，举节不用而痛[13]，汗注烦心[14]。取三阴之经[15]补之。身有所伤，血出多及中风寒，若有所堕坠，四肢懈惰[16]不收，名曰体惰。取其小腹脐下三结交[17]。三结交者，阳明、太阴也，脐下三寸关元也。厥痹者，厥气[18]上及腹，取阴阳之络，视主病也，泻阳补阴经也[19]。

★提示★

本段重点阐述了皮、肌、骨三种寒热病和骨厥、骨痹、体惰、厥痹等杂病的临床表现及针刺治疗原则，并运用了"察其外而测其内"的方法来诊断疾病，并对疾病的预后做出适当的估计。

★注释★

①不可附席：《灵枢·五邪》："邪在肺，则病皮肤痛，寒热。"肺合皮毛，肺气伤，则皮痛而不可着席。

②毛发焦：《素问·六节藏象论》："肺者，气之本……其华在毛。"今外邪伤肺，气津无以宣发，毛发失养，故毛发焦。《难经·二十四难》："手太阴气绝，即皮毛焦。太阴者，肺也，行气温于皮毛者也，气弗营则皮毛焦，皮毛焦则津液去，津液去即皮节伤，皮节伤则皮枯毛折，毛折者则毛先死。"

③鼻槁腊（gǎo xī 槁西）：槁，枯干之意，与腊二者是同意复词。鼻槁腊为古病名，《难经》称为鼻棠，多由肺虚不荣肺窍所致，症见鼻腔内干燥枯槁，类似于现代的萎缩性鼻炎。

④三阳之络：三阳指足太阳经。三阳之络即其络穴飞扬。

⑤以补手太阴：关于所取穴位，马莳说："当取手太阴肺经之络穴列缺。"而张介宾认为是"手太阴之鱼际、太渊"二

穴。列缺为肺之络穴，与大肠经通，又交会于任脉，合于肺系、咽喉、胸膈，故虚实之证均可用之。鱼际为肺经之荥穴，荥主身热，太渊是输穴，输主体重节痛，故此二穴可补、可泻，所以上述三穴均可选用或合用。

⑥肌痛：《灵枢·五邪》："邪在脾胃，则病肌肉痛。"脾主肌肉。热邪阻于脾胃，经脉不通，营卫不行，不通则痛，故病肌痛。

⑦取三阳于下：马莳："如不得汗，当取足太阳于下……不言穴者，必俱是络穴。"故此指足太阳膀胱经之络穴飞扬。

⑧补足太阴以出其汗：经脉被"去其血"后，必空虚，故宜用针补其后天之本足太阴脾经以滋其源。

⑨取其少阴于阴股之络：张介宾曰："齿者，骨之余，若齿未槁者，阴气尚充，犹为可治，当取足少阴之络穴大钟以刺之。"

⑩齿已槁死不治：张介宾曰："若齿有枯色，则阴气竭矣，其死无疑。"张志聪："此邪病少阴之气，邪正相搏，故为寒热，邪去则愈，正脱则死矣。"

⑪骨厥亦然：张志聪："骨厥者，谓肾脏为病，而肾气厥逆也。"《灵枢·本神》："精伤则骨酸痿厥。"故骨厥属肾脏伤而为病，所以其诊断与刺治立法与骨寒热相同。

⑫骨痹：指以骨关节症状为突出表现的痹证，由风寒温乘虚侵袭骨脉所致，其症痛苦攻心、四肢挛急、关节浮肿（《张氏医通》卷六）。《素问·长刺节论》："病在骨，骨重不可举，骨髓酸痛，寒气至，名曰骨痹。"

⑬举节不用而痛：丹波元简说："举，合也。谓支节尽痛。"《灵枢·五邪》："邪在肾，则病骨痛阴痹。"《素问·六节藏象论》："肾者……其充在骨。"故邪在骨而成骨痹，周身支节

尽痛而不用。

⑭ 汗注烦心:《灵枢·经脉》:"肾足少阴之脉……从肺出络心,注胸中。"肾属水,肺属金,肾水伤,金水不能相生,水亏火则旺,故汗出如注而烦心。

⑮ 取三阴之经:张介宾曰:"真阴不足,则邪气得留于其间,故当取三阴之经,察病所在而补之也。"张志聪:"上节论三阴之气而为寒热者,病在于肤表,故取之络。此病气入深,故取之经。"

⑯ 懈情:应作解㑊(xiè yì 谢意)。解㑊,古病名,《太素》《甲乙经》《素问·平人气象论》等篇均可见,症见肢体困倦,消瘦,少气懒言。骨肉懈怠,多因肝肾虚损,精血不足所致,可见于虚损、痨瘵、慢性消耗性疾患,以及热性病的恢复期等。

⑰ 三结交:马莳:"盖本经为任脉,而足阳明胃、足太阴脾经之脉亦结于此,故谓三结交也,即脐下三寸关元穴耳。"

⑱ 厥气:逆乱之气,泛指一些继发性病因,如阴阳失调、气血逆乱、痰浊闭阻、食积停滞或暴病等,它们出现在病变过程中,又起了新的作用,引致四肢厥冷、精神失常或突然昏仆等病症。《素问·阴阳应象大论》说:"厥气上行,满脉去形。"

⑲ 厥痹者……泻阳补阴经也:张介宾曰:"厥必起于四肢,厥而兼痹,其气上及于腹者。当取足太阴之络穴公孙,足阳明之络穴丰隆,以腹与四肢治在脾胃也。然必视其主病者,或阴或阳而取之,阳明多实故宜泻,太阴多虚故宜补。"

★ 分析讨论 ★

(一)皮、肌、骨三种寒热病

本段重点讨论了皮、肌、骨三种寒热病的临床表现和针刺方法,并对骨厥、骨痹、体惰、厥痹等证进行了讨论。通过对皮、毛、鼻、唇、齿等官窍的观察,对上述各证做出诊断及推测预后，反映了"有诸内必形诸外"理论的具体应用，同时也为望诊等法的发展和完善奠定了良好的基础。

本段所讲的三种寒热病，除论其寒热症状外，还结合其外在表现来区分病在皮、在肌、在骨，其中含有轻重、浅深之意，轻浅的在皮毛，其次在肌肉，最深最重者在骨，所以其病理和症状各有不同。肺主皮毛，开窍于鼻，皮毛为人体最表层，故外邪中于皮毛，多见皮灼热而不能附席、毛发焦而无泽、鼻中干燥、无汗出等症。脾主肌肉与胃相表里，阳明胃脉挟口环唇，外邪中于肌肉，则较邪在皮毛深重。所以，其病多见皮肤或肌肉疼痛、口唇干枯、无汗等症状。若寒热之邪再深入至骨，其病更深，因肾主骨，肾又藏精主液，故见病无所安，肾液泄而为汗多，牙齿干枯而疼痛。

（二）骨痹

关于骨痹，《素问·痹论》说："风、寒、湿三气杂至，合而为痹也。"又说："所谓痹者，各以其时重感于风、寒、湿之气也。"这就明确了痹的成因，而《素问·长刺节论》更明确指出了骨痹的含义："病在骨，骨重不可举，骨髓酸痛，寒气至，名曰骨痹。"然而临床所见痹证有疼痛者，亦有无疼痛或疼痛较轻的，什么原因呢？《素问·痹论》说："痛者，寒气多也，有寒故痛也，其不痛不仁者，病久入深，荣卫之行涩，经络时疏，故不痛，皮肤不营，故为不仁。"严重者，还会出现"善胀，尻以代踵，脊以代头"等症状。

（三）体惰

关于体惰，多种虚损性疾病及热病后期均可见肢体困倦、消瘦、少气懒言等症。多由肝脾肾虚损，体失其养所致，《素问·痹论》："脾痹者，四肢解堕。"

（四）厥痹

关于"厥痹"，本篇言："厥气上及腹"，即指逆乱之气上冲胸腹，造成阴阳失调，气血逆乱，正如《素问·厥论》说："厥或令人腹满，或令人暴不知人……阳气盛于上，则下气重上而邪气逆，逆则阳气乱，阳气乱则不知人也。"说明了"厥"的症状和发病机理。

【原文】

颈侧之动脉人迎①，人迎，足阳明也，在婴筋②之前。婴筋之后，手阳明也，名曰扶突③。次脉，手少阳脉也，名曰天牖④。次脉，足太阳也，名曰天柱⑤。腋下动脉，臂太阴也，名曰天府⑥。阳迎头痛，胸满不得息，取之人迎。暴喑气鞕⑦，取扶突与舌本出血。暴聋气蒙，耳目不明，取天牖。暴挛痫眩⑧，足不任身，取天柱。暴瘅内逆⑨，肝肺相搏，血溢鼻口，取天府。此为天牖五部⑩。

★提示★

本段介绍了天牖五部五个穴位的位置和所属经脉。并以五种"暴疾"的针刺取穴为例，说明了天牖五部五个腧穴的临床应用，从而反映了经脉、腧穴各有不同的主治和作用。

★注释★

①人迎：是阳明经穴，平联喉结旁开一寸五分。

②婴筋：《说文》："婴，颈饰也。"即颈侧之筋，为现在的胸锁乳突肌。

③扶突：手阳明经穴，胸锁乳突肌后，平喉结旁开三寸。

④天牖（yǒu有）：为手少阳经之穴，乳突后下方，胸锁乳突肌后缘，约平下颌角处。

⑤天柱：足太阳经穴，哑门穴旁开一寸三分，当斜方肌外缘凹陷中。

⑥天府：手太阴经之穴，腋前皱襞上端向外的水平线下三寸，肱二头肌外缘。

⑦暴喑气鞕：张介宾曰："喑，声哑不能言也。气鞕，喉舌强鞕也。"

⑧暴挛痫眩：张介宾曰："挛，拘挛也。痫，癫痫也。眩，眩晕也……合三证而足弱不能任身者，当取天柱如上文也。"

⑨暴瘅内逆：张介宾曰："瘅，热病也。暴热内逆，则肝肺之气相搏而血溢口鼻，当取天府如上文也。"

⑩天牖五部：张介宾曰："此总结上文五穴为天牖五部者，以天牖居中，统前后上下而言也。"

★分析讨论★

本段举例说明天牖五部五个腧穴的临床应用，从而反映了经脉、腧穴各有不同的主治和作用，不难看出"气穴所发，各有处名"（《素问·阴阳应象大论》）。唐·孙思邈说："凡诸孔穴，各不徒设，皆有深意。"都说明了每个腧穴的设立，均有一定的意义，临床实践中更证实了这一点。如：合谷、温溜能发汗；阴郄、后溪能止汗；清热可取大椎；补虚可用三阴交等，都说明了腧穴各有自己的主治作用。输穴是脏腑经络之气通达于体表的敏感部位，一旦人体之阴阳失调，发生疾病，就可以针刺输穴，通过经络的作用来调整气血阴阳，使人体在新的基础上得到协调，达到治愈疾病之目的（表47）。

表47　天牖五部五穴所属经脉、部位、主治

穴名	经脉	部位	主治作用
人迎	足阳明	婴筋之前	阳迎头痛，胸满不得息
扶突	手阳明	婴筋之后	暴喑气鞭
天牖	手少阳	婴筋次脉	暴聋气蒙，耳目不明
天柱	足太阳	婴筋次脉	暴挛痫眩，足不任身
天府	手太阴	腋下动脉	暴瘅内逆，肝肺相搏，血溢鼻口

【原文】

臂阳明①有入顽②遍齿者，名曰大迎③，下齿龋取之④。臂恶寒补之，不恶寒泻之。足太阳有入顽遍齿者⑤，名曰角孙，上齿龋取之，在鼻与顽前。方病之时，其脉盛，盛则泻之，虚则补之。一曰取之出鼻外⑥。

★提示★

本段讨论了手阳明经与足太阳经与上下齿的经脉联系。并就上下齿痛的取穴和虚实刺法作了说明。

★注释★

① 臂阳明：指手阳明大肠经。

② 顽（qiú 求）：颧。

③ 大迎：为足阳明经之穴，在下颌角前一寸三骨陷中。

④ 下齿龋取之臂恶寒补之：句读似应在"臂"之后。应为"下齿龋取之臂，恶寒补之"。

⑤ 足太阳有入顽遍齿者：张志聪说："此足太阳之气，贯于手少阳之经，故上齿痛者，取之鼻与顽前。乃太阳之脉络也。

按营血宗气之所营行者，经脉也。足太阳之络，不入于齿中，此非经脉，亦非支别，乃细微之系，以通二阳之气者也。"

⑥取之出鼻外：张介宾曰："谓手阳明禾髎、迎香等穴。"

★分析讨论★

论述治疗齿痛的经脉和腧穴（表48）

表48　治齿痛的经脉、腧穴及证治

部位	证候	经络	腧穴	补泻
下齿痛	恶寒	手阳明经	大迎	补
	不恶寒			泻
上齿痛	盛	足太阳经（络足太阳）	角孙	泻
	虚			补

此言上齿痛取角孙穴，今已少用。《玉龙歌》言："头项强痛难回顾，牙疼并作一般看，先向承浆明补泻，后针风府即时安。"《通玄指要赋》："牙齿痛吕细堪治。"吕细即太溪穴。少阳经病所致牙痛，一般取用耳门，而不用角孙穴。如《百症赋》云："耳门、丝竹空住牙痛于倾刻。"今治上齿痛多取手足阳明经之穴，如内庭和《四总穴歌》所言"面口合谷收"等。

【原文】

足阳明有挟鼻入于面者，名曰悬颅①，属口，对入系目本②，视有过者取之。损有余，益不足，反者益甚。足太阳有通项入于脑者，正属目本，名曰眼系③，头目苦痛取之，在项中两筋间，入脑乃别。阴跷、阳跷，阴阳相交，阳入阴，阴出阳，交于目锐眦，阳气盛则瞋目④，阴气盛则瞑目⑤。

★提示★

本段讨论了足阳明经、足太阳经在头面部的部分循行及与脑、口、眼系的联系。上述部位发生疾患时，可刺其病变部位的腧穴，并就阴跷脉、阳跷脉的生理功能作了讨论。

★注释★

①悬颅：足少阳经穴，在头维穴至曲鬓穴弧形连线的中点。

②属口对入系目本：张介宾曰："足阳明之脉有挟鼻入于面者，道出于足少阳之悬颅，其下行者属于口，其上行者对口入系目本。"

③眼系：又称目本、目系，眼球内连于脑的脉络。《灵枢·大惑论》："故邪中于项，因逢其身之虚，其入深，则随眼系以入于脑。入于脑则脑转，脑转则引目系急，目系急则目眩以转矣。"相当于现之视神经。

④瞋（chēn 琛）目：睁眼，两目圆睁，张开而不合。

⑤瞑（míng 明）目：闭眼；古与眠通。《灵枢·营卫生会》："故昼精而夜瞑。"

★分析讨论★

本段重点讨论足阳明经、足太阳经在头面部的部分循行及与脑、口、眼系的联系。

【原文】

热厥①取足太阴、少阳②，皆留之；寒厥③取足阳明、少阴于足④，皆留之。

★提示★

主要讨论了热厥、寒厥的补泻问题。

★注释★

①厥：厥证之一。指邪热过盛、阴分不足所致厥证，如《素问·厥论》："阴气衰于下，则为热厥。"症见手足心热、身热、溺赤等症。

②热厥取足太阴少阳：张介宾曰："热厥者，阳邪有余，阴气不足也，故当取足太阴而补之，足少阳而泻之。"

③寒厥：厥证之一，指因阳虚阴胜而引起的厥证。《素问·厥论》："阳气衰于下，则为寒厥。"

④寒厥取足阳明少阴于足：张介宾曰："寒厥者，阴邪有余，阳气不足也，故当取足阳明而补之，足少阴而泻之。补者，补脾胃二经以实四肢；泻者，泻水火二经以泻邪气。然必皆久留其针，则泻者可去，补者乃至矣。"

★分析讨论★

本段重点讨论热厥、寒厥的补泻问题，如下图 16-1 所示。

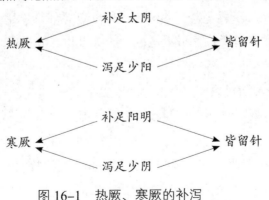

图 16-1　热厥、寒厥的补泻

《灵枢·九针十二原》云："凡用针者，虚则实之。""刺诸热者，如以手探汤；刺寒清者，如人不欲行。"然而，热厥何以留针？"小针之要，易陈而难入，粗守形，上守神"。热厥系因阴气衰于下而为病，故补脾胃二经以实四肢，泻水火二经以祛邪气，久留其针，邪乃去也。

【原文】

舌纵^① 涎下，烦悗^②，取足少阴^③。

★提示★

本段指出肾阳不足所致舌纵缓不收。流涎者，当取足少阴肾经补之。

★注释★

①舌纵：即伸舌，舌伸出口外，不能回缩口内。伸舌而舌觉灼热，或兼神志不清，是痰热之邪扰乱心神，影响官窍功能所致。舌伸出痿软无力、麻木不仁者，多属气虚。

②悗（mèn 闷）：烦闷，惑乱。《脾胃论》："心乱而烦，病名曰悗。悗者，心惑而烦闷不安也。"

③舌纵涎下……取足少阴：张介宾曰："舌纵不收，以及涎下烦闷者，肾阴不足，不能收摄也。故当取足少阴经而补之。"

★分析讨论★

舌纵不收何以取足少阴？《灵枢·经脉》："肾足少阴之脉……循喉咙，挟舌本……是主肾所生病者，口热舌干，咽肿上气……为此诸病，盛则泻之，虚则补之。"故此证可取足少阴肾经治之。虚则补之，实则泻之，随证处之。

【原文】

振寒①洒洒，鼓颔②，不得汗出，腹胀烦悗，取手太阴。刺虚者，刺其去也③；刺实者，刺其来也④。

★提示★

本段主要论述了恶寒战栗、不去汗、腹胀烦闷等症状及治法。

★注释★

①振寒：即战栗，又称寒战。

②颔（hàn 汗）：位于颈的前上方，相当于腮部的下方，结联的上方。《素问·刺热》："热争则腰痛不可用俯仰，腹满泄，两颔痛。"

③刺其去也：顺经脉走行的方向进行针刺，以行补法。

④刺其来也：逆经脉走行的方向进行针刺，以行泻法。

★分析讨论★

肺主皮毛，为一身之藩篱。外邪入侵必先犯皮毛，邪正相搏，故振寒洒洒，鼓颔汗不得出，治宜泻手太阴，即《灵枢·小针解》"迎而夺之者，泻也"之意。腹胀烦悗则为阳气不足所至。因肺位于胸廓之内，与大肠相表里，肺与大肠"两感于寒"致阳气不足，治宜回阳、温通、健运等法。此取手太阴，宜用补法。即《灵枢·小针解》所说："追而济之者，补也。"

【原文】

春取络脉①，夏取分腠②，秋取气口，冬取经输。凡此四时，各以时为齐③。络脉治皮肤，分腠治肌肉，气口④治筋脉，经输⑤治骨髓、五脏。

★提示★

本段说明了针刺必须与春、夏、秋、冬四季的气候变化相适应。

★注释★

① 络脉：经络系统的组成部分。《灵枢·脉度》说："支而横者为络。""诸脉之浮而常见者，皆络脉也。"

② 分腠：分指分肉，腠指腠理。分肉即指肌肉。腠理，泛指皮肤，肌肉，脏腑的纹理及皮肤、肌肉间隙交接处的结缔组织，是渗泄体液、流通气血的门户，有抗御外邪内侵的功能。《金匮要略·脏腑经络先后病脉证》："腠者，是三焦通会元真之处，为血气所注；理者，是皮肤脏腑之纹理也。"

③ 各以时为齐："齐"与"剂"通，有调剂之意。各以时为齐，是指针刺的部位与深浅应随四时气候的变化而加以调整。

④ 气口：又称寸口、脉口。两手桡骨头内侧桡动脉的诊脉部位，属太阴肺经，该处太渊穴去鱼际仅一寸，故名。《素问·经脉别论》："气口成寸，以决死生。"《难经·一难》："寸口者，脉之大会，手太阴之脉动也……五脏六腑之所终始，故法取于寸口也。"此指寸口部的输穴而言。

⑤ 经输：经指十二经脉；输指十二经脉之腧穴。

★分析讨论★

《灵枢·四时气》说："四时之气，各有所在，灸刺之道，得气穴为定。"故春夏宜浅刺，秋冬宜深刺。《难经·七十难》说："春夏者，阳气在上，人气亦在上，故当浅取之；秋冬者，阳气在下，人气亦在下，故当深取也。"因此，在治疗上就要根据四季的气候变化，掌握针刺的深浅。《灵枢·终始》："春气在毛，夏气在皮肤，秋气在分肉，冬气在筋骨，刺此病者，各以其时为齐。"张介宾曰："络脉浮浅，故治皮肤。分腠有理，故治肌肉。气口者，脉之大会，故治筋脉，经输连脏，故治骨髓。"从而说明了人体经脉之气和时令气候转变的适应情况。

【原文】

身有五部①：伏兔②一；腓二，腓者腨也；背三③；五脏之腧四；项④五。此五部有痈疽⑤者死。病始手臂者，先取手阳明、太阴而汗出；病始头首者，先取项太阳而汗出；病始足胫者，先取足阳明而汗出。臂太阴可汗出，足阳明可汗出。故取阴而汗出甚者，止之于阳；取阳而汗出甚者，止之于阴。

★提示★

本段讨论了人身体有五处重要部位，以及该五处发生痈疽的针刺方法。

★注释★

①身有五部：张介宾曰："五脏在内，而要害系于外者，有五部。"

②伏兔：足阳明经之穴。在髂前上棘与髌骨外缘的连线上，髌骨上六寸处。

③背三：张介宾曰："中行督脉，旁四行足太阳经。皆脏气所系之要害也。"而张志聪则认为此指肺之俞，似是。

④项：张介宾曰："项中为督脉阳维之会，统诸阳之纲领也。"而张志聪则认为此指肝俞。

⑤痈疽：此所说痈疽，包括兔疽、腓腨发、发背、脾发疽、肾俞发及天柱疽等。

★分析讨论★

身之五部及其痈疽部位和治疗（表49、表50）

表49　身之五部罹患痈疽预后

五部	预后
伏兔部	为经脉通行的要道，"此五部有痈疽者死"
小腿部	
背部（督脉及膀胱经经过处）	
背部（五脏俞穴所居处）	
项部	

表50　痈疽始发部位、所取经脉及刺法

部位	所取经脉	刺法
病始手臂	取手阳明、太阴	刺至汗出
病始头首	取项太阳	
病始足胫	先取足阳明	

刺阴经而汗出甚者，可刺阳经来止汗；刺阳经而汗出甚者，可刺阴经来止汗。张介宾曰："补太阴而汗出甚者，阴之胜也，当补阳明，可以止之。泻太阴而汗出甚者，阳之胜也，当泻阳明，可以止之，盖以阴阳平而汗自止也。取阳而汗出甚者，其止法亦然。"

【原文】

凡刺之害，中而不去则精①泄，不中而去则致气②；精泄则病甚而恇③，致气则生为痈疽也。

★提示★

本段讨论针之害。

★注释★

①精：指构成人体和维持生命活动的基本物质。《素问·金匮真言论》："夫精者，身之本也。"亦指生殖之精。《灵枢·决气》："两神相搏，合而成形，常先身生，是谓精。"

②气：体内流动着的富有营养的精微物质。如水谷之气，呼吸之气等，如《灵枢·决气》："上焦开发，宣五谷味，熏肤、充身、泽毛，若雾露之溉，是谓气。"亦泛指内脏组织的功能，如五脏六腑之气。又据来源的不同，可分为宗气、原气、营卫之气等。

③恇（kuāng 筐）：害怕，惊慌。此指虚羸怯弱之意。

★分析讨论★

《灵枢·九针十二原》："凡将用针，必先诊脉，视气之剧易，乃可以治也。"《灵枢·四时气》也说："灸刺之道，得气穴为定。"《灵枢·九针十二原》还说："刺之而气不至，无问其数；刺之而气至，乃去之，勿复针……刺之要，气至而有效。"可见，针刺留针与否，应根据病情和针刺的得气情况而定。从临床实践来看，针刺疗效的好坏与得气与否有着密切的关系。针刺后迅速得气的疗效就好，反之则差。从候气角度来看，针刺入腧穴如无得气感，则要改变针刺方向、深度，或行各种手法以促使针感的尽快出现，即"气至"。至于得气后"去之"否，则应根据病情的需要，短者可刺入即出，长者可留针达数小时，临床不可拘泥。如果针刺不当，就会出现针之害（表51）。

表51　针之害

中病与否	操作失误	结果
中病	反留针	精气耗泄，形体羸瘦
未中病	反出针	邪气凝聚，痈疡

【结语】

　　本篇以"寒热"这一常见的病理现象为题，论述了多种不同类型的病证。虽然有些病证名称现在已很少应用，但我们仍可在其选穴及补泻方法中得到一定的启示。

　　对于三种"寒热病"，清代丁锦在《古本难经阐注》中说："皮寒热者，即仲景所谓太阳之表，风用桂枝汤，寒用麻黄汤，汗之而愈；肌寒热者，即仲景所谓邪在半表半里，用小柴胡汤，和解而愈；骨寒热者，里发寒热也，即仲景所谓正阳阳明里证，用承气汤下之而愈也。"结合本篇所取经脉腧穴看："皮寒热，以补手太阴……"其所取穴位，恐不无道理。

　　关于五种"暴疾"，《素问·至真要大论》说："诸暴强直，皆属于风。"《素问·举痛论》说："怒则气上……怒则气逆，甚则呕血及飧泄，故气上矣。"可见，五种"暴疾"的发病机理均为上下、阴阳、气血逆乱，气机不得通畅，经络闭阻不通而气逆冲上所致。如本篇"阳迎头痛，胸满不得息""暴挛痫眩""暴喑气鞭""暴聋气蒙""厥痹"等。这些病证起病多急骤，清窍逆闭，气机不得宣通，治疗得法，可很快痊愈。这些病证与现代的"癔病"多有相似之处，临证可相互参阅。

热病第二十三

【题解】

热者，温热也。热病者，指由于温热之邪引起的多种外感热病和伤寒时疫病的总称。因本篇主要论述了热病的证候、诊断、治疗、预后及禁针等内容，故名"热病"。马莳云："篇内所言诸症不一，然论热病更多，故名篇。"

【提要】

1. 本篇重点论述了热邪为病的证候、诊断、治疗、预后、刺法和禁针。

2. 介绍了五十九个治疗热病的要穴和九种不可刺的证候。

3. 指出辨脉辨汗对热病的预后转归有一定的意义。

4. 讨论了偏枯、痱、喘息、胸满、心疝、喉痹、目中赤痛、风痉、癃、如蛊如怚等病的症状、治法、预后等。

【原文】

偏枯^①，身偏不用而痛，言不变，志不乱^②，病在分腠之间，巨针取之^③，益其不足，损其有余，乃可复也。痱^④之为病也，身无痛者^⑤，四肢不收^⑥，智乱不甚，其言微知，可治；

甚则不能言，不可治也^⑦。病先起于阳，后入于阴者，先取其阳，后取其阴，浮而取之^⑧。

★提示★

本节论述了偏枯和痱病的症状、病位、治疗、预后。

★注释★

①偏枯：亦称"偏风""偏瘫""半枯""半身不遂"。多因气血亏损，营卫俱虚，风痰入络所致。表现为一侧肢体瘫痪或不能随意运动而疼痛。马莳曰："有患偏枯者，半体不能举用疼痛。言固如常，志亦不乱。"《诸病源候论》云："其状半身不遂，肌肉偏枯，小而痛，言不变，智不乱是也。"

②言不变志不乱：张志聪说："夫心主言，肾藏志。言不变，志不乱，此病在于分腠之间，而不伤于内也。"

③巨针取之：巨针，《九针十二原》中之九针中的大针。即用大针治疗。

④痱（fèi费）：亦称风痱。多由邪入内脏，气血受损而致。一般表现为四肢不能收引，身体无疼痛，并有意识障碍。《诸病源候论》："风痱之状，身体无痛，四肢不收，神志不乱，一臂不随者。"

⑤身无痛者：张志聪云："邪入于里也。"

⑥四肢不收：张志聪云："风木之邪，贼伤中土，脾藏智而外属四肢。"

⑦甚则不能言不可治也：张志聪云："甚则不能言者，邪入于脏，不可治也。"

⑧浮而取之：张介宾曰："此治必先其本也，病先起于阳分，故当先刺其表，浮而取之，而后取其阴。"张志聪云："先取其阳，后取其阴，浮而取之者，使外受之邪仍从表出也。"

★分析讨论★

（一）偏枯与痱鉴别

本节所论述的偏枯，病在分腠之间，未及脏腑，张志聪说："夫心主言，肾藏志。言不变，志不乱，此病在分腠之间，而不伤于内。"偏枯一证属中风的范畴，是中风之轻症——中经络。半身不遂，言不变，志不乱是中经络的临床表现，而疼痛或有或无，不可一概而言。本病的发病原因正如《刺节真邪》所述："虚邪偏客于身半，其入深，内居荣卫，荣卫稍衰，则真气去，邪气独留，发为偏枯。"张志聪也认为："风寒之邪，偏中于身形，则身偏不用而痛。"也有人认为是汗出邪入所致。王冰曰："夫人之身常偏汗出，而湿润者，久久偏枯，半身不遂。"马莳："又人当汗出之时，或左或右，一偏阻塞而无汗，则无汗之半体，他日必有偏枯之患，所谓半身不遂是也。"由此可知，外邪侵入或汗出邪入，邪伤身半，营卫不调，气血亏虚是本病的病因病机。故治疗当"虚则补之，实则泻之"。只要治疗及时得当，是完全可以恢复的。

痱亦属中风之类，与偏枯的区别在于痱"即偏枯之邪气深者"，是中风之重症——中脏腑。其临床表现之四肢废散不收，言微或不能言，智乱，身无痛，均是病邪深入脏腑，气血亏损的征象。痱证因是邪从阳入阴，从表入里，故治疗上先刺其阳，后刺其阴，且浮而取之，使邪从表解。其预后，轻者可治，重者不治。现将偏枯与痱鉴别如表52。

表 52　偏枯与痱鉴别

	偏枯	痱
症状	身偏不用而痛，言不变，志不乱	身无疼痛，四肢不收，轻者智乱不甚，其言微知，甚者不能言

	偏枯	痱
病位	在分腠之间	先起于阳，后入于阴（在脏腑）
治疗	宜温卧取汗，巨针取之，益不足，损有余	先取其阳，后取其阴，浮而取之
预后	多可康复	智乱不甚，其言微知，可治；甚则不能言，不可治

　　偏枯与痱虽在临床表现上有显著差别，但两者的区别不过是病情轻重不同而已。《医学纲目》曰："痱，废也。痱即偏枯之邪气深者，痱与偏枯是二疾，以其半身无气荣运，故名偏枯；以其手足废而不收，或名痱，或偏废，或全废，皆曰废也。"两者主要的鉴别点在言变与不变，志是否乱。偏枯有身痛而神志清楚；痱无身痛而有意识障碍。即一个是邪在分腠之间，一个是邪入内脏。《诸病源候论》《外台秘要》和张介宾等都认为偏枯与痱是风寒所伤。伤及分腠而未入脏腑，则为"偏枯"，入脏则为"痱"。从原文"病先起于阳，后入于阴者，先取其阳，后取其阴"看，风痱的病变有一个由表入里（由阳到阴）的过程，"病起于阳"的阶段与"病在分腠之间"似乎一致，"后入于阴"为邪入脏腑。

（二）偏枯、痱与热病

　　偏枯、痱与热病是否有关系？有人将此节疑为错简，认为本篇名《热病》，而此节为论偏枯、痱病，与本节不合。本人认为值得商榷。《丹溪心法·中风门》曰："湿土生痰，痰生热，热生风。"张志聪说："此篇论外感风寒之热。""是风寒之邪，偏中于身形，则身偏不用而痛。""痱者，风热之为病也。"可见偏枯、痱似乎也与热邪有关。风寒化热，风热之邪灼伤津液，气血被耗，肢体得不到营养，造成营卫不调，气血亏虚，袭于分腠则为偏枯，袭于内脏则为痱。

（三）中经络与中脏腑

偏枯、痱即中风，属于西医学脑血管意外一病的范畴。本篇将神志的正常与否列为两者的主要鉴别点，在目前临床上仍然适用。无昏迷者为中经络，昏迷者为中脏腑。治疗上也是根据这一点而分别处理。由于本病病情较重，变化迅速，故治疗中，中经络、中脏腑都不可轻视。治疗当中西结合，针灸、药物并用。特别是病情危重者，当多种方法合参，以及时抢救，不可拘泥一针一法，以免延误病机，影响疗效。

【原文】

热病三日，而气口静、人迎躁者①，取之诸阳，五十九刺②，以泻其热而出其汗，实其阴以补其不足者。身热甚，阴阳皆静者，勿刺也③。其可刺者，急取之，不汗出则泄。所谓勿刺者，有死征也。热病七日八日，脉口动，喘而短者④，急刺之，汗且自出，浅刺手大指间⑤。热病七日八日，脉微小，病者溲血⑥，口中干，一日半而死。脉代者，一日死。热病已得汗出，而脉尚躁，喘且复热，勿刺肤⑦，喘甚者，死。热病七日八日，脉不躁，躁不散数，后三日中有汗；三日不汗，四日死，未曾汗者，勿腠刺之⑧。

★提示★

本节分别论述了热病三日、七日、八日的脉象、症状、针刺及预后和禁刺。

★注释★

① 热病三日而气口静人迎躁者：《太素》："三阳受病，未

入于阴至三日也。未入于阴，故气口静也；三阳已病，故人迎躁也。"

②取之诸阳五十九刺：诸阳，即六条阳经；五十九刺，即五十九个治疗热病的穴位。

③身热甚……勿刺也：张介宾曰："身热甚而阴阳之脉皆静者，阳证得阴脉也，故不宜刺。"

④脉口动喘而短者：历代注家对此句有两种见解：《甲乙经》等认为"喘"是指证而言，"短"作"弦"字。张介宾、张志聪等人根据《素问》中有"喘脉"，认为此处"喘而短"指的是脉证。张志聪云："谓脉之喘动于寸口，而不及于尺。"

⑤手大指间：指手太阴经的少商穴。也有医家认为是合谷穴。

⑥溲血：伤阴之故也。

⑦脉尚躁……勿刺肤：热未退且入于里，故勿刺肤。

⑧未曾汗者勿腠刺之：正气虚弱，虽未出汗，亦不宜再刺腠理，以发其汗。

★分析讨论★

热病初起，气口静，人迎躁者，张志聪谓："邪尚在阳而未传于阴也。"《素问·热论》："三阳经络皆受其病，而未入于脏者，故可汗而已。""故治"当取诸阳为五十九刺，以泻其热而出其汗，并要补阴之不足，即"勿使邪气之入阴也"。"身热甚，阴阳皆静者"，张志聪认为："此邪热甚而阴阳之正气皆虚。"张介宾曰："以其脉证相反，有死征也。"故勿刺。对于可刺的，《素问·热论》曰："其未满三日者，可汗而已；其满三日者，可泄而已。"张志聪说："其可刺者，急取之。如邪在阳分，即出其汗，在阴分即从下泄，此邪虽甚而正气未脱，故当急泄其邪。"

文章接着叙述了热病七八日的证候、治疗以及邪正的盛衰情况，汗出对热病预后的诊断意义。脉口动喘而短者，为邪尚在于肌表。张志聪云："此热病七日八日，而邪仍在表阳者，急从汗解也。"治宜发汗，急取手太阴少商。脉微小为少阴之脉；溲血、口中干，为少阴阴液被灼。张志聪说："此外热不解，内传少阴而为死证也。"脉代为气阴两亏，脏气衰败，绝于下，故一日而死。如已汗而脉尚躁，喘且复热，为邪入于里，故勿刺肤。喘甚者，乃邪在里而阴气受伤，故死。热病已七八日，脉不躁者，邪已外解。虽躁而不散数者，为邪虽未去而正气亦未伤，后三日有汗则热从汗解，如三日不汗，则热盛且阴气已绝，预后不良。

热病初起，邪盛正不虚，恰当发汗祛邪为主，如汗后脉静身凉则为顺，病邪即能退却，如汗后仍脉躁、身热兼有喘等证的为正气虚于内，邪不能达于外，为逆，预后不良。《素问·评热病论》曰："汗出而脉尚躁盛者死。今脉不与汗相应，此不胜其病也，其死明矣。"故汗出后，脉证的顺逆能反映疾病的转归。

【原文】

热病先肤痛，窒鼻充面①，取之皮②，以第一针③，五十九。苛轸鼻④，索⑧皮于肺⑤，不得，索之火⑥。火者，心也。热病先身涩⑦，倚而热，烦悗，干唇，口嗌，取之脉，以第一针，五十九；肤胀，口干，寒汗出⑨，索脉于心，不得，索之水。水者，肾也。热病，嗌干多饮，善惊，卧不能安，取之肤肉，以第六针⑩，五十九；目眦青，索肉于脾，不得，索之木。木者，肝也。热病面青脑痛，手足躁，取之筋间，以第四针，于四逆⑪；筋躄，目浸⑫，索筋于肝，不得，索之金。金者,肺也。热病数惊,瘛疭而狂[13],取之脉,以第四针,急泻有余者。癫疾毛发去[14],索血于心,不得,索之水。水者,肾也。热病身重骨痛,耳聋而好瞑[15],取之骨,以第四针,五十九刺,骨病不食,啮齿[16],耳青,索骨于肾,不得,索之土。土者,脾也。

★提示★

本节论述了热邪客于肝、心、脾、肺、肾和五体的各种临床表现和治疗,并介绍了用针的情况。

★注释★

① 窒鼻充面:窒鼻,杨上善云:"鼻塞也。"充面,杨上善云:"充面,面皮起也。"张介宾曰:"充浮于面。"二者均认为充面是面部浮肿。

② 取之皮:针刺宜浅,取皮分。

③ 第一针:《灵枢·九针十二原》中所述的九针之第一种镵针。

④ 苛轸鼻:有两种解释。一种认为轸同胗、疹,是鼻生小疹。《灵枢识》:"苛轸谓小疹也。"马莳说:"轸当作疹……鼻上生疹。"另一种认为是形容鼻塞。张介宾曰:"言鼻窒之甚,内外不通。"似以第一种看法为妥。

⑤ 索皮于肺:杨上善曰:"皮毛病求于肺输。"

⑥ 不得索之火:历代注家对此句有两种断句法,也就有两种解释。一种如杨上善作"不得索之火"。注为:"不得求之心输,以其心克肺金也。"另一种如张介宾、张志聪等人所采用的断句法为"不得,索之火"。张介宾曰:"如刺此而不得效,则当求之于火,火者心也,补心之脉,益阳气以制金邪,则肺热当自退耳。"张志聪云:"再以五行胜制之法治之。"下文"不得

索之水""不得索之木""不得索之金""不得索之土"等句，与此同理。

⑦ 身涩：有三种解释：杨上善认为："皮肤粗涩也。"马莳说："其身涩滞。"动作不灵活。张介宾曰："涩，燥涩也。"

⑧ 倚：形容四肢乏力不能久立。

⑨ 寒汗出：即出冷汗。

⑩ 以第六针：用九针中的第六针，即员利针来治疗。

⑪ 以第四针，于四逆：用九针中的第四针，即锋针，来治四肢厥逆。

⑫ 筋躄（bì 蔽），目浸：筋躄，指由筋病引起的足不能行。目浸指泪出不收。

⑬ 瘈疭则狂：有三种解释。杨上善谓："惊瘈疭狂，此为血病，故取之脉。"张介宾曰："瘈疭者，热极生风，阴血伤也。狂则热之甚矣。皆心经病也，故当取之于脉。"张志聪："心脉急甚为瘈疭，心气实则狂也，当取之脉。"

⑭ 癫疾毛发去：张介宾曰："若阳极阴虚而病癫疾，发为血余，故毛发亦去。"

⑮ 耳聋而好瞑：指耳聋和只想闭目的症状。张介宾曰："皆肾经之病，病在阴则目瞑，故当取之于骨。"

⑯ 啮（niè 聂）齿：张志聪云："啮齿者，热盛而切牙也。"

★分析讨论★

本段论述了热邪在肝、心、脾、肺、肾五脏为病的症状、针刺的部位、腧穴及针具，见下表53。

表 53　五脏热邪的症状、针刺治疗

病变脏腑	症状	治疗		
		针刺部位	选穴	用针
肺	肤痛，窒鼻充面，苛轸鼻	皮	五十九	第一针
心	身涩，倚而热，烦悗，唇嗌干，肤胀，口干，寒汗出	脉	五十九	第一针
	数惊，瘛疭而狂，癫疾，毛发去			第四针
肝	面青脑痛，手足躁，四逆，筋躄，目浸	筋间		第四针
脾	嗌干多饮，善惊，卧不能安，目眦青	肤肉	五十九	第六针
肾	身重骨痛，耳聋，好瞑、不食，啮齿，耳青	骨	五十九	第四针

（一）选穴和用针

1. 本篇在论述热病的治疗中，专门列出五十九个常用穴，也是热病治疗的要穴，根据热邪所犯的五脏的不同，在五十九个输穴中对症选穴。《素问·刺热》谓："病甚为五十九刺。"《素问·水热穴论》也提到治热病用五十九输，并论述了五十九输的位置、名称。其详论见本篇的五十九刺专论。

2. 本篇根据热客五脏所出现的症状分别选用不同针具进行治疗。邪客肺和邪客心而尚浅者，用九针中的第一针——镵针，以泻阳；热犯肝肾和犯心而见"数惊，瘛疭而狂，癫疾毛发去"为病邪入深，治当用治疗顽疾的第四针——锋针，刺之出血，以泄其邪；热邪侵犯脾脏用九针中的第六针——员利针治之。总之应根据邪犯部位的深浅而选用针具。

（二）关于取皮、脉、肌、筋、骨

皮、脉、肌、筋、骨为五脏所主的组织器官。《黄帝内经》有"肺生皮毛""脾主身之肌肉""心主身之血脉""肝主身之筋膜""肾主骨""肾生骨髓"之论，简要而深刻地说明了五脏和五体的关系。所以五脏有疾当取之于其所主的组织器官。即热在肺取之皮，在脾取之肌，在心取之脉，在肝取之筋，在肾取之骨，从而达到泻泄热邪的目的。

【原文】

热病不知所痛，耳聋，不能自收，口干，阳热甚，阴颇有寒者，热在髓，死不可治①。热病头痛，颞颥，目瘈脉痛②，善衄，厥热病③也。取之以第三针④，视有余不足，寒热痔⑤。热病体重，肠中热⑥，取之以第四针，于其腧及下诸指间，索气于胃胳⑦，得气也。热病挟脐急痛，胸胁满，取之涌泉与阴陵泉⑧，取以第四针，针嗌里⑨。

热病而汗且出，及脉顺可汗者，取之鱼际、太渊、大都、太白。泻之则热去，补之则汗出，汗出太甚，取内踝上横脉⑩，以止之。热病已得汗，而脉尚躁盛，此阴脉之极⑪也，死；其得汗而脉静者，生。热病脉尚盛躁而不得汗者，此阳脉之极⑫也，死；脉盛躁得汗静者，生。

★提示★

本节讨论了几种不同热病的病机和治疗，以及阴脉之极和阳脉之极的病机和预后。

①阳热甚……死不可治：张介宾认为："值阳胜之时则热甚，阴胜之时颇有寒者，此以居阴分，热深在髓，乃死证也。"

②颞颥（niè rú 聂如）目瘛脉痛：颞颥，又叫鬓骨，位于眼眶的外后方，颧骨弓上方的部位。张介宾曰："即足少阳脑空穴，一曰鬓骨也。"即耳前动脉处，俗称两太阳。目瘛脉痛，即眼区的脉络抽掣而痛。

③厥热病：张介宾曰："厥热病，热逆于上也。"

④第三针：九针中的第三针，即鍉针。

⑤寒热痔：各注家见解不一。张志聪："如外感风淫之热，内因饱食而热，外内不解，则往来寒热而为痔矣。"张介宾曰："寒热痔三字，于上下文义不相续，似为衍文。"

⑥体重肠中热：张介宾曰："脾主肌肉四肢，邪在脾，故体重。大肠小肠皆属于胃，邪在胃则肠中热。"

⑦其腧及下诸指间索气于胃胳：前者指脾胃二经的腧穴太白、陷谷和各足趾间的穴位，如厉兑、内庭等。胃胳，即胃之络穴丰隆。胳，通络。

⑧挟脐急痛……取之涌泉与阴陵泉：挟脐、胸胁为足少阴肾经、足太阴脾所行之处，故取两经上的涌泉、阴陵泉。

⑨针嗌里：张介宾曰："针嗌里者，以少阴、太阴之脉俱上络咽嗌，即下文所谓廉泉也。"

⑩内踝上横脉：指足太阴经的三阴交穴。

⑪阴脉之极：弧阳不敛，阴脉虚弱已极。

⑫阳脉之极：为阳热亢极，阴虚不能作汗外达的死证。

★分析讨论★

（一）根据热病汗出的情况而选穴和补泻

如篇中所列："热病，而汗且出，以及脉顺可汗者，取之鱼际、太渊、大都、太白。泻之则热去，补之则汗出，汗出太甚，取内踝上横脉，以止之。"发汗在热病的治疗中有十分重要的意义。"体若燔炭，汗出而散"，反映了发汗在热病治疗中的作用。但汗出的多少，直接影响到体内津液的变化，从而影响到疾病的转归。"存得一份津液，便得一分生机"。所以掌握汗出的多少有无，采用相适用的补泻法，并选用一定的穴位是十分重要的，是临床医生必须掌握和注意的问题。

（二）根据热邪所在脏腑经络出现的症状来选穴、用针

如文中所述："热病头痛，颞颥，目瘛脉痛，善衄，厥热病也。取之以第三针……热病体重，肠中热，取之以第四针……热病挟脐急痛，胸胁满，取之涌泉与阴陵泉，取以第四针，针嗌里。"

（三）"阴极""阳极"

"阴极"与"阳极"的两种证候，见表54。

表54　阴极和阳极证候

阴极、阳极	症状	病机	预后
阴极	已得汗而脉尚躁盛	阴脉之极	死
阳极	脉尚盛躁而不得汗	阳脉之极	死

从上表可见，脉的躁盛属阳盛之候。汗是阴液所化，根源于阴，故脉之盛与不盛，当责之阳。汗之出与不出，当责之阴，脉躁盛虽表现为阳亢极，但本质亦属阴虚已极。

【原文】

热病不可刺者有九。一曰：汗不出，大颧发赤哕者死[①]；二曰：泄而腹满甚者死；三曰：目不明，热不已者死；四曰：

老人婴儿，热而腹满者死；五曰：汗不出，呕、下血②者死；六曰：舌本烂，热不已者死；七曰：咳而衄，汗不出，出不至足者死；八曰：髓热者死；九曰：热而痉者死。腰折，瘛疭，齿噤龂③也。凡此九者，不可刺也。

★提示★

本节提出了九种死证的临床表现，并提示人们针刺不宜妄行。

★注释★

①死：作病重，预后不良。

②呕下血：呕血、下血。

③龂（xiè 谢）:《说文·齿部》:"龂，齿相切也。"

★分析讨论★

本节列出了九种预后不良的热病证候，指出出现这九种证候时不可针刺。现列表 55 分析如下。

表 55 九种不可刺的热病症状、病机及预后

症状	病机	预后
汗不出，大颧发赤，哕	阴液不足，虚阳上越，胃气败绝	死（不良）
泄而腹满甚	热病泄下，脾气败绝	
目不明，热不已	脏腑精气衰竭	
老人婴儿，热而腹满	邪热伤脾	
汗不出，呕血，下血	阴液大伤	
舌本烂，热不已	三阴俱损	

症状	病机	预后
咳而衄，汗不出，出不至足	真阴枯竭	死（不良）
髓热	肾气败绝	
热而痉（腰折，瘈疭，齿噤龂）	耗伤阴血，热极生风	

　　《温病条辨》认为："盖刺法能泄能通，开热邪之闭结最速，至于益阴以留阳，实刺法之所短，而汤药之所长也。"本节所论述的九种死证是由于热邪耗损正气，导致邪盛而脏腑气血津液俱亏的危候，故不可针刺。正如张志聪所说："凡此九者，邪热甚而正气已绝，刺之无益也。"

【原文】

　　所谓五十九刺者，两手外内侧各三①，凡十二痏②；五指间各一③，凡八痏，足亦如是④；头入发一寸傍三分各三⑤，凡六痏；更入发三寸边五⑥，凡十痏；耳前后、口下者各一，项中一⑦，凡六痏；颠上一、囟会一、发际一⑧，廉泉一，风池二，天柱二。

★提示★

本段介绍了五十九个治疗热病的常用穴位的名称、位置和分布。

★注释★

　　① 两手外内侧各三：两手外侧指少泽、关冲、商阳三穴；两手内侧指少商、中冲、少冲三穴。

②疕（wěi委）：指针瘢、针孔。此指针刺的穴位。

③五指间各一：张介宾曰："五指间者，总言手五指也。各一者，本节之后各一穴也……如手经则太阳之后溪，少阳之中渚，阳明之三间，独少阴之在本节后者，则少府之荥也。"

④足亦如是：在足趾间也同样各有一穴，即本节后的束骨、临泣、陷谷、太白，左右共八穴。

⑤头入发一寸傍三分各三：头部入发际一寸，中行向两侧旁开分为三处，每侧各有三穴，指五处、承光、通天穴，左右共六穴。

⑥更入发三寸边五：再从入发际的中行向后三寸的两边各有五穴，即足少阳的临泣、目窗、正营、承灵、脑空，左右共十穴。

⑦耳前后口下者各一项中一：耳前后各一穴，耳前听会，耳后完骨，两耳计四穴。口下一穴，承浆穴。项中一穴，哑门穴。

⑧发际一：前后发际各一穴，即神庭穴、风府穴。

★分析讨论★

对五十九穴的看法：本篇提出治热病约五十九穴，而《素问·水热穴论》示载有治热病的五十九个腧穴。《素问·水热穴论》说："头上五行，行五者，以越诸阳之热逆也。大杼、膺俞、缺盆、背俞，此八者以泻胸中之热也。气街、三里、巨虚上下廉，此八者以泻胃中之热也。云门、髃骨、委中、髓空，此八者以泻四肢之热也。五脏俞旁五，此十者以泻五脏之热也。凡此五十九穴者，皆热之左右也。"张介宾曰："考二篇之异同，则惟百会、囟会、五处、承光、通天、临泣、目窗、正营、承灵、脑空等十八穴相合，其余皆异。"张介宾认为二者互相补充，而不存在正谬的问题，这一见解是可取的。本篇五十九穴和《素问·水热穴论》所指出的五十九腧，偏重于病邪所在的局部方面，可作为泻热的治标之用。如二者结合起来，相辅相成，标本兼治，故张介宾提出："除去重复十八穴，则总得一百一十四穴，皆热俞也，均不可废。凡刺热者，当总求二篇之义，各随其宜而取用之，庶乎尽刺热之善矣。"

【原文】

气满胸中喘息，取足太阴大指之端，去爪甲如薤叶。寒则留之，热则疾之，气下乃止①。心疝②暴痛，取足太阴、厥阴，尽刺去其血络③。喉痹④，舌卷，口中干，烦心心痛，臂内廉痛，不可及头⑤，取手小指次指爪甲下，去端如韭叶。目中赤痛，从内眦始，取之阴跷⑥。风痉身反折，先取足太阳及腘中，及血络出血；中有寒，取三里。癃⑦，取之阴跷及三毛上⑧，及血络出血。男子如蛊⑨，女子如怚⑩，身体腰脊如解⑪，不欲饮食，先取涌泉见血，视跗上盛者，尽见血也⑫。

★提示★

此段论述了喘息、心疝、喉痹、目中赤痛、风痉、癃及男子如蛊、女子如怚的症状、刺法和穴位。

★注释★

①气下乃止：上逆之气下降而不喘，乃可止针。

②心疝：由心气郁积引起钓一种疝病。其主症是少腹疼痛有积块。《素问·脉要精微论》云："诊得心脉而急……病名心疝，少腹当有形也。"

③尽刺去其血络：刺络脉出其血。

④喉痹：咽喉部因气血瘀阻或痰火上泛而闭塞不通。

⑤不可及头：手不能上举到头部。

⑥ 阴跷：阴跷脉的起点照海穴之别名。因阴跷脉止于目内眦，故目中赤痛刺照海。

⑦ 癃：病名，指小便淋沥。

⑧ 三毛上：足厥阴肝经位于足大趾外侧三毛上的大敦穴。肝经循少腹，故癃病取此经穴。

⑨ 蛊（gǔ 古）：蛊胀病。此处的"蛊"是指病邪深入于肾而导致的疝瘕之类的病。《素问·玉机真脏论》："脾传之肾，病名曰疝瘕，少腹冤热而痛，出白，一名曰蛊。"

⑩ 怚：阻塞不通的病。丹波元简案："怚作阻，为是。阻即妊娠阻病。谓其证如恶阻，而非恶怚也。"

⑪ 腰脊如解：腰脊如同要分解开一样。

⑫ 视跗上盛者尽见血也：根据足背上的血络盛满之处，针刺放血。

★分析讨论★

（一）循经取穴

本节强调循经取穴。如"心疝暴痛，取足太阴、厥阴""风痉身反折，先取足太阳及腘中"等，都是取其与病变部位有关经络上的腧穴进行治疗。

（二）辨虚实而行，重视放血

辨虚实而行补泻，重视放血疗法。病属虚寒的用补法，文中提出"寒则留之""中有寒取三里"。病属实热的用泻法，其泻的手段以放血为主，"络盛者，尽刺去其血络"即是其意。本篇中的心疝、风痉、癃、如蛊如怚都提出"尽见血"的方法治疗。关于放血疗法，《黄帝内经》中论述颇多，且专立《灵枢·血络论》作了系统性的讨论。如"黄帝曰：愿闻其奇邪而不在经者。岐伯曰：血络是也。"认为邪未入经脉而发病的是邪入血络所致。故治疗"血脉盛者"，"泻之万全也"。即用刺络出血的疗法。目前在临床上见到血实者或络盛血瘀所致的病变，如痹证、中风、头痛等，用放血疗法治之，颇见效果。

（三）四肢穴位

取用四肢部的穴位。在所述八个病证的取穴中大都选用四肢部的腧穴。喘取足太阴大指之端；喉痹取小指次指爪甲下；目中赤痛取之阴跷；风痉取足太阳及腘中；癃取阴跷及三毛上，如蛊如怚取涌泉见血，视跗上盛者，尽见血等。

【结语】

本篇总共讨论了三个方面：一是偏枯与痱；二是热病；三是其他病证，而又以论述热病为主。

（一）偏枯与痱

两者均是肢体不能随意运动的疾病。偏枯较轻浅，无神志变化；痱较深重，出现意识障碍。故治疗亦是偏枯易而痱病难。其预后：偏枯可康复，痱病或可治或不可治。这对临床医生根据中风病人的病情，采用相适当的治疗措施有一定的指导意义。

（二）热病

本篇所述热病为外感热性病，并对其诊断治疗作了颇为详细的论述，对掌握脉象的变化、有无出汗的重要意义也作了阐述。

1. 治疗

热病的针刺治疗，在刺法上可根据病邪所在的脏腑分别取皮、肉、筋、脉、骨。在取穴上提出了五十九个常用腧穴，可根据发热所伴随的症状，热病汗出的情况而选用。对于针具的选择，应根据邪热所犯部位的不同而选用九针中的不同种类针。还谈了九种不可治的死证，这是医者在临床中所当注意的。

2. 辨脉

热邪致病，热盛脉当躁，如热盛而脉不躁为脉证不相顺；如脉微小，为热伤阴分，正气耗损，汗出脉当静，如仍躁者为脉证相反，为逆。故脉象的静躁对判断疾病的预后转归有一定的价值。

3. 辨汗

热病辨汗颇为重要，汗出与否关系到热邪是否有出路，汗的有无反映了阴液的存亡，同时汗出后的症状，脉象也可反映疾病的转归。

（三）其他病证

本篇还论述了热病中出现的兼证及其治疗。尤是对放血疗法的阐述，目前在临床上仍有一定的指导意义。

杂病第二十六

【题解】

　　本篇论述了多种疾病的临床表现及刺治方法，由于论述的范围比较广泛，而涉及的病证多而繁杂，互不关联，故以"杂病"名篇。马莳曰："内论杂病不一，故名篇。"张志聪曰："此论客气厥逆于经而为杂病也。"

【提要】

　　本篇主要论述了两个方面。

　　1. 论述了经气厥逆、心痛、喉痹、疟疾、齿痛、耳聋、鼻衄、巅项腰膝痛、腹痛、二便不利等杂病的症状、诊断和刺治方法。

　　2. 介绍了痿厥病的导引和呃逆的刺鼻、闭气等疗法。

【原文】

　　厥，挟脊而痛者，至顶①，头沉沉然②，目䀮䀮然③，腰脊强，取足太阳腘中血络。厥，胸满面肿，唇漯漯然④，暴言难，甚则不能言，取足阳明。厥，气走喉而不能言，手足清，大便不利，取足少阴。厥，而腹响响然⑤，多寒气，腹中榖榖⑥，便溲难，取足太阴。

嗌干，口中热如胶，取足少阴。膝中痛，取犊鼻，以员利针，发而间之。针大如氂⑦，刺膝无疑。喉痹⑧不能言，取足阳明；能言，取手阳明。疟不渴，间日而作，取足阳明；渴而日作，取手阳明。齿痛，不恶清饮，取足阳明；恶清饮，取手阳明。聋而不痛者，取足少阳；聋而痛者，取手阳明。衄而不止，衃血流⑨，取足太阳；衃血⑩，取手太阳；不已，刺腕骨下；不已，刺腘中出血。

腰痛，痛上寒，取足太阳、阳明；痛上热，取足厥阴；不可以俯仰，取足少阳。中热而喘，取足少阴、腘中血络。喜怒而不欲食，言益小，刺足太阴；怒而多言，刺足少阳。颌痛⑪，刺手阳明与颌之盛脉⑫，出血。项痛，不可俯仰，刺足太阳；不可以顾，刺手太阳也。

小腹满大，上走胃，至心，渐渐身时寒热，小便不利，取足厥阴。腹满，大便不利，腹大，亦上走胸嗌，喘息喝喝然⑬，取足少阴。腹满食不化，腹响响然，不能大便，取足太阴。

心痛引腰脊，欲呕，取足少阴。心痛，腹胀，啬啬然⑭，大便不利，取足太阴。心痛引背不得息，刺足少阴；不已，取手少阳。心痛引小腹满，上下无常处，便溲难，刺足厥阴。心痛，但短气不足以息，刺手太阴。心痛，当九节⑮刺之，按，已刺按之，立已；不已，上下求之，得之立已。

颌痛，刺足阳明曲周动脉⑯见血，立已；不已，按人迎于经，立已。气逆上，刺膺中陷者⑰与下胸动脉。腹痛，刺脐左右动脉⑱，已刺按之，立已；不已，刺气街，已刺按之，立已。

★提示★
本节论述了因各经脉的经气上逆所引起的一些杂病的症状

-302-

及针刺治疗。

★注释★

① 厥……至顶：厥，《说文》："厥气。"即厥气上逆之义。挟脊，指脊柱两旁。本句意思是经气上逆造成脊柱两旁的腰脊部疼痛牵连着头顶部。

② 头沉沉然：马莳注："头则昏沉而不能举。"

③ 目𥉉𥉉（máng 茫）然：𥉉，张介宾曰："目乱不明也。"

④ 唇漯漯然：唇漯漯，张介宾曰："唇漯漯，肿起貌。"唇漯漯然，马莳注："其唇则漯漯然而有涎出唾下之意。"合其两义，唇漯漯然是形容口唇肿起而流出涎沫的样子。

⑤ 腹响响然：腹部胀满有声的样子。

⑥ 腹中榖榖：指腹中有肠鸣声响。

⑦ 氂（máo 毛）：即牦。张志聪注："牛尾也。"

⑧ 喉痹：病名，因痰水等因素引起的咽喉肿痛阻塞不利，语言呼吸都感到困难的疾病。

⑨ 衄而不止衃血流：意思是鼻衄而血不止，并有赤黑色的败血直流。

⑩ 衃血：即凝血而现赤黑色的败血。张介宾曰："败血凝聚色紫黑者曰衃。"

⑪ 顑（kǎn 坎）痛：顑，《中国医学大辞典》注："口旁颊前肉之空软处，当牙车之间，俗称为'腮'。"顑痛，即腮部疼痛。

⑫ 顑之盛脉：即顑部充盛而暴露明显的络脉。马莳注："顑之盛脉，是胃经颊车穴。"

⑬ 喝喝然：形容因喘息而发出的一种声音。

⑭ 啬啬然：形容滞涩不爽的样子。

⑮ 九节：脊柱第九节，即督脉的筋缩穴。

⑯ 曲周动脉：即颊车穴，属足阳明胃经。马莳注："此穴在耳下曲颊端，动脉环绕一周，故曰曲周也。"

⑰ 膺中陷者：《甲乙经校释》注："似不如解为两膺中间陷下部位的膻中穴为宜。因膻中为气之会穴，凡一切上气不下及气噎、气隔、气痛之病，均可治之。"较妥。

⑱ 脐左右动脉：张介宾、马莳均认为是"天枢"穴，与本经义相合。

★分析讨论★

（一）杂病的辨证分经

本节经文所论述的杂病，名目繁杂，治疗各异，详细阅读经文，就可以发现经文中的杂病，都是围绕经脉进行治疗的。根据本文各种杂病的证候和刺治经脉的不同，联系有关脏腑生理的综合分析，就可以推断出各种杂病的病机。分类列表56如下。

表56　经气上逆所致杂病的归经、病机及症状

归经	病机		症状
足太阳	经气上逆或外邪留滞	阻滞经脉 经气不利 气血不畅	厥，挟脊而痛至顶，头沉沉然，目眩眩然，腰脊强；腰痛，痛口寒；项痛不可俯仰
		血随气逆	衄血不止，衃血流

归经	病机		症状
足少阴	肾阳不足	经络失养	腰脊疼痛
		火不暖土	欲呕
		阴寒内盛，气机不畅	腹满，腹痛，手足清
		不司二便	大小便不利
		纳气无力	喘息，喝喝然
	经气上逆	上冲于喉 上冲于心	不能言，心痛，引背不得息
	肾阴不足	阴不制阳 虚火上炎	嗌干，口中热如胶
足太阴	脾阳不足	水凉肠间	腹响响然，腹中穀穀
		运化失常	食不化
		木盛克土，中气不舒	喜怒而不欲食
		升降失常	腹满，大便不利，便溲难
		阴寒内盛	心痛，多寒气
手太阴	肺气虚	血运无力 心血闭阻	心痛短气不足以息
足阳明	经气厥逆	气机逆乱	腹满，面肿，唇漯漯然，暴言难，甚则不能言，腹痛

归经	病机		症状
足阳明	胃热炽盛,邪热在阳明	上蒸于肺,结于喉	喉痹不能言
		火邪循经上扰	齿痛,不恶清饮,颊痛
		阴阳相搏	疟不渴,间日而作
足少阳	经气逆乱	经气不能上奉于耳	聋而不痛
		经气不利	腰痛,不可以俯仰
	肝胆气盛	升发太过	怒而多言
足厥阴	阴寒内盛	郁久化热	腰痛,痛上热
	疏泄失常	气机不畅,气逆上冲胃及心	心痛引小腹满,上下无定处
手太阳	小肠气逆	热壅于上,血热妄行	衄血
	外邪袭络	气血阻滞	项痛,不可以顾
手阳明	外感热风	邪热之邪上扰	喉痹,能言,聋而痛,颊痛
	大肠主清秋之气	经气虚寒	齿痛,恶清饮
	疟气邪毒浸入阳明	入与阳争则热	疟,渴而日作
手少阳	厥气上逆	寒凝气滞	心痛,引背不得息

归经	病机		症状
督脉	经气不利	气滞血瘀，心脉闭阻	心痛
任脉		气上逆	

（二）杂病的治疗

《灵枢经》对各种杂病是分经进行针刺治疗的，含有丰富的针灸治疗经验，其中主要运用了经络辨证、分经针刺，并体现了中医学"同病异治""异病同治"的辨证论治的精神。

1. 分经针刺

这是本节经文的主要治疗方法，为针灸临床的经络辨证、循经取穴奠定了基础（表57）。

表57 杂病的症状和循经取穴

症状	处方		方义
	循经	取穴	
厥挟脊而痛至顶，头沉沉然，目眦眦然，腰脊强	取足太阳	腘中；晴明、天柱、风门、膀胱俞、委中、昆仑	取腘中出血以泄足太阳经气，晴明疏风清热，通络明目；天柱、风门、大杼、膀胱俞、委中、昆仑等穴疏导太阳经气
衄血不止，衃血流		风门、肺俞、昆仑	取风门、肺俞、昆仑疏风散热，引气止血
腰痛，痛上寒		肾俞、委中	腰为肾之府，取肾俞以调肾气，取委中通调足太阳经气
项痛，不可以俯仰		天柱、昆仑	取天柱、昆仑疏导太阳经气，引气止痛

症状	处方		方义
	循经	取穴	
厥走喉而不能言,手足清,大便不利	取足少阴	然谷、太溪	取然谷、太溪以补肾之阴,通其逆气
嗌干,口干热如胶		涌泉、太溪、照海	取涌泉、太溪以滋肾水,引热下行。取照海清虚热,利咽喉
心痛引腰脊,欲呕		然谷、复溜	取然谷、复溜以疏泄足少阴经上逆之邪气
心痛引背不得急		太溪、然谷	取太溪、然谷以泄足少阴上逆之气
腰痛,中热而喘	取足少阴	涌泉、大钟、复溜、胭中	涌泉、大钟、复溜以疏泄肾经热邪,胭中出血,使热从血解
腹满大便不利,腹大,亦上走胸嗌,喘息喝喝然		太溪、涌泉、复溜、然谷、神封	取涌泉、神封、复溜滋肾阴而收纳肾气,太溪、然谷调补肾气,通利三焦
厥而腹响响然,多寒气,腹中穀穀,便溲难	取足太阴	公孙、三阴交、阴陵泉	三穴共调脾经之逆气,健中州以运水谷
腹满食不化,腹响响然,不能大便		大都、太白、公孙、三阴交、阴陵泉	取大都、太白即有健脾消食之功,又有运脾引滞之力,公孙、三阴交和胃健脾,阴陵泉健脾利湿

症状	处方		方义
	循经	取穴	
心痛，腹胀涩涩然，大便不利	取足太阴	大都、太白、三阴交	三穴共用，健脾，降逆，止痛
喜怒而不欲食，言益小		三阴交、太白	多怒为肝病，《金匮要略》云："见肝之病，知肝传脾，当先实脾。"故取足太阴经太白、三阴交以健脾，防其传变
厥胸满面肿，唇漯漯然，暴言难，甚则不能言	取足阳明	地仓、颊车、足三里、解溪、陷谷、丰隆	取地仓、颊车、足三里、解溪、陷谷可疏调足阳明经气，共祛上逆之邪，丰隆为胃之络穴，胃与脾相表里，取丰隆可调脾胃之运化功能
喉痹，不能言		丰隆、解溪、厉兑、人迎、气舍	取丰隆、解溪、厉兑以泻其热，降足阳明厥逆之气，取人迎、气舍以通痹利咽
疟下渴，间日而作		厉兑、解溪、足三里	取厉兑、解溪、足三里疏导足阳明经气，祛除疟邪
齿痛，不恶清饮		内庭、陷谷、颊车、下关	取内庭、陷谷以清降足阳明上逆之邪热，颊车、下关以疏泄足阳明经气
颅痛		颊车、人迎	刺颊车穴并放血使邪从血解，以泻阳明壅热，配人迎以加强清热祛邪之力

症状	处方 循经	取穴	方义
腹痛	取足阳明	天枢、气冲	天枢为大肠经募穴，刺之可疏肠导气，取气冲穴以平调冲逆之气，通调肠胃，二穴合用使肠胃气机调畅，腹痛可止
膝中痛		犊鼻	犊鼻穴为足阳明之腧穴，位于外膝眼处，局部取穴以疏利关节，祛邪通络而止痛
喉痹，能言	取手阳明	合谷、曲池、天鼎、扶突	取合谷、曲池清泄阳明经气，疏散风热，天鼎、扶突可直接疏通调和患部气血，合用以祛邪通痹利喉
疟，渴而目作		商阳	取商阳以泻手阳明经邪热
齿痛，恶清饮		三间、合谷、手三里	取三间、合谷、手三里以通调手阳明之经气，引气止痛
聋而痛者		商阳	取商阳放血以泻阳明经邪热
颅痛		商阳、三间	取商阳、三间以泻手阳明厥逆之气
心痛，但短气不足以息	取手太阴	太渊、尺泽、经渠	取尺泽、太渊、经渠以调肺气，肺气调通则呼吸利而心痛可止

症状	处方		方义
	循经	取穴	
心痛，引背不得息	取手少阳	通里、神门	取通里、神门以宣通心阳，使气机流畅，其痛可止而呼吸自利
聋而不痛者	取足少阳	听会、侠溪、丘墟、阳陵泉	诸穴以疏导足少阳经之经气，
腰痛，不可以俯仰		足窍阴、阳辅、光明、带脉	取足窍阴等穴，可疏泄足少阳经气引气止痛
怒而多言		阳陵泉、侠溪、光明	取阳陵泉、光明等穴以疏泄肝胆之气
腰痛，痛上热	取足厥阴	行间、太冲、阴包、章门	取行间等穴以疏肝理气、清热，舒筋活络，去阴中之风热也
小腹满大，上走胃至心，淅淅身时寒热，小便不利		太冲、大敦、曲泉、行间	大敦、太冲导气下行，行间、曲泉行气利溲，合用以泄足厥阴之气逆
心痛，引小腹满，上下无常处，便溲难		大敦、中封、曲泉	取大敦、中封、曲泉三穴针灸并施，以温通肝经之气，祛寒降逆，则心痛去，余疟可除

症状	处方		方义
	循经	取穴	
衄血	取手太阳	少泽、前谷、腕骨、小海、腘中出血	少泽为小肠经之井穴，前谷为荥穴，腕骨为原穴，三穴配合使用以清热止血。腘中乃委中穴所居，取同名经的委中出血以泻太阳邪热，使热以下解
项痛，不可以顾		后溪、肩外俞、支正	取后溪等穴疏导手太阳经气，活血通络
心痛	取督脉	筋缩	筋缩是督脉的腧穴，两旁是肝俞。肝主筋，故与肝的关系比较密切，本心痛是由肝失条达，气机不畅所致，故取筋缩以调肝，气机通则痛解
气上逆	取任脉	膻中	膻中为八会穴之一，气会膻中，治一切气病，故取膻中以调气降逆

以上取穴内容是根据经文、《针灸学》及临床体会所加入的，仅供参考。

（二）同病异治，异病同治

本节经文充分体现了中医辨证论治的学术思想，为针灸临床提供了依据。

1. 同病异治

如心痛，引腰脊欲呕，取足少阴；腹胀涩涩然，大便不利，取足少阴；引背不得息，不已，取手少阳；引少腹满，上下无常处，便溲难，取足厥阴；短气不足以息，取手太阴。如项痛不可俯仰，取足太阳；不可以顾，取手太阳。

2. 异病同治

例如厥气走喉而不能言，手足清，大便不利，取足少阴；嗌干，口中热如胶，取足少阴；腰痛，中热而喘，取足少阴；心痛引腰脊欲呕，取足少阴。

（三）经络辨证的指导意义

经络辨证施治是本节经文的主要学术思想，《黄帝内经》中对经络辨证、分经针刺的记载比较详细。如《灵枢·官能》中说："言阴与阳，合于五行，五脏六腑，亦有所藏，四时八风，尽有阴阳，各得其位，合于明堂，各处色部，五脏六腑，察其所痛，左右上下，知其寒温，何经所在。"《灵枢·经别》说："夫十二经脉者，人之所以生，病之所以成，人之所以治，病之所以起。"《灵枢·经脉》中说："经脉者，所以能决生死，处百病，调虚实，不可不通。"充分说明维持人体生理功能的正常活动，以及疾病的发生，无不与经络有着重要关系，并强调经络辨证的重要性。人体发生的疾病都可用经络来辨证，如《灵枢·经脉》中充分体现了经络辨证的思想，为后世的中医辨证体系（如脏腑辨证、六经辨证等）奠定了理论基础。在针灸临床上，经络辨证是主要的辨证方法，将临床上各种不同的证候加以归纳分析，以明确疾病的部位在何经，从而进行相应的配穴处方，或针或灸，或补或泻，通其经脉，调其气血，使阴阳归于平衡，以达到防治疾病的目的。

（四）关于厥病与心痛的讨论

1. 关于厥病的讨论

厥病的发生，多由气机运行逆乱所致。本篇所载之厥，即是厥气逆于不同经脉所发生的四种不同类型的厥病。太阳之气厥逆，是以挟脊而痛至顶、头沉沉然、目眕眕然、腰脊强为主症；阳明之气厥逆是以胸满面肿、唇漯漯然、暴言难，甚则不能言为主症；太阴之气厥逆，是以腹响响然、多寒气、腹中榖榖为主症；少阴之气厥逆，是以厥气走喉而不能言、手足清、大便不利为主症。本节论述简单，可与《素问·厥论》合参。参考《素问·厥论》内容，可见本篇所载之厥，与后世以"突然昏倒，不省人事，面色苍白，四肢厥冷"为主症之厥自当有别。在治疗上，当分清寒热虚实，分经施治，如足太阳经气厥逆者，当取足太阳经腧穴治疗。除此之外，可根据病情，适当配合药物治疗，促使早愈。

2.关于心痛的讨论

《灵枢·厥病》："真心痛，手足清至节……旦发夕死，夕发旦死。"因为心藏神，为一身之主宰，若邪直犯于心而发生真心痛者，多为危急死证。脏真通于心，心藏血脉之气，五脏之经气厥逆，皆从其经脉上乘于心而发为心痛，故此并非真心痛。

【原文】

痿厥为四末束悗①，乃疾解之，日二，不仁者，十日而知，无休，病已止。哕，以草刺鼻，嚏，嚏而已；无息而疾迎引之，立已；大惊之，亦可已。

★提示★

本节论述痿厥的导引疗法和呃逆的简易疗法。

★注释★

①束悗：束缚而致闷闭的感觉。

-314-

★分析讨论★

（一）痿厥与哕的含义

1. 痿厥

痿厥指因经气厥逆而至四肢软弱无力的痿证。

2. 哕

哕指胃气上逆，冲去喉间，发生一种音调较高而短不能自主的声响，俗称呃逆。张介宾曰："哕，呃逆也。"

（二）痿厥与哕的成因

1. 痿厥的成因

《灵枢·口问》曰："凡此十二邪者，皆奇邪之走空窍者也。故邪之所在，皆为不足……下气不足，则乃为痿厥。"邪走空窍，导致下气、不足而为痿厥。

2. 哕的成因

内有寒气，新进饮食，新故相乱于胃，导致真邪相攻，气并相逆，胃气上逆为哕。《灵枢·口问》曰："谷入于胃，胃气上注于肺。今有故寒气与新谷气，俱还入于胃，新故相乱，真邪相攻，气并相逆，复出于胃，故为哕。"

（三）痿厥与哕的治疗

1. 痿厥的治疗

（1）导引疗法：用"为四末束悗，乃疾解之"，用此法，导其气以通达。孙鼎宜曰："此言治痿厥法，当缚其手足，良久觉烦闷，又必须疾解之，隔半日又缚，后解如故。不仁者，谓缚久不觉烦闷，知者，谓十日方知烦闷止，谓止其束。"

（2）针刺治疗：除上述治疗方法外，还可用针刺治疗。《灵枢·口问》："补外踝下以留之。"治疗时取足太阳经的昆仑穴，用补法。张志聪曰："补足外踝下留之，乃取太阳之昆仑穴，候太阳之气至也。盖太阳者，三阳也。三阳者，天之业，膀胱之津水随气运营以濡空窍，故取之昆仑。昆仑乃津水之发源，上通于天者也。"

2.哕的治疗

哕有三种治疗方法：① 以草茎刺鼻取嚏疗法。② 闭住口鼻暂停呼吸的闭气疗法。③ 出其不意，使患者大惊的精神刺激疗法。以上三法在临床上用于治疗功能性呃逆确有良效，但用大惊疗法时要慎重，以免发生事故。除此之外，还可用针刺治疗。

《灵枢·口问》曰："补手太阴，泻足少阴。"张志聪注："是入胃之水谷，籍肺气输于皮毛，行于脏腑。如肺有故寒气，而不能输布，寒气与新谷气俱还入于胃，新故相乱……故当补手太阴以助天之阳气，泻足少阴以下肺之寒邪。"现在针灸临床上治疗呃逆常用中脘、内关、足三里、膈俞等穴，对病程较短的实证疗效较好，对病程长的虚证疗效较差。如呃逆见于危重病的后期，正气虚败，呃逆不止，饮食不进，出现虚脱倾向者，预后不良。治疗呃逆的疗法尚多，不再多举。

【结语】

本篇经文论述了不同的经络为病，都可以引起各种杂病，应辨别疾病所属的经和络，而采取相应的针刺方法。为经络辨证，针灸临床奠定了理论基础。

周痹第二十七

【题解】

周，即环绕，痹，即闭塞不通，血脉凝滞不和。周痹，即风寒湿邪气进入血脉之中，随血脉流行全身，而发生全身性疼痛。由于本篇以讨论周痹为主，所以用"周痹"作为篇名。

【提要】

本篇从发病特点、病理变化、治疗方法各方面分析了周痹与众痹的区别，并以周痹为例，概示同类疾病的治疗原则。

【原文】

黄帝问于岐伯曰：周痹之在身也，上下移徙①随脉，其上下左右相应②，间不容空③，愿闻此痛，在血脉之中邪④？将在分肉之间乎？何以致是？其痛之移也，间不及下针⑤，其㤘痛⑥之时，不及定治⑦，而痛已止矣。何道使然？愿闻其故。岐伯答曰：此众痹也，非周痹也。

★提示★

本段讨论众痹的特点。

★注释★

① 移徙：这里指移动，即游走的意思。

② 左右相应：相应，指互相移动，彼此游走的意思。全句意思为疼痛可以左右互相转移。

③ 间不容空：间为空隙。空同孔，孔穴。全句意思为邪窜全身，连小空隙也在所难免。

④ 邪：同耶。表示疑问的语助词。

⑤ 间不及下针：间，指极短的时间，快的意思。指疼痛部位来不及针治，又转移到别处去了。

⑥ 愊痛：愊与蓄同，是聚积的意思。全句形容集中在一处而发生剧疼的现象。

⑦ 不及定治：来不及决定治疗。

【原文】

黄帝曰：愿闻众痹。岐伯对曰：此各在其处①，更发更止②，更居更起③，以右应左，以左应右④，非能周也⑤，更发更休⑥也。黄帝曰：善。刺之奈何？岐伯对曰：刺此者，痛虽已止，必刺其处⑦，勿令复起。

★提示★

此段进一步阐发众痹的特点，并指出针刺众痹的方法。

★注释★

① 此各在其处：在其处，指局部。全句意思是众痹的病邪分布在人体各处。

② 更发更止：更，随时改变，这里指时间很短。全句意思是疼痛一会儿发作，一会儿自动缓解。

③ 更居更起：指邪气忽儿停留在某处，忽儿又离开这里。

④ 以右应左以左应右：病邪从右侧会转移到左侧，又可从左侧会转移到右侧。

⑤ 非能周也：指病邪局限在一处，不是全身性的。

⑥ 更发更休：意思同"更发更止"。

⑦ 痛虽已止必刺其处：在痛过的部位扎针，相当于现在的阿是穴。

【原文】

帝曰：善。愿闻周痹何如？岐伯对曰：周痹者，在于血脉之中①，随脉以上，随脉以下②，不能左右③，各当其所④。黄帝曰：刺之奈何？岐伯对曰：痛从上下者⑤，先刺其下以过之⑥，后刺其上以脱之⑦；痛从下上者，先刺其上以过之，后刺其下以脱之。

★提示★

此段论述周痹的特点及其治疗方法。

★注释★

① 在于血脉之中：病邪在血脉之中。

② 随脉以上随脉以下：随着血脉流行全身。上下，指全身。

③ 不能左右：不能左右转移。

④ 各当其所：全身各个部位都是受邪之处。

⑤ 痛从上下者：全身疼痛，由上向下。

⑥ 先刺其下以过之：先刺下位穴位以阻遏病邪的进展，过，遏的意思。

⑦ 后刺其上以脱之：脱之，指根本解决。全句意思是后刺上部穴位，以求根本解决病痛。

【原文】

黄帝曰：善。此痛安生？何因而有名^①？岐伯对曰：风寒湿气，客于外分肉之间^②，迫切而为沫^③，沫得寒则聚^④，聚则排分肉而分裂也^⑤，分裂则痛^⑥，痛则神归之^⑦，神归之则热，热则痛解^⑧，痛解则厥^⑨，厥则他痹发，发则如是。帝曰：善。余已得其意矣。此内不在脏，而外未发于皮，独居分肉之间，真气不能周^⑩，故命曰周痹。

★提示★

此段谈周痹的病理变化及其病变部位。

★注释★

① 何因而有名：根据什么原因而定病名。

② 客于外分肉之间：邪气从外侵入，逐步深入到分肉间。

③ 迫切而为沫：迫，指逼近压迫；切，指按压；沫，指病理分泌物。全句意思是压迫分肉而产生病理分泌物。

④ 沫得寒则聚：病理分泌物受到寒气阻滞而停聚一处。

⑤ 聚则排分肉而分裂也：病理分泌物停聚，阻碍分肉的络脉流行。分肉，这里指大经脉之外，分肉中有络脉。

⑥ 分裂则痛：分裂，指络脉流行的正常关系受到破坏，故分裂则痛。

⑦ 痛则神归之：某一处疼痛，能使心神集中在那个部位。

⑧ 热则痛解：热气能使血涩解除，血脉流行畅通，所以疼痛缓解。

⑨ 痛解则厥：厥，指风寒湿之邪所导致的气血逆乱。全句意思是此处的痛暂时缓解，而他处又产生了厥气。

⑩ 真气不能周：真气不能流行全身。

【原文】

故刺痹者，必先切循其下之六经①，视其虚实，及大络之血结而不通②，及虚而脉陷空者而调之③，熨而通之④。其瘛坚⑤，转引而行之。黄帝曰：善。余已得其意矣，亦得其事也。九者⑥，经巽⑦之理⑧，十二经脉阴阳之病也。

★提示★
此段论述痹证的诊断方法及其治则。

★注释★

① 必先切循其下之六经：切，指按压；循，指沿顺。张介宾曰："下之六经，足六经也。"顺着足六经分布的部位切诊以发现压痛点的情况。

② 及大络之血结而不通：血结，这里指气血阻滞不通。全句意思是：以及络脉气血阻滞不通的阳性反应物。

③ 及虚而脉陷空者而调之：以及络脉虚陷于内的现象，按虚实加以调治。

④ 熨而通之：熨，是外治法，用药末或食盐等炒热，布包外熨。熨而通之指温通气血，解除疼痛。

⑤ 瘛坚：指牵引拘急而坚劲。

⑥ 九者：指九针。

⑦ 经巽（xùn 迅）：巽，顺的意思。经巽指经气顺达。

⑧ 理：治疗。

★分析讨论★

（一）众痹

1.含义

众者，多之意。众痹即指痹证的病发部位广泛。

2. 特点

① 疼痛部位变换不定。"其痛之移也，间不及下针，其憔痛之时，不及定治，而痛已止矣。" ② 疼痛呈阵发性发作。"更发更止，更居更起，更发更休也。" ③ 疼痛左右影响。"以右应左，以左应右。"

3. 病变部位

大络。如张志聪说："邪在于皮肤而流溢于大络者为众痹。"

4. 治疗方法

刺局部。患处痛已止，也要针刺之，防其复发。"刺此者，痛虽已止，必刺其处，勿令复起。"

（二）周痹

1. 含义

周痹是指病发于分肉血脉之中，伴游走性疼痛的一种痹证。

2. 特点

① 游走性疼痛。"随脉以上，随脉以下"，"痛解则厥，厥则他痹发"。② 疼痛不会左右影响。"不能左右，各当其所"。

3. 病变部位

病变部位为分肉血脉之中。"此内不在脏，而外未发于皮，独居分肉之间"，"周痹者，在于血脉之中"。

4. 游走性疼痛产生的机理

风、寒、湿邪三气杂至（从外侵入）→分肉（将分肉间津液压迫为）→沫（受寒）→凝聚（排挤分肉）→腠理分裂→疼痛周游全身（心神归、神归则热、热则痛解、痛解则厥、厥则他痹发）。

5. 诊断方法

循经切按，观察经脉虚实。"必先切循其下之六经，视其虚实"。

6. 治疗方法

（1）治疗原则：阻断传变途经，然后除之。"痛从上下者，先刺其下以过之，后刺其上以脱之；痛从下上者，先刺其上以过之，后刺其下以脱之"。

（2）具体方法

① 大络之血结不通：用熨法温通经络，"熨而通之"。

② 脉络虚陷：调其虚实。

③ 其瘀坚：用按摩导引以行其气血，"转引而行之"。

（三）历代医家对周痹、众痹的论述

1. 张介宾

"各在其处，谓随聚而发也，不能周遍上下，但或左或右，更发更休，患无定所，故曰众痹……能上能下，但随血脉而周遍于身，故曰周痹"。

2. 马莳

"周痹者，周身上下为痹也；众痹者，痹在各所为痛也"。

3. 张志聪

"痹者，风寒湿邪，杂合于皮肤分肉之间，邪在于皮肤分肉之间，邪在于皮肤而流溢于大络者为众痹，在于分肉而厥逆于经脉者为周痹"。

4. 丹波元简

"楼氏《纲目》云行痹即走注疼痛，而其方载历节诸方，以本节文列于其后，知楼氏以众痹、周痹为历节风也"。

海论第三十三

【题解】

海，是百川汇聚之处，本篇把人体气、血、水谷、骨髓等汇聚之处的膻中、冲脉、胃、脑比拟为人身四海，并以四海为论述中心，故篇名为"海论"。

【提要】

本篇主要讨论人体四海的命名、含义及其范围，对四海有余、不足出现的证候，提出针刺调治的原则。

【原文】

黄帝问于岐伯曰：余闻刺法于夫子，夫子之所言，不离于营卫血气。夫十二经脉者，内属于腑脏，外络于肢节，夫子乃合之于四海乎？岐伯答曰：人亦有四海、十二经水。经水者，皆注于海①。海有东西南北，命曰四海。黄帝曰：以人应之奈何？岐伯曰：人有髓海，有血海，有气海，有水谷之海，凡此四者，以应四海也。

★提示★

本段主要以人身四海与自然界四海相比拟，十二经脉象河流，"内属于腑脏，外络于肢节"，与四海汇合，将人体的上下、内外、表里联系成有机的整体。

★注释★

人亦有四海……皆注之于海：指人身也有四海和与四海连属的代表十二经脉的十二条经水，经水的流注都以四方汇通于海中。《灵枢·经水》云："夫经水者，受水而行之。"又说："经脉十二者，外合于十二经水，而内属于五脏六腑。"

【原文】

黄帝曰：远乎哉！夫子之合人天地四海也。愿闻应之奈何？岐伯答曰：必先明知阴阳表里荥腧所在①，四海定矣。

黄帝曰：定之奈何？岐伯曰：胃者，水谷之海，其输上在气街②，下至三里。冲脉者，为十二经之海，其输上在于大杼，下出于巨虚之上下廉③。膻中者④，为气之海，其输上在于柱骨之上下⑤，前在于人迎。脑为髓之海，其输上在于其盖⑥，下在风府。

黄帝曰：凡此四海者，何利何害？何生何败？岐伯曰：得顺者生，得逆者败⑦，知调者利，不知调者害⑧。

★提示★

本段论述四海的含义，以及气血输注的重要穴位，并说明了解、掌握四海顺逆的重要性。

★注释★

① 必先明阴阳表里荥腧所在：必先明确了解经脉的阴阳，

脏腑的内外表里以及腧穴所在的部位。

②气街：即指足阳明胃经的气冲穴。

③巨虚之上下廉：指足阳明胃经的上巨虚、下巨虚。

④膻中者：指胸中部位。

⑤柱骨之上下：张介宾曰："柱骨，项后天柱骨也。《忧恚无言》曰：'颃颡者，分气之所泄也。'故气海营运之输，一在颃颡之后，即柱骨之上下，谓督脉之痖门，大椎也；一在颃颡之前，谓足阳明胃之人迎也。"据此，柱骨之上下，就是指项后发际，即哑门和大椎穴。

⑥上在于其盖：盖，指位于头顶中央督脉之百会穴，高士宗说："盖，谓督脉之百会，督脉应天道之环转覆盖，故曰盖。"

⑦得顺者生得逆者败：人体的四海运作正常，可维持健康，四海运用反常就发生疾病。

⑧知调者利不知调者害：懂得调整四海的道理（规律），就有利于身体健康，不懂得调整，便会对身体有害。

【原文】

黄帝曰：四海之逆顺奈何？岐伯曰：气海有余者，气满胸中，悗息面赤①；气海不足，则气少不足以言。血海有余，则常想其身大，怫然②不知其所病③；血海不足，亦常想其身小，狭然不知其所病。水谷之海有余，则腹满；水谷之海不足，则饥不受谷食；髓海有余，则轻劲多力，自过其度；髓海不足，则脑转耳鸣，胫痠眩冒，目无所见，懈怠安卧。

黄帝曰：余已闻逆顺，调之奈何？岐伯曰：审守其腧④，而调其虚实，无犯其害⑤。顺者得复，逆者必败。黄帝曰：善。

★提示★

本段阐述了四海有余不足的证候，以及针刺治疗原则，谨守与四海上下相通的腧穴，遵循补虚泻实的原则。

★注释★

①悗（mèn 闷）息面赤：悗，通闷。悗息面赤指烦闷喘息，气上逆而面部发红。

②怫（fú 福）然：怫，作郁解。怫然，郁闷不舒的意思。

③不知其所病：张介宾曰："病在血者，徐而不显，故茫然不觉其所病。"是指血海病变常因病程缓慢，平时常看不出有患病的样子。

④审守其腧：谨守与四海相通的上下腧穴。

⑤无犯其害：张介宾曰："无犯其害，无盛盛，无虚虚也。"就是说在治疗上不要犯"虚虚实实"的错误。

★分析讨论★

（一）四海的含义与功能

1. 膻中为气之海

这里所说的膻中是指胸中部位。因胸为肺之所居，肺主一身之气，其功能不仅是行使呼吸，交换气体，同时能将水谷之精气与先天之精气相结合，变成真气，积于胸中，故称为"气之海"。

张介宾曰："膻中，胸中也，肺之所居。诸气皆属于肺，是为真气，亦曰宗气。宗气积于胸中，出于喉咙，以贯心脉而行呼吸，故膻中为之气海。"这里的膻中与《灵枢·胀论》中"膻中者，心主之宫城也"的心包络，以及《难经·三十一难》中胸前两乳间的膻中穴不同。

2.胃为水谷之海

胃是饮食汇聚之处,是脏腑赖以给养的泉源。《灵枢·胀论》说:"胃者,太仓也。"《灵枢·五味》:"胃者,五脏六腑之海也。水谷皆入于胃,五脏六腑皆禀气于胃。"说明胃是受纳水谷的器官,水谷入胃后,经过胃的腐熟和脾的运化,将营养成分输布于五脏六腑,营养全身各部。《灵枢·玉版》:"人之所受气者,谷也。谷之所注者,胃也。胃者,水谷气血之海也。"所以称胃为水谷之海。

3.脑为髓之海

脑位于颅骨内,上至天灵盖,下至风府。脑和髓都是由肾精气所化生。《灵枢·经脉》云:"人始生,先成精,精成而脑髓生。"脑是髓汇聚之处。张介宾曰:"凡骨之有髓,惟脑为最巨,故诸髓皆属于脑,而脑为髓之海。"脑是人精神活动的主宰,维持着人体活动的功能,如李时珍说:"脑为元神之府。"王清任说:"人之记性不在心,而在于脑。"

由于脑、髓、骨三者关系密切,都赖以肾精的化生,肾主骨而生髓,髓通于脑,肾精充足,骨髓化生有源,肾精亏少,脑、髓、骨无源以化生,所以临床上三者的疾患,都可以用补肾精的方法进行治疗。

4.冲为十二经之海

冲,是指冲要的意思。冲脉由于在人体分布广泛,上至头,下至足,贯串全身,分布最深,与十二经脉均有联系,总领诸经气的要冲,能调节十二经脉气血,故称十二经之海,又称为"血海"。

综合《黄帝内经》各篇有关冲脉循环的记载:

(1)少腹——气街——与足少阴经相并上行——过脐旁——胸中弥漫散布(《素问·骨空论》)。

（2）胸中——上行——"颃颡部"（《灵枢·逆顺肥瘦》）。

（3）起肾下——出气街——循阴股内廉——入腘中——过胫骨内廉——内踝后面——足下（《灵枢·动输》）。

（4）胫骨内廉——斜入足踝——足跗上——足大指（《灵枢·逆顺肥瘦》）。

（5）从少腹——向内贯脊——行于背（《灵枢·五音五味》）。

从循行路线可以看出冲脉分布于全身内外、上下，与十二经脉都有联系，与胃、肾、胞宫等脏腑关系密切。冲脉与胃经会于气街，禀受胃中水谷精微之气。胃是后天之本，营卫之气出于此。"人受气于谷，谷入于胃，以传与肺，五脏六腑，皆以受气"。所以冲脉是五脏六腑、十二经脉禀受脉气的所在，与肾经相并而挟脐上行。因为肾是先天的根本，原气生于此，所以冲脉是五脏六腑之本，十二经脉之根。除此之外，冲脉与任脉、督脉同起于胞宫，称为一源三支。任脉为"阴脉之海"，总任一身之阴经；督脉为"阳脉之海"，总督一身之阳经。由于冲脉的上述生理特点，它在脏腑之间、阴经和阳经之间、督脉和任脉之间，都起到重要的联系和调节作用。同时冲脉还直接关系到妇女的胎、产、经、带。《素问·上古天真论》中"任脉通，太冲脉盛，月事以时下"，说明冲、任二脉既能涵蓄肾脏脉气，又能溢泄月经。故张介宾曰："所谓伏冲者，以其最深也，故凡十二经之气血，此皆受之以荣养周身，所以为五脏六腑之海也。"故冲脉又称"血海"。综上，冲脉是十二经之海，聚十二经精血，禀受五脏六腑之气。其上行者渗诸阳，灌诸精；其下行者渗之阴，注诸络，温肌肉。

（二）四海所转输的穴位以及相应的脏腑关系（表58）

表58　四海的部位、穴位以及相应的脏腑

四海	部位	转输的穴位	相应的脏腑
脑为髓海	头中	盖（百会）风府	肾
膻中为气海	胸中	柱骨上下（哑门、大椎）人迎	肺
胃为水谷之海	上腹内	气街、三里	脾、胃
冲脉为血海	下腹内	大杼，上下巨虚	心、肝、胞宫

（三）四海有余、不足的证候（表59）

表59　四海有余、不足的证候

四海	有余	不足
脑海	轻劲多力，自过其度	脑转耳鸣，胫痠眩冒，目无所见，懈怠安卧
气海	气满胸中，悗息面赤	气少不足以言
水谷之海	腹满	饥不受谷食
血海	常想其身大，怫然不知其所病	常想其身小，狭然不知其所病

（四）现代临床的指导意义

1.脑为髓之海，有余则轻劲多力，自过其度，不足则脑转耳鸣，胫痠眩冒，目无所见，懈怠安卧。髓海之气血输注出入的重要腧穴主治：百会治癫痫、头风目眩、偏头痛、中风失语、耳鸣等，风府治癫狂、头痛、中风偏瘫等。另外，髓海有余，有两种相反的解释：一种认为髓海有余则"轻劲多力，自过其

度"，是正常的生理现象，说明精气旺盛。另一种解释认为，每一海都有虚证、实证，正如张介宾曰："气有余者，邪气实也，气不足者，正气虚也。"因此髓海的有余症状亦是指病理性的，并且可以从病理角度解释这些症状。"髓海有余"是一派实证，可见于阳狂证。阳狂症者，踰垣上墙，轻劲而敏捷，皆作其平日所能，因此"自过其度"。从上下文义联系来看，这段原文似乎作病理解释较妥，并且对临床有指导意义。

2. 膻中为气之海，气海有余则气满胸中，悗息面赤，气海不足，气少不足以言。气海气血输注出入的重要腧穴主治分别为：大椎治气喘、寒热咳嗽、肺胀肋痛、骨蒸盗汗、热疹等。哑门治癫狂、脊强反折、暴喑、舌强不语。人迎治胸中喘满、咽喉肿痛、瘿气等。

3. 胃为水谷之海，主要病理表现为消化道功能的紊乱。水谷之海有余则腹满，水谷之海不足则饥不受食。因胃以降为顺，水谷留滞于中，则表现于腹胀满；若胃气不足则饥不受谷食，则出现"谷不入半日则气衰，一日则气少"的不足病症。水谷之海气血输注出入的重要腧穴主治分别为：足三里治一切消化系疾病，故有"肚腹三里留"的说法，可治"五劳羸瘦、七伤虚损"，有强壮防病保健的作用，体现了水谷之海，是后天之本，所以是临床上调理脾胃疾病的重要一环。气街治腹痛肠鸣、疝气、月经不调、不孕等生殖系疾病。因胃为阳明者，五脏六腑之海，主润宗筋，因此阳明与宗筋有密切关系。

4. 冲脉为十二经之海。关于冲脉有余、不足，本篇所说的证候比较费解，有人认为此证属于精神性疾病，其气血输注出入的重要腧穴，如大杼、上下巨虚，治疗冲脉的病证有待进一步探索。但《素问·骨空论》提出"冲脉为病，逆气里急"，即气逆冲上，腹内引急，后世认为是奔豚、冲疝等症。另外由于冲脉和任脉、督脉，同源异流，皆起于胞中，所以冲脉与妇女经、带、胎、产方面的疾病有密切关系。冲脉不调，就会出现月经不调、漏胎、小产等病。

【结语】

1. 人体除了有十二经脉内属脏腑，外络于肢节，组成内外、表里统一的联系外，还有四海使这种联系更加密切，更加完善。

2. 与四海相应的五脏六腑，如气海与肺、脑海与肾、冲脉与心肝、水谷之海与脾胃，其功能是一致的。所以临床上对于四海的病症，可以"审守其输而调其虚实"。

五乱第三十四

【题解】

乱，逆乱。

由于本篇主要论述了脏腑经脉之气悖逆、阴阳反顺、营卫不调、清浊混淆、互相扰乱产生的五种乱病，故名"五乱"。马莳："内言气有五乱，故名篇。"

【提要】

本篇论述的问题主要有以下三点。

1.脏腑经络之气血能顺应五行相互关系的顺序及四时变化规律，则表现为"顺之而治"；反之则表现为阴阳反顺、清浊混淆、营卫不调、气机逆乱。

2.气乱于心、乱于肺、乱于肠胃、乱于臂胫、乱于头而出现的五种病症。

3.五乱症的针刺穴位和治疗原则。

【原文】

黄帝曰：经脉十二者，别为五行，分为四时①，何失而乱②？何得而治③？岐伯曰：五行有序④，四时有分⑤，相顺则治，相逆则乱⑥。

★提示★

本段指出了人体与自然界的关系为"相顺则治，相逆则乱"。

★注释★

①别为五行分为四时：指十二经脉根据其不同的属性可分为木、火、土、金、水五种类型，又可分别与四时相联系。

②何失而乱：乱，扰乱不和。何失而乱即怎样会引起功能失调而发生紊乱呢？

③何得而治：得，在此有相得之义，亦有彼此协调的意思。治，有条不紊，正常。何得而治即如何才能彼此协调而不逆乱呢？

④五行有序：五行的相互关系，是有其一定的顺序的。

⑤四时有分：一年分春、夏、秋、冬四季，有寒、热、温、凉的变化规律。

⑥相顺则治相逆则乱：人体脏腑、经络、气血，凡能顺应五行盛衰及四时气候变化规律的，就正常。反之，就会造成紊乱。

★分析讨论★

"相顺则治，相逆则乱"

所谓"相顺则治，相逆则乱"，体现了《黄帝内经》中天人相应的观点，对于预防疾病的产生，保证人体的健康有着积极的指导意义。人体与四时如何相顺逆呢？参考《素问·四气调神论》列表60、表61如下。

表 60　人体顺应四时的结果

四时	顺四时的结果	
春	养生	养阳
夏	养长	
秋	养收	养阴
冬	养藏	

表 61　人体逆四时的结果表

四时	逆四时的结果
春	伤肝则夏为寒变，少阳不生，肝气内变
夏	伤心则秋为痃疟，太阳不长，心气内洞
秋	伤脾则冬为飧泄，太阴不收，脾气焦满
冬	伤肾则春为痿厥，少阴不藏，肾气独沉

【原文】

黄帝曰：何谓相顺？岐伯曰：经脉十二者，以应十二月①。十二月者，分为四时。四时者，春秋冬夏，其气各异，营卫相随②，阴阳已和，清浊不相干③，如是则顺之而治。

★提示★

本段解释相顺而治的原理。

★注释★

① 经脉十二者以应十二月：可以从两方面理解：一指十二经脉应于一年之十二辰。《素问·阴阳别论》王注："十二月，

谓春建寅时卯辰，夏建巳午未，秋建申酉戌，冬建亥子丑也。十二脉，谓手三阴三阳、足三阴三阳之脉也。以气数相应，故参合之。"二指足十二脉应于十二月。此为根据阴阳消长变化的规律，说明足经脉的阴阳属性及经气的盛衰。《灵枢·阴阳系日月》云："寅者，正月之生阳也，主左足之少阳；未者，六月，主右足之少阳；卯者，二月，主左足之太阳；午者，五月，主右足之太阳；辰者，三月，主左足之阳明；巳者，四月，主右足之阳明，此两阳合于前，故曰阳明。申者，七月之生阴也，主右足之少阴；丑者，十二月，主左足之少阴；酉者，八月，主右足之太阴；子者，十一月，主左足之太阴；戌者，九月，主右足之厥阴；亥者，十月，主左足之厥阴，此两阴交尽，故曰厥阴。"

②营卫相随：《太素·营卫气行》注："营在脉中，卫在脉外，内外相顺，故曰相随，非相随行，相随和也。"

③清浊不相干：清，指水谷精华的轻清部分和大自然的清阳之气。浊，指水谷精华的浓浊部分及代谢废物。不相干，即指清气和浊气升降正常，不互相干扰。

★分析讨论★

营卫相随

本段说明人的经脉气血能适应四时气候变化，则营卫相随，阴阳协调，清浊不相干扰，功能正常。这就是"相顺而治"的原理所在。下面用表62以简单说明。

表62 营卫循行、功能

循行部位	路径	状态
营行脉中	循十四经运行	脏腑、气血、表里、经脉皆调和；清浊不相干，清阳出上窍，浊阴出下窍，清阳发腠理，浊阴走五脏，清阳实四肢，浊阴归六腑，使人体达到阴阳平衡、清升浊降的状态
卫行脉外	昼行于阳二十五周，夜行于阴二十五周。周营不休，五十而复大会。阴阳相贯，如环无端	

【原文】

黄帝曰：何谓逆而乱？岐伯曰：清气在阴，浊气在阳，营气顺脉，卫气逆行①，清浊相干②，乱于胸中，是谓大悗③。故气乱于心，则烦心密嘿④，俯首静伏。乱于肺，则俯仰喘喝，接手以呼⑤。乱于肠胃，则为霍乱⑥，乱于臂胫，则为四厥⑦，乱于头，则为厥逆，头重眩仆⑧。

★提示★

本段讨论五乱症的病机及其临床表现。

★注释★

① 卫气逆行：马莳："昼未必行于阳经，夜未必行于阴经，其气逆行。"

② 清浊相干：《太素·营卫气行》注："阳气入阴，阴气入阳，即清浊乱也。"

③ 大悗：惑乱之意。

④ 烦心密嘿：嘿，同默。密嘿是形容沉默而寂无息的样子。《太素·营卫气行》注："密嘿，烦心不欲言也。"

⑤接手以呼：形容呼吸困难，两手交叉于胸部以呼气。

⑥霍乱：指上吐下泻并作的病。

⑦四厥：《太素·营卫气行》注："四厥谓四肢冷或四肢热也。"

⑧乱于头……头重眩仆：厥逆，指逆乱之气上冲头部。头重眩仆，指头重目眩而仆倒。《太素·营卫气行》注："厥逆头重，谓头寒或热，重而眩仆也。"

【讨论分析】

五乱

本段讨论了人体经脉气血失常，形成相逆乱的病理变化。胸中为气海，是宗气积聚之所，宗气紊乱，首发胸中，乱气横窜，则一系列的惑乱症由此而生，其病理变化如下表63。

表63　五乱的病机和症状

五乱	病机		症状
气乱于心	心神不宁		烦心密嘿
	心神不振		俯首静伏
气乱于肺	肺气上逆		俯仰喘喝，接手以呼
	肃降失常		
气乱于肠胃	升降失常	胃气上逆，呕吐	霍乱
		清气下陷，泄泻	
气乱于臂胫	阴阳之气不相交接		四厥
气乱于头	清窍失蒙		厥逆，头重眩仆

【原文】

黄帝曰：五乱者，刺之有道①乎？岐伯曰：有道以来，有道以去②，审知其道，是谓身宝③。黄帝曰：善。愿闻其道。岐伯曰：气在于心者，取之手少阴、心主之输④。气在于肺者，取之手太阴荥、足少阴输⑤。气在于肠胃者，取之足太阴、阳明⑥，不下者⑦，取之三里。气在于头者，取之天柱、大杼，不知，取足太阳荥输⑧。气在于臂足，取之先去血脉，后取其阳明、少阳之荥输⑨。

★提示★

本段论述了五乱症的治疗取穴。

★注释★

① 道：指针刺规律。

② 有道以来有道以去：《太素·营卫气行》注："有道者，理其乱，使从其道。"马莳："道者，脉路也。邪之来也，必有其道，则邪之去也，亦必有其道。"

③ 身宝：张志聪云："审知逆顺之道，是谓养身之宝。"

④ 手少阴心主之输：指手少阴心经的输穴神门和手厥阴心包经的输穴大陵。

⑤ 手太阴荥足少阴输：指手太阴肺经的荥穴鱼际和足少阴输穴太溪。

⑥ 取之足太阴阳明：张介宾曰·五乱之刺》："取足太阴之输，太白也。足阳明之输，陷谷也。"

⑦ 不下者：意为不见效者。

⑧ 足太阳荥输：即足太阳膀胱的荥穴通谷和该经的输穴束骨。

⑨取之先去血脉后取其阳明少阳之荥输：先去血脉，指局部有瘀血现象，应先刺络放血。《类经·五乱之刺》注："臂足之络有血者，必先去其血，在手者取手，在足者取足。"阳明、少阳之荥输，即手阳明大肠经的荥穴二间、输穴三间；手少阳三焦经的荥穴液门、输穴中渚；足阳明胃经的荥穴内庭、输穴陷谷；足少阳胆经的荥穴侠溪、输穴临泣。

★分析讨论★

本段内容可分两层理解。

1. "有道以来，有道以去，审知其道，是谓身宝"强调了五乱症的发生发展都有它一定的原则。能诊断出它的致病根源，并予以相应的治疗，其乱即可平息。这是治疗五乱证的关键。

2. 五乱证的配穴方法是循经取穴、分经论治。一般认为五乱证为一时经气逆乱所造成，乱气只是局限于本经的部位。由于病程短，病势较轻，故在治疗上取病变经脉的荥输治之，以达到"顺之而治"的目的。

【原文】

帝曰：补泻奈何？岐伯曰：徐入徐出①，谓之导气②。补泻无形，谓之同精③。是非有余不足也，乱气之相逆也④。黄帝曰：允乎哉道⑤，明乎哉论⑥，请著之玉版⑦，命曰治乱也。

★提示★

本段指出了五乱证的治疗方法及其原理。

★注释★

① 徐入徐出：指均匀和缓地进针、出针。

② 谓之导气：导气，引导和归顺经气，使其正常。《太素·营卫气行》注："是谓通导营卫之气，使之和也。"

③补泻无形谓之同精：形，明显的意思。补泻无形，即补泻不明显。同精，即保养精气之意。对此句的解释，注家在补泻的观点上不大一致：有人认为指针对病变虚实情况，施用补法或泻法治之，总的目的在于保存精气。如张介宾曰："凡行针补泻，皆贵和缓，故当徐入徐出，在导气复元而已，然补者导其正气，泻者导其邪气，总在保其精气耳，故曰补泻无形，谓之同精。"有人认为指不施用明显补泻手法，主要目的也在于保存精气，如马莳云："此言治五乱者，惟以导气，不与补泻有余不足者同法也……今治五乱者，则其针徐入徐出，导气复故而已，不必泥定补泻之形，以其精气相同，非真有余与不足也，不过乱气之相逆耳，何必以补泻为哉！"

④是非有余不足也乱气之相逆也：指疾病不是由于邪气有余和正气不足所致，而是因为人体气血一时紊乱所致。

⑤允乎哉道：允，公平得当。道，道理。指道理说得十分恰当。

⑥明乎哉论：明，明白。指理论明白确切。

⑦著之玉版：著，写书。玉版，用大理石之类的材料刻成的书，说明此书十分珍贵。

★分析讨论★

五乱证的治疗方法是慢进针和缓出针，以诱导邪气外出，导引正气恢复。虽然补泻无形，但有泻邪补正的作用，都是以保护精气为最终目的。因为导致"五乱证"的病因不是由于正邪的有余不足，而是由于一时性的气血紊乱。所以关于导气法，多认为就是现在的平补平泻法。针灸界的名流王雪苔、楼百层等都有关于此方面的论述。如楼百层在《中国针灸》"试论补泻与兴奋抑制"一文中说："现今所应用的平补平泻法是以《灵枢》五乱篇中'徐入徐出，谓之导气，补泻无形，谓之同精。是非有余不足也，乱气之相逆也'的记载为依据的。由于这种操作手法强调徐入徐出的提插捻针，应用于'乱气相逆'的疾病，亦即是一时的气血紊乱所表现的虚实不太显著或虚实兼有的病症，因而现今针灸界就将这种导气法称之为'平补平泻法'。"

【结论】

本篇首先指出人的十二经脉分属于五行，并和四时气候变化密切相应。能顺应五行、四时变化的，机体就表现为正常，不能顺应变化的，就会造成功能紊乱。此为中医学中"摄生学说"的核心，体现了"天人相应"的朴素唯物主义观点，对预防疾病的产生、保证人体健康有积极的现实意义。

"五乱证"为气机一时逆乱所致，并非为正邪的偏盛偏衰。治疗为分经论治、循经取穴，取穴以取荥输穴为主，体现了《灵枢·邪气脏腑病形》中"荥输治外经"的精神。针法为"徐入徐出"，以导乱气，引入正气，目的在于保养精气。徐入徐出相当于现今的平补平泻法。

逆顺肥瘦第三十八

【题解】

逆顺，是指十二经脉的走向规律和气血上下往来的逆顺关系；肥瘦，指形体的胖瘦。故名"逆顺肥瘦"篇。马莳："首节有行之逆顺，后分肥、瘦、壮、幼等刺法，故名篇。"

【提要】

1. 泛论逆顺的机理。

2. 刺法因人而异的意义。

3. 十二经脉走向规律、冲脉循行及功能。

【原文】

黄帝问于岐伯曰：余闻针道于夫子，众多毕悉矣。夫子之道应若失①，而据未有坚然者也②。夫子之问学熟乎？将审察于物而心生之乎？岐伯曰：圣人之为道者，上合于天，下合于地，中合于人事。必有明法，以起度数，法式检押③，乃后可传焉。故匠人不能释尺寸而意短长，废绳墨而起平木也，工人不能置规而为圆，去矩而为方。知用此者，固自然之物，易用之教，逆顺之常也④。

黄帝曰：愿闻自然奈何？岐伯曰：临深决水⑤，不用功力，而水可竭也；循掘决冲⑥，而经可通也。此言气之滑涩，血之清浊，行之逆顺也。

★提示★

1. 以天、地、人三才理论，泛论逆顺的机理。

2. 针刺方法必须顺其自然，因势利导。

★注释★

① 应若失：《灵枢经语释》："应守而病若失，言取效快速的意思。"

② 而据未有坚然者也：《灵枢经校释》："'据'当据守讲，'坚然'当顽固讲，是言虽据守于内的顽固病，也能把它攻破的意思。"

③ 法式检押：《灵枢经语释》："'法式'，法则之意。'押'通'柙'，检柙，规矩的意思。"

④ 固自然之物……逆顺之常也：教，当理讲。易用之教，即容易掌握和运用的道理。逆顺之常，即指正常和反常的变化规律。张介宾曰："此言圣人之道，合于三才，工匠之巧，成于规矩，固皆出于自然之理，知自然之妙者，是谓易用之教，逆顺之常也。"

⑤ 临深决水：《黄帝内经注评》："指决放很深的河流里面的水。"

⑥ 循掘决冲：《黄帝内经注评》："掘，古字与"窟"通，即拙地为孔穴的意思。冲，指上冲而言，循掘决冲，是形容掘地取水、循沿着孔穴深掘，结果能使穴地的水冲决而出。"

★分析讨论★

本段分两个层次：① "余闻针道于夫子……逆顺之常也。"

用形象比喻的方法，泛论其逆顺的哲理，指广义而言。②"愿闻自然奈何……行逆顺之常也。"指针刺因势利导的狭义之逆顺。

讨论正常为顺，相反为逆，依法为顺，违法为逆。

（一）广义的逆顺

在《黄帝内经》中逆顺含义，内容广泛，论述颇多，归纳一下，择要有以下几点。

1. 以逆顺论人体

将逆顺的道理，以天、地、人三才理论，从符合天地自然及社会人事变化的规律，联系人体脏腑、经络、营卫气血、调整阴阳的角度来认识、理解和应用。古人非常重视逆顺，它是先立针经、明为之法的理论基础之一。

《灵枢·九针十二原》："余欲勿使被毒药，无用砭石，欲以微针通其经脉，调其血气，营其逆顺出入之会，令可传于后世，必明为之法。"《灵枢·逆顺肥瘦》："圣人之为道者，上合于天，下合于地，中合于人事，必有明法……知用此者，固自然之物，易用之教，逆顺之常也。"《灵枢·五乱》："五行有序，四时有分，相顺则治，相逆则乱。"《灵枢·官能》："用针之理，必知形气之所在，左右上下，阴阳表里，血气多少，行之逆顺，出入之合。"《灵枢·师传》："顺者，非独阴阳脉论气之逆顺也，百姓人民皆欲顺其志也。"

2. 论经络之逆顺

《灵枢·逆顺肥瘦》："脉行之逆顺奈何？"

（1）十二经脉逆顺：张介宾曰："凡手之三阴，自脏走手为顺，自手而脏则逆；手之三阳，自手走头为顺，自头而手则逆；足之三阴，自足走腹为顺，自腹而足则逆；足之三阳，自头走足为顺，自足而头则逆。此经之所以有逆顺，而刺之所以有迎随也。"

（2）冲脉之逆顺:《太素·冲脉》:"冲脉也，脉从身出向四肢为顺，从四肢上身为逆也。

（3）逆顺所表现的生理功能:《灵枢·五乱》:"经脉十二者，以应十二月。十二月者，分为四时。四时者，春秋冬夏，其气各异，营卫相随，阴阳已和，清浊不相干，如是则顺之而治。"《灵枢·营气》:"营气之道，内谷为宝，谷入于胃……故气从太阴出，注手阳明……合足厥阴……共支别者，上额循颠下项中，循脊入骶，是督脉也。络阴器，上过毛中，入脐中……复出太阴。此营气之所行也，顺逆之常也。"

3. 逆顺表现在病理方面的变化

《灵枢·海论》:"人有髓海，有血海，有气海，有水谷之海，凡此四者……得顺者生，得逆则败，知调者利，不知调者害。"《素问·四气调神大论》:"从阴阳则生，逆之则死，从之则治，逆之则乱。反顺为逆，是谓内格。是故圣人不治已病治未病，不治已乱治未乱，此之谓也。"《灵枢·五乱》:"相顺则治，相逆则乱……清气在阴，浊气在阳，营气顺脉，卫气逆行，清浊相干，乱于胸中，是谓大悗。"《灵枢·小针解》:"知其往来者，知气之逆顺盛虚也……往者为逆者，言气之虚而小，小者逆也。来者为顺者，言行气之平，平者顺也。"

4. 逆顺表现于脉法

《素问·玉机真脏论》:"四时之序，逆从之变异也。"王注:"脉春弦、夏钩、秋浮、冬营，为逆顺之变见异状也。"《灵枢·逆顺肥瘦》:"夫冲脉者……并于少阴之经……别络结则跗上不动，不动则厥……切而验之，其非必动，然后乃可明逆顺之行也。"张介宾曰:"其有素所必动而今则非者，如冲阳、太溪、太冲等脉，当动不动，乃可知其不动者为逆，动者为顺，而其厥逆微甚可以明矣。"

5.逆顺应用于治疗

《素问·至真要大论》:"逆，正顺也，若顺，逆也。"张介宾曰:"病热而治以寒，病寒而治以热，于病似逆，于治为顺，故曰逆，正顺也。病热而治以热，病寒而治以寒，于病若顺，于治为反，故曰若顺，逆也。本论曰:逆者正治，从者反治，是亦此意。"《灵枢·邪气脏腑病形》:"补泻反则病益笃。中筋则筋缓，邪气不出，与其真相搏，乱而不去，反还内着。用针不审，以顺为逆也。"《灵枢·根结》:"刺不知逆顺，真邪相搏。"《灵枢·顺气一日分为四时》:"顺天之时，而病可与期，顺者为工，逆者为粗。"《灵枢·九针十二原》:"往者为逆，来者为顺，明知逆顺，正行无问，逆而夺之，恶得无虚?追而济之，恶得无实?逆之随之，以意和之，针道毕矣。"

（二）狭义的逆顺

用形象的"临深决水"和"循掘决冲"比喻，说明针刺时要因势利导。在下段重点讨论肥人、平人、婴儿等刺法时，运用正常方法为顺、相反为逆的道理。

【原文】

黄帝曰:愿闻人之白黑、肥瘦、少长，各有数乎?岐伯曰:年质壮大，血气充盈，肤革①坚固，因加以邪，刺此者，深而留之，此肥人也。广肩腋项，肉薄厚皮而黑色，唇临临然②，其血黑以浊，其气涩以迟，其为人也，贪于取与，刺此者，深而留之，多益其数也。

黄帝曰:刺瘦人奈何?岐伯曰:瘦人者，皮薄色少③，肉廉廉然④，薄唇轻言，其血清气滑，易脱于气，易损于血，刺此者，浅而疾之。

黄帝曰：刺常人奈何？岐伯曰：视其白黑，各为调之。其端正敦厚者，其血气和调，刺此者，无失常数⑤也。

黄帝曰：刺壮士真骨者奈何？岐伯曰：刺壮士真骨⑥，坚肉缓节监监然⑦，此人重则气涩血浊，刺此者，深而留之，多益其数。劲则气滑血清，刺此者，浅而疾之。

黄帝曰：刺婴儿奈何？岐伯曰：婴儿者，其肉脆血少气弱，刺此者，以毫针，浅刺而疾发针，日再⑧可也。

黄帝曰：临深决水奈何？岐伯曰：血清气浊，疾泻之，则气竭焉。黄帝曰：循掘决冲，奈何？岐伯曰：血浊气涩，疾泻之，则经可通也。

★提示★

刺法因人而异，分肥人、瘦人、壮士、婴儿等不同刺法。

★注释★

①肤革：《黄帝内经注评》："去了毛的兽皮叫革。肤革，就是皮肤的意思。"

②唇临临然：形容口阔唇厚，好像下垂一样。张介宾曰："临临，下垂貌，唇浓质浊之谓。"

③皮薄色少：《针灸甲乙经校释》："是皮薄而肤少血色的意思。"

④肉廉廉然：形容肌肉瘦薄。丹波元简："廉廉然，瘦臞而见骨骼。廉，棱也。"

⑤常数：《针灸甲乙经校释》："是指针刺浅深和留针时间都要适中的一般刺法。"

⑥真骨：《黄帝内经注评》："是指坚固的骨骼。古人认为到了壮年，骨骼变得坚强了，就称为真骨。"

⑦监监然：《灵枢经校释》："监同鉴，清晰、明显的样子。"

《广雅》释为："鉴，谓之镜。"

⑧日再：张介宾曰："若邪有未尽，宁日加再刺，不可深而久也。"

★**分析讨论**★

本段分以下五个层次。①"愿闻人之白黑肥瘦小长……浅而疾之"论肥人和瘦人的不同刺法。②"刺常人奈何……无失常数也"论正常人刺法。③"刺壮士真骨者……浅而疾之"论正常人刺法。④"刺婴儿奈何？……日再可也"论婴儿刺法。⑤"临深决水……则经可通也"论血清气滑和血浊气涩的刺法。本小段应和前两小段论狭义的解释前后对照，相互联贯体会。

主要讨论两个问题。

（一）刺法因人而异

本篇主要反复说明针刺的道理：肥人、瘦人、肥瘦适中的人，以及壮士和婴儿等在针治过程中，必须因人而异，因势利导，运用不同的手法，如肥人和身体结实的人，大多气迟血滞，宜深刺和留针；瘦人血清气滑，宜浅刺疾出针，肥瘦适中的人，大多血和气顺，用一般常规疗法；婴儿肌肤脆薄，血少气弱，宜用毫针浅刺，操作要快。依照这些原则进行的治疗就是顺，相反为是逆（表64）。

表64　不同人的体质与刺法

类型	体质	刺法
肥人	气血充盈，皮肤坚固，人质壮大，厚皮而黑色	深刺留针，多益其数
瘦人	血清气滑，皮薄色少，易脱于气，易损于血	浅刺不留针
常人	血气和调	无失常数

类型	体质	刺法
壮士	骨骼坚实，肌肉纵缓，体格健壮	人重则气滞血浊，深刺留针，多益其数；劲则气滑血清，浅刺不留针
婴儿	血少气弱肉脆	毫针浅刺疾拔，日再可也

（二）不同年龄、体质的皮、肉、骨、气血等和针刺手法的关系

首先我们从人身之气有滑有涩，血有清有浊，气血的运行有逆有顺等来认识针刺手法应顺其自然，因势利导。再者，形体的肥瘦、年龄的大小是针刺深浅的依据之一。更重要的是患者的体质、机体的虚实状态如何，与针刺敏感程度、得气的快慢、针感的强弱有密切关系，这是针刺疗效好坏的关键所在。一般来讲，形体壮实的成年人、体力劳动者，正气旺盛，抗病力强，所患疾病多表现为实证。治此者，用"深而留之，多益其数"的泻法，即留针时间长、反复行针以祛邪外出，邪去则正安。年老体弱或瘦小的人，正气多不足，抗病力弱，其病常表现为虚证。治此者，用"浅而疾之"的补法，即适当浅刺，少留针或不留针，目的在于激发正气以及机体的抗病能力以驱邪外出，而治疗疾病。小儿为稚阴之体，脏腑幼嫩，成而未全，全而未壮，患病易虚易实，与成人有明显区别，若治之得当，则立见效机，倘若误治则祸不旋踵。所以针刺小儿时，宜毫针浅刺，疾出针，使邪去而正不伤。根据小儿病情变化迅速的特点，应随时密切观察病情、酌情选择针刺次数。

【原文】

黄帝曰：脉行之逆顺奈何？岐伯曰：手之三阴，从脏走手；手之三阳，从手走头；足之三阳，从头走足；足之三阴，从足走腹。

黄帝曰：少阴之脉独下行何也？岐伯曰：不然。夫冲脉者，五脏六腑之海也，五脏六腑皆禀焉。其上者，出于颃颡①，渗诸阳，灌诸精②；其下者，注少阴之大络，出于气街，循阴股内廉，入腘中，伏行骱骨③内，下至内踝之后属而别；其下者，并于少阴之经④，渗三阴；其前者，伏行出跗属⑤，下循跗，入大指间，渗诸络而温肌肉⑥。故别络结则跗上不动，不动则厥，厥则寒矣。黄帝曰：何以明之？岐伯曰：以言导之，切而验之，其非必动，然后乃可明逆顺之行也。

黄帝曰：窘乎哉！圣人之为道也。明于日月，微于毫厘，其非夫于，孰能道之也。

★提示★

1. 十二经脉的体表循环规律。

2. 冲脉的循行和功能。

★注释★

① 颃颡：《灵枢经校释》："指喉咙上口上腭骨旁的鼻道。"

② 渗诸阳灌诸精：张介宾曰："其上行者，输在于大杼，足太阳经也，故出于颃颡，主渗灌诸阳之精。"

③ 骱（gàn 干）骨：《黄帝内经注评》："骱骨，就是足胫骨，指小腿部。"

④ 并于少阴之经：《素问·骨空论》："冲脉者，起于气街，并少阴之经，挟脐上行，至胸中而散。"《难经·二十八难》：

"冲脉者，起于气冲，并足阳明之经，挟脐上行，至胸中而散。"
虞庶注："《素问》曰：'并足少阴之经'，《难经》却言'并足阳
明之经'，况少阴之经，挟脐左右各五分，阳明之经，挟脐左右
各二寸，气冲又是阳明脉气所发，如此推之，则冲脉自气冲起，
在阳明、少阴二经之内，挟脐上行，其理明矣。"综上所说，
《黄帝内经》为冲脉"并足少阴之经"，后世有冲脉"并足阳明
之经"及"在阳明、少阴之内"的说法，今从《黄帝内经》。

⑤跗属：为跟骨上缘。《灵枢·骨度》："跗属以下至地长
三寸。"

⑥渗诸络而温肌肉：《灵枢·动输》作"注诸络以温足胫"。

★分析讨论★

本段分为两个层次，讨论两个问题。①"脉行之逆顺……
从足走腹"论十二经脉体表的循行规律。本节概括地指出十二
经脉的体表循行方向，以便于正确地运用针刺手法。②"少阴
之脉独下行……孰能道之也"论冲脉的循行和功能。

（一）冲脉的循行

在《黄帝内经》中对奇经八脉的起止、循行记载比较分散。
本篇关于冲脉的循行，只谈及上出于颃颡的一支和下行出于气
街的一支。后一支有三个分支。一支下行至内踝之后廉而别；
一支并少阴之经，渗三阴；一支下循跗，入大趾间。但没有
谈到冲脉起于何处。根据《素问·骨空论》《灵枢·动输》《灵
枢·五音五味》《奇经八脉考》及本篇的内容记载，冲脉的循行
径路计有五条。①以胞宫部浅出于气街部，与足少阴肾经相并
上行，过脐旁，抵达胸中后弥漫散布；②自胸中分散后，向上
行到达鼻之内窍"颃颡"部；③起于肾下，止于气街，循阴股
内廉，入腘中，经过胫骨内廉，到内踝的后面，入足下；④从
胫骨内廉，斜入足踝，到足跗上，循行于足大趾；⑤从胞中分

出，向内贯脊，行于背。

（二）冲脉的功能

《难经》和《十四经发挥》都认为十二经和奇经的关系，就如同沟渠和湖泊的关系一样，奇经对十二经气血起到调节作用。正如《十四经发挥》说："诸经满溢，则流入奇经焉。"冲脉的功能主要在于使阴经和阳经之间，任脉和督脉之间，起到重要的联系作用。冲脉与任脉、督脉同起于胞中，一源而三歧。冲脉并足少阴之经上下而行，会于足阳明胃经的气街部位，联系了先天肾和后天脾胃，上行则渗诸阳，灌诸精，下行则渗三阴经，前行则渗诸络而温肌肉。冲脉将十二经脉联系成为有机的整体，统一其协调作用。此即是《太素》"脐下肾间动气，人之生命，是十二经根本，此冲脉血海，走五脏六腑十二经脉之海也，渗于诸阳，灌于诸精，故五脏六腑皆禀而有之"之意。总之，脉行之逆顺，在经络系统中，以十二正经为主体，而以单独的每一条经脉来说，冲脉又是主要的经脉之一，本篇主要论述逆顺问题，提出十二正经体表循行规律及冲脉的循行和功能，目的在于作为正确运用针刺手法的依据之一。

【结语】

本篇为《黄帝内经》论述针刺方法的重要篇章之一，首先以形象比喻的方法，从天地自然、人事变化规律入手，作为针刺指导原则，昭示临证施针时对于肥瘦、壮士、婴儿等不同的体质，应因势利导，因人制宜，灵活处理，是本篇立义讨论的主要内容。最后记载了十二经脉体表循行规律及冲脉的循行和功能为结尾，证明经络学说在针刺过程中的重要意义和指导作用。

血络论第三十九

【题解】

血络,是经络分布于肌表的细小支脉。本篇论述的是刺络泻血,所以称为"血络论"。

【提要】

本篇主要讨论刺络泻血的八种临床表现及其机理,并附带说明观察血络的方法和"内着"即滞针的原因。

【原文】

黄帝曰:愿闻其奇邪①而不在经者。岐伯曰:血络②是也。

★提示★

本段讲的是关于在络不在经、留滞于血络中的奇邪。

★注释★

①奇邪:指外邪壅滞于络脉的一种病邪。《素问·缪刺论》:"邪客于皮毛,入舍于孙络,留而不去,闭塞不通,不得入于经,流溢于大络,而生奇病也。"

② 血络：泛指皮肤表面的络脉和小络，即毛细血管而言。张志聪云："血络者，外之络脉、孙络见于皮肤之间，血气有所留积，则失其外内出入之机。"

【原文】

黄帝曰：刺血络而仆者①，何也？血出而射者，何也？血出黑而浊②者，何也？血出清而半为汁③者，何也？发针④而肿者，何也？血出若多若少而面色苍苍者，何也？发针而面色不变而烦悗⑤者，何也？多出血而不动摇⑥者，何也？愿闻其故。

★提示★

本段提出了刺络后所发生的各种不同的现象，解释其原理。

★注释★

① 刺血络而仆者：仆，倒地。《灵枢经校释》："刺破血络会使病人昏倒。"

② 血出黑而浊：浊，指浓稠。全句意为出血较少，色黑而浓。

③ 血出清而半为汁：清，即清稀淡薄之意。半为汁，指一半是水。《灵枢经校释》："有的却清稀淡薄，一半象水液。"

④ 发针：发针，即出针。《辞海》："发，出也。"

⑤ 烦悗：烦闷之意。《辞海》："烦满也。"张介宾曰："悗，乱也。"

⑥ 多出血而不动摇：不动摇是无任何不良反应的意思。《灵枢经校释》："虽出血很多，病人却不感到有什么难受。"《黄帝内经注评》："出血多而毫无不良反应。"

【原文】

岐伯曰：脉气盛而血虚者，刺之则脱气，脱气则仆①。血气俱盛而阴气多者，其血滑，刺之则射②。阳气蓄积，久留而不泻者，其血黑以浊，故不能射。新饮而液渗于络，而未合和于血也，故血出而汁别焉③。其不新饮者，身中有水，久则为肿④。阴气积于阳，其气因于络⑤，故刺之血未出而气先行，故肿。阴阳之气⑥，其新相得而未和合⑦，因而泻之，则阴阳俱脱，表里相离，故脱色而苍苍然。刺之血出多，色不变而烦悗者，刺络而虚经。虚经之属于阴者，阴脱，故烦悗⑧。阴阳相得而合为痹者，此为内溢于经，外注于络，如是者，阴阳俱有余，虽多出血而弗能虚也。

★提示★

本段针对刺络后出现的八种不同的临床表现，阐明其原理。

★注释★

①脉气盛而血虚者……脱气则仆：张介宾曰："虽盛而血则虚者，若泻其气则阴阳俱脱，故为仆倒。"张志聪云："三阴之气注入皮肤肌腠之间，血虚则脱气者，血为气之守也。"

②血气俱盛而阴气多者……刺之则射：张志聪云："经脉为阴，皮肤为阳，俱盛者，经脉内外之血气俱盛也，如脉中之阴气多者，其血滑，故刺之则射。"

③新饮而液渗于络……故血出而汁别焉：张介宾曰："新饮入胃，未及变化而渗于络，故血汁相半。"

④其不新饮者……久则为肿：张志聪云："盖言血乃水谷之津液所化，若不新饮而出为汁者，乃身中之水也。"全句谓，如果不是刚渴了饮液的缘故，都是病人的体内有水泊停留积聚，

久则会成为水肿。

⑤ 阴气积于阳其气因于络:《辞海》:"因，由也，以也。"
张志聪云:"脏腑经脉为阴，皮肤肌腠为阳，脏腑之阴气积于皮
肤之阳分者，其气因于大络孙络而出，血未出而气先行者，谓
脏腑之气先行，而血随气出者也。"阴气，指血液。阳，为皮肤
肌腠。因于络，可看作困于络。全句意思是由于阴血积聚于皮
肤肌腠，使络脉困滞。

⑥ 阴阳之气:指阴阳内外的营卫血气。

⑦ 其新相得而未和合:张介宾曰:"新相得而未和合者，
言血气初调，营卫甫定也。当此之时，根本未固，而妄施以泻，
则阴阳表里俱致脱离，而衰危之色故见于面也。"

⑧ 虚经之属于阴者……故烦悗:张介宾曰:"取血者，刺
其络也。若出血过多，必虚及于经。经之属阴者，主脏，脏虚
则阴脱，故为烦悗。"张志聪云:"如血出多而色不变者，刺其
络而虚其经也。经虚之属，则阴脱矣。心主脉而包络主血，阴
脏之血脱，故烦悗也。"

【原文】

黄帝曰:相①之奈何? 岐伯曰:血脉者，盛坚横以赤②，
上下无常处③，小者如针，大者如筋④，则而泻之万全也，故
无失数矣。失数而反，各如其度⑤。

★提示★
本段讨论了观察瘀血之络的方法，以便医者正确掌握。

★注释★
① 相:即观察的意思。张介宾曰:"相，视也。"
② 盛坚横以赤:张志聪云:"盛坚横以赤者，血盛于脉中

也。"指瘀血的络脉，都是坚盛胀满而发赤的。

③上下无常处：指在穴位上下无固定部位。

④大者如筋：筋，指筷子，形容络脉坚硬充盈如同筷子一样粗。

⑤失数而反各如其度：张介宾曰："若失其数而反其法，则为仆、为脱、为虚、为肿等证，各如刺度以相应也。"

【原文】

黄帝曰：针入而肉着者①，何也？岐伯曰：热气②因于针则针热，热则肉着于针，故坚焉。

★提示★

本段叙述了针刺治疗中的滞针现象，解释了导致滞针现象的机理。

★注释★

①针入而肉着者：张介宾曰："肉着者，吸着于针也。针入而热，肉必附之，故紧涩难转而坚不可拔也。"

②热气：张志聪云："热气，阳气也。"

★分析讨论★

（一）刺络泻血八种不同的现象及原理

1.晕针

（1）昏仆：脉气盛血虚，刺络则气随血脱。"脉气盛"并非真正的正气充沛，而是体内由于血虚，对各组织器官的供养不足，心代而偿之以鼓动脉气来弥补血的不足，所以脉气盛。故盛只是表面现象，本质仍属不足。

（2）面色苍白：由阴阳俱脱、气血俱虚、表里相离所致。为晕仆的先兆。

（3）烦悗：由刺后血出多，心阴耗损所致。也属晕针先兆。

2. 出血现象

（1）血出而射：血气俱盛，阴气有余，络内压力过高，血行滑利，刺之则射。

（2）血少黑而浊：阳气蓄积，久留不泻，耗伤阴液，以致血少，黑而浊。

（3）出血清稀：① 刚饮过的水作为血液的前身，从胃渗于络，还未经过变化而与血液相合，此刺络后呈血水相半的现象。② 若患者体内水液留溢于皮肤、血络，使血液稀释，也可出现血水相半的情况，如象皮肿患者刺络后可见此象。

3. 发针而肿

刺络过猛，刺破血管壁，以致阴血积聚于皮肤之间，使络脉困滞，即针灸临床所见的皮下血肿。

4. 多出血不动摇

因表里两邪相合，经络之病有余，所以血虽多出，而正气未虚，不致出现不良反应。

（二）血络部位的诊察及防治不良反应

1. 详察血络部位，必须掌握、遵循"血脉者，盛坚横以赤，上下无常处，小者如针，大者如筋"的刺络原则。

2. 针刺过程中如因肌肉紧张引发滞针现象，可在针刺部位附近再针一二针，以缓解局部紧张状态，然后再出针。

【结语】

补其不足，泻其有余，调和气血，平衡阴阳是针灸治病的关健。刺络泻血法同样如此，不过它是偏于泻其有余来达到调和、平衡之目的。

刺络泻血是针灸临床常用的方法之一，它适用于治疗急慢性扁桃体炎、急性扭伤、中暑、痈疖发热、头痛、鼻炎、急性结膜炎、疟疾、痔疮、急性昏厥等病。使用得当，疗效显著。刺血的方法除了刺破瘀血的血络外，目前临床还有刺井穴放血，此法常用于急救及治疗急性咽喉肿痛。另外还有用皮肤针叩刺出血，适用于治疗刺血面积较大的患者，如某些皮肤病（神经性皮炎、过敏性皮炎）、丹毒等。临床实践证明，此法有开窍醒脑、祛邪泄热、活血化瘀、通络止痛、消炎退肿等功效。但必须指出，刺络泻血毕竟源于泻法，所以血虚体弱、血压过低、孕妇及产后患者应慎重使用，有出血倾向及血管瘤患者不宜使用。操作时，消毒要严格，手法不宜过重或过轻，过重会出现本文中提到的出针而肿（皮下血肿）的现象，过轻则达不到泻血的目的。对于那些血络不明显的井穴部位，医者可先在局部推摩按压，迫使血液积聚到一处，以便操作及减轻患者痛苦。

五禁第六十一

【题解】

禁，避忌之意。本篇重点介绍针刺的五禁、五夺、五过、五逆等针刺禁忌，因五禁列于篇首，故以"五禁"名篇。

【提要】

本篇解释了五禁、五夺、五过、五逆、九宜的含义。并着重讨论了五禁、五夺、五逆等证用针时的禁忌。

【原文】

黄帝问于岐伯曰：余闻刺有五禁①，何谓五禁？岐伯曰：禁其不可刺也。黄帝曰：余闻刺有五夺②。岐伯曰：无泻其不可夺者也。黄帝曰：余闻刺有五过③。岐伯曰：补泻无过其度。黄帝曰：余闻刺有五逆④。岐伯曰：病与脉相逆，命曰五逆。黄帝曰：余闻刺有九宜⑤。岐伯曰：明知九针之论，是谓九宜。

★提示★

本段阐述了五禁、五夺、五过、五逆、九宜的意义。

★注释★

① 五禁：在治病时，逢到禁日对某些部位，应避免针刺。

② 五夺：不可以针泻元气大虚的病症，即五夺者不可泻。

③ 五过：是指补泻均超出一定限度而言。张介宾曰："补之过度，资其邪气，泻之过度，竭其正气，是五过也。"余伯荣说："五过者，五脏外合之皮脉肉筋骨，有邪正虚实，宜平调之，如补泻过度，是为五过。"

④ 五逆：病症与脉象相反的五种严重病况，叫做五逆。

⑤ 九宜：九针性能不一，作用各异，各有其适用范围，叫做九宜。《灵枢·官针》："九针之宜，各有所为，长短大小，各有所施也。"

【原文】

黄帝曰：何谓五禁？愿闻其不可刺之时。岐伯曰：甲乙日自乘①，无刺头，无发蒙于耳内②。丙丁日自乘，无振埃于肩喉廉泉③。戊己日自乘四季④，无刺腹去爪⑤泻水。庚辛日自乘，无刺关节于股膝。壬癸日自乘，无刺足胫。是谓五禁。

★提示★

本段说明不同的天干应人身不同的部位，逢其禁日，不可刺相应的部位。

★注释★

① 自乘：自乘是指甲、乙、丙、丁等十个天干，应人身不同的部位，每一天都能逢到一个值日的天干，叫做自乘。张介宾曰："日自乘者，言其日之所值也。"

② 无发蒙于耳内：发蒙，是开发蒙瞆的意思。礼记："昭然若发蒙矣。"注云："若目不明，为人所发，而有所见也。"这

是针刺中一种刺法的名称。《灵枢·刺节真邪》对于耳不闻、目不见的病症，可在中午的时候刺听宫，叫作"发蒙"。这句话意为，在甲、乙日不要用发蒙法刺耳内。

③无振埃于肩喉廉泉：振埃，针法的一种。形容其疗效迅捷完善如拂去尘埃一样。《灵枢·刺节真邪》对于阳气逆于胸中之喘咳胸痛、咽噎不得息的证候，以天容、廉泉二穴为主，进行针刺，叫作振埃。这句话意为在丙、丁日，不要用振埃法刺肩喉和廉泉等穴。

④戊己日自乘四季：戊、己为属土的天干，四季是指属土的辰、戌、丑、未四个地支。以一年来说，例如辰为二月，称为季春；未为六月，称为季夏；戌为九月，称为季秋；丑未为十二月，称为季冬。所以不论是辰、戌、丑、未的月建和日子，都可称为四季。这里的四季，就是指逢辰、戌、丑、未之日而言。马莳："天干应于人身，头为甲乙，肩喉为丙丁，戊己为手、足四肢合辰戌丑未之四季，庚辛应股膝，壬癸应足胫，故凡天干自乘之日皆无刺之。"

⑤去爪：针刺的一种名称。《灵枢·刺节真邪》："去爪者，针刺关节之支络也。"凡四肢腰膝关节不利，以铍针出水，叫做"去爪"。

【原文】

黄帝曰：何谓五夺①？岐伯曰：形肉已夺，是一夺也；大夺血之后，是二夺也；大汗出之后，是三夺也；大泄之后，是四夺也；新产及大血之后，是五夺也。此皆不可泻②。

★提示★

本段论述五夺，阐述了形肉，血、气、津、液严重损失，而出现元气大虚之证，针刺时不可用泻法。

★注释★

①五夺：夺，夺去。五夺指人体的元气因大泄、大汗、大出血等病，而发生严重的损失，所出现的各种大虚的症状。《素问·通评虚实论》："精气夺则虚。"所以凡五夺的病症，正气都是大虚。

②此皆不可泻：张介宾曰："此五夺者，皆元气之大虚者也，若再泻之，必置于殆。不惟用针，用药亦然。"

【原文】

黄帝曰：何谓五逆？岐伯曰：热病脉静，汗已出，脉盛躁，是一逆也①；病泄，脉洪大，是二逆也②；着痹不移③，䐃肉破④，身热，脉偏绝⑤，是三逆也；淫⑥而夺形，身热，色夭然白，及后下血衃⑦，血衃笃重，是谓四逆也；寒热夺形，脉坚搏，是谓五逆也⑧。

★提示★

本段论述了五逆。阐述了五种脉症相反的逆象，说明应当慎重处理，不可针刺。

★注释★

①热病脉静……是一逆也：发热的病，应脉搏洪大，反而脉象平静；在出汗以后，脉搏应平静，反而见盛大躁动，这是脉症相反，是逆证之一。余伯荣曰："热病脉静者，阳病见阴脉也。汗已出，脉盛躁者，阳热之邪，不从汗解，阴液去而邪反盛也。"

②病泄……是二逆也：泄泻的患者，脉搏应当沉弱、平静，反见洪大，这是脉症相反，为正虚邪胜，是逆证之二。马

莳："凡病泄者，脉宜静，今反洪大，是邪气犹盛也，是二逆也。"

③着痹不移：着痹，指肢体麻木不仁，或痛势不重，有重滞感，是发于肌肉的一种痹证。不移，形容历久不愈。

④䐃（jiǒng 窘）肉破：䐃，肌肉突起的部分，如上臂的肱二头肌、小腿的腓肠肌等。䐃肉破指久病着痹不愈，肘膝高起处的肌肉破溃。

⑤脉偏绝：马莳："盖偏则一手全无，绝则二手全无也。"这是说着痹不移的病，䐃肉破，其身发热，脉见洪大，反见脉偏绝，这是脉症相反，是逆证之三。

⑥淫：张介宾、马莳均以房劳为解释。

⑦后下血衃：《甲乙经》无"下血衃"三字。后，指大便。血衃就是血块。后下血衃意为大便中夹有黑色血块。《素问·五脏生成》："赤如衃血者死。"王冰注："衃血，谓败恶凝聚之血，色赤黑也。"

⑧寒热夺形……是为五逆也：马莳："人有久发寒热而形体已夺，脉软则邪散，今坚而且搏，是谓五逆也。"

★**分析讨论**★

（一）五禁、五夺、五过、九宜

五禁：每逢禁日，应避免对某些部位进行针刺治疗。

五夺：指严重耗伤人之正气，不可针泻五种元气大虚的病症。

五过：过是过度。五过即使用补泻的手法不可过度。

五逆：逆是指脉与症不相符。五逆即症象与脉象相反的五种严重病况。

九宜：对九针的理论有明确的认识。

（二）五禁、五夺、五逆的禁忌（表65）

五禁：天干合人身，甲、乙日应头，丙、丁日应肩喉，戊、己日应腹与四肢，庚、辛日应关节股膝，壬、癸日应足胫，逢到天干值月之日，不能针刺相应的部位。

表65 五禁的日期、方法及部位

日期	禁用方法和部位
甲、乙日	禁用发蒙方法刺耳朵的听宫穴
丙、丁日	禁用振埃方法刺天容、廉泉穴
戊、己日	禁用去爪方法刺腹、四肢，不能放水
庚、辛日	禁刺关节股膝
壬、癸日	禁刺足胫

本篇提出的五禁依天干值日分属人体五部，逢到禁日，对应的部位应禁针，这是古人医疗实践的总结，提示后人关于这方面的内容值得重视。《灵枢·九针论》亦提到天忌日，对身体所对应部位不可灸刺破痈等，说明这确有一定的道理。联系脏腑经络与五运六气，无不息息相关。一定的脏腑配属一定的经络和一定的时日。逢一定的时日，人体脏腑的主气也有不同，所以针刺必有当忌禁日。目前在临床中，对针灸已不讲禁日，而禁日是否能影响针刺疗效，确实值得考虑。

肝主筋，肝旺于筋，而筋病在肝，所以春天治病当忌伤肝。同样道理，甲、乙日属木应春，人的头部也应春，因此在甲、乙日就不应针刺头部。后在针灸书中所论述尚多，如子午流注的依时取穴，干支日人神所在不宜针刺等。这反映了人体与自然相应，是一个适应周围环境的完整有机体。外界气候的温热寒冷和朝夕光热的强弱，对人体十二经脉的流注有着不同程度的影响。因此，疾病的发生，常常有"旦慧、昼安、夕加、夜甚"的不同表现，治疗用针，也就应该观察日、月、星、辰、四时八节之时序，并根据气候的不同来施用针刺治疗。所以《素问·八正神明论》中提出："先知日之寒温，月之虚盛，以候气之浮沉，而调之于身。"子午流注针法就是依据于此。《灵枢·顺气一日分为四时》提出"朝则为春、日中为夏、月入为秋、夜半为冬"的自然周期现象，按着人体十二经脉的阴阳表里、营卫、气血，在昼夜的循环中，利用一定的时机和受其影响的穴位去治疗。

总而言之，不难看出，子午流注学说以时间为针灸治疗中的主要条件，是有科学依据和物质基础的。本篇提出的五禁，其理论应作更进一步的研究和整理，使其更完善、系统地指导临床实践。但其中原理还有待于进一步的探讨。

五夺：临床用针用药，对于正气已经大虚之证，皆不可用泻法。五种正气已夺之证，皆不可泻也，勿犯虚虚之戒。

五夺说明了形气不足、气血大伤的病者不可刺之。五种大虚的证候：① 久病形体瘦削，虚弱已极，是为一夺；② 大出血之后，全身各部分都缺乏血的荣养，是为二夺；③ 大汗出之后，津液缺乏，是为三夺；④ 大泄泻之后，体力陷于衰弱，是为四夺；⑤ 新产的产妇或在大出血之后，严重血虚者，是为五夺。这五种元气大亏的病人，因病邪的侵害而受到严重的损伤，在临床上出现的各种大虚的症状，都不可用泻法。

从上文论述的情况来看，五夺皆为元气耗伤、气血大亏的病理情况。《灵枢·根结》说："形气不足，病气不足，此阴阳气俱不足也，不可刺之。刺之则重不足，重不足则阴阳俱竭，血气皆尽，五脏空虚，筋骨髓枯，老者绝灭，壮者不复矣。"这些都是古人从实践当中总结的经验之谈、至理名言。因此，临床进行针刺之前，必须仔细观察病者的形色，如面色苍白，气少脉微，形瘦骨烁者，俱应禁针，不可重虚其虚，不然会造成不良后果。我们在临床工作中，应当十分谨慎，不可粗心大意，避免造成不幸的事故。

五逆：五种脉症不相符、病情已危重的证候，具体证候见上文。这五种病情都是脉症不相适应的重危病症，属于邪盛正气已虚之证，临床治疗须快。

从上文来看，这五种所谓的逆证病理复杂，施治困难，皆是十分严重的疾病，一旦失治，病者立刻可致死亡。因此，窦汉卿大声疾呼："瞑之，大患危疾，色脉不顺而莫针。"因为这五种逆证都是正虚、邪实、阴竭阳越、脾胃气败的坏证。医者欲泻有余之邪，而又忌于正虚。临床若遇此证，难以施行针刺。如果技术再不精巧，稍微刺泻过度，极易损伤血气。因此，在临床工作中，若遇到这类脉症不符的疾病，必须十分谨慎，而且应当全面掌握四诊合参中医辨证，在明确诊断的基础上，当刺则刺，当禁则禁。《灵枢·玉版》还记载了十种逆证，也都是一些正虚邪实、脉症不符或者阴阳格拒、元气将脱的重危之证。由于患者已脉气散乱，营卫运行失常，经气循环失去次序，如果再草率地进行针刺，就会使在阳分的病入于阴分、在阴分的病传到阳分，以致正气衰弱，邪气复生。

人的形体遭受损伤，甚至脑髓消耗，津液不能运化而丧失五味所化生的营养物质，使正气消亡。古人把这些列入针刺禁忌范围，提示后人对这类疾病进行针刺时必须审慎。但以上也不是绝对的，临床决不能受文献的限制。相反，应运用相宜的治疗方法，积极进行抢救。古人也曾提到，针灸也不是万能的，需用药时必须加用药物治疗。由于医学的不断发展，曾经古人认为"不治"的病症，现在已有了较好的治疗方法。特别是中西医结合，取长补短，为医学科学的发展开辟了广阔的道路。

【结语】

本篇内容涉及到五种针刺的禁忌症，告诫人们在治疗时有所避忌。通过本篇的论述分析，肯定了古人在两千多年以前总结出的有关禁忌的丰富内容。从现代人体解剖学、病理解剖学和病理生理学的角度探讨，以及基于长期的临床实践经验的总结，其五禁原则都有一定的根据，与西医学的理论有相符之处。随着针具的改进，使针刺的安全性也大为增高。而古代的这些理论在现代，依然具有不可忽视的重要性和现实意义。古人也曾提出针刺的禁忌症是"诸小者，阴阳形气俱不足，勿取以针，而调以甘药也"。这说明古人认为针灸也不是万能的，不宜用针刺的就用药物治疗。

本篇指出针刺禁忌的要点，提示当刺则刺，当禁则禁。这些都是古代临床经验宝贵的总结，我们决不可忽视。

行针第六十七

【题解】

行，即操作。行针有两种涵义：一指针刺后运针，一指针刺治疗的全过程。由于人的体质不同，针刺后的反应也不同，针刺操作的正确与否与疗效的关系非常密切，故以"行针"为篇名。

【提要】

本篇讨论了由于人的体质阴阳偏盛、偏衰的不同，对针刺治疗会产生不同的反应，因而在治疗时就要区别对待，针对每种人的不同情况，而采取不同的针刺方法。并指出由于不明白人体形气的情况，不能因人施治，以致造成"数刺病益甚"的严重后果的情况。对于类似现象，要有所警戒。

【原文】

黄帝问于岐伯曰：余闻九针于夫子，而行之于百姓，百姓之血气各不同形，或神动①而气先针行②，或气与针相逢③，或针已出，气独行④，或数刺乃知，或发针而气逆⑤，或数刺病益剧。凡此六者者，各不同形，愿闻其方。

★提示★

本节主要总述行针后会产生六种不同的反应。

★注释★

①神动：即心神激动。

②气先针行：气，施治"得气"，即针感。此意指针始入，即有针感。

③气与针相逢：是指针刺后，针感随运针适时而至。

④气独行：是指在出针后，始有针感反应。

⑤气逆：是指针刺后，发生不良反应。

【原文】

岐伯曰：重阳之人①，其神易动，其气易往②也。黄帝曰：何谓重阳之人？岐伯曰：重阳之人，熇熇高高③，言语善疾，举足善高，心肺之脏气有余④，阳气滑盛而扬⑤，故神动而气先行。黄帝曰：重阳之人而神不先行者，何也？岐伯曰：此人颇有阴者也。黄帝曰：何以知其颇有阴也？岐伯曰：多阳者多喜，多阴者多怒，数怒者易解，故曰颇有阴，其阴阳之离合难⑥，故其神不能先行也。

黄帝曰：其气与针相逢，奈何？岐伯曰：阴阳和调而血气淖泽⑦滑利，故针入而气出，疾而相逢也。黄帝曰：针已出而气独行⑧者，何气使然？岐伯曰：其阴气多而阳气少，阴气沉而阳气浮沉者内藏⑨，故针已出，气乃随其后，故独行也。

黄帝曰：数刺乃知，何气使然？岐伯曰：此人之多阴而少阳，其气沉而气往难，故数刺乃知也。

黄帝曰：针入而气逆者，何气使然？岐伯曰：其气逆与其数刺病益甚者，非阴阳之气浮沉之势也，此皆粗之所败，工之所失，其形气无过焉。

本节主要论述行针所产生的六种不同的反应情况，以及其原因和机理。

★注释★

①重阳之人：是指偏重于阳分的人。杨上善："重阳之人，谓阳有余也。"

②往：至的意思，《广雅》释注："往，至也。"

③熇熇（hǎo hǎo 郝郝）高高：熇熇，火热炽盛的意思，形容有像火一样的热情。高高，是形容不卑不屈的样子。马莳说："熇熇而有上炎之势，高高而无卑屈之心。"

④心肺之脏气有余：心、肺都属于阳脏（因在上焦），心藏神，肺主气，心肺之脏气有余，就是形容心神状旺，肺气充足，所以神气易于冲动，对针刺的敏感性很强。

⑤扬：散的意思。

⑥阴阳之离合难：是指阳中有阴，阴阳不平衡，气血在全身运行，离合出入也不完全正常，所以敏感性比较弱。张介宾曰："阳中有阴，未免阳为阴累，故其离合难而神不能先行也。"马莳说："盖以阳中有阴，则阳为阴滞，初虽针入而与阳合，又因阴滞而复相离，其神气不能易动，而先针以行也。"

⑦淖（nào 闹）泽：淖，外溢的意思。泽，濡润的意思。

⑧气独行：是指在出针后，始有针感反应。

⑨阴气沉而阳气浮其气沉者内藏：阴气的属性迟缓而沉，因阴气偏盛，使浮行的阳气也随之伏藏于内。

★分析讨论★

（一）体质不同，针刺后的反应也不同

体质的强弱，取决于阴阳气血的盛衰，"百姓之血气各不同形"，而体质也有差异。由于体质不同，所以针刺后有下列六种不同反应。

1. 神动而气先钅行——针感强烈，反应敏锐。

2. 气与针相逢——针感适时而至。

3. 针已出气独行——针感迟来，出针方得。

4. 数刺乃知——反应迟钝，得气较慢。

5. 发针而气逆——不良反应。

6. 数刺病益剧——病情加重。

说明由于人的体质不同，阴阳之气有盛衰，所以针刺后，在针感方面就各有不同反应。体质有别，针后反应机制亦不同（表66）。

表66　不同体质的生理及针后结果

体质	生理	针后结果
重阳	心肺之脏气有余，阳气滑盛而扬	神动而气先行
阳中有阴	颇有阴气，阴阳离合难	神不能先行
阴阳和调	血气淖泽滑利，针入而气出	反应适时而至
多阴少阳	阴气沉，阳为阴滞	针已出，气独行
	气沉而气往难	数刺乃知
形气无过	非阴阳之气浮沉之势也皆粗之所败，工之所失	气逆或数刺病益甚

（二）"得气""气至"及其关系

针刺后会产生不良反应，或屡经针刺病反加重，这些都与医者技术上的过失有关，一般与患者的体质无关。由于针刺"得气"和"气至"是治疗的关键，所以在此重点讨论。

进针时，针刺部位产生了经气的感应，称为"得气"，也称"针感"。得气以后，患者会出现酸、麻、重、胀等感觉，部分病人尚有不同程度的感应扩散及传导，医者有针下沉重、滞涩、紧实等感觉。《标幽赋》说："轻滑慢而未来，沉涩紧而已至……气之至也，如鱼吞钩饵之沉浮；气未至也，如闭处幽堂之深遂。""气至"是指"谷气至"。《灵枢·终始》说："邪气来也紧而疾，谷气来也徐而和。"即针刺时，若邪气袭来，针下感觉坚紧而疾速，脉象亦实；如果谷气（即原气）到来，针下感觉徐缓而柔和，脉象亦平和。有关"谷气来"的理解，《灵枢·终始》解释说："所谓谷气至者，已补而实，已泻而虚，故以知谷气至也。"针刺效果是以针后"谷气至"（针下感觉变化，脉象变化）为标准，而不是以得气为标准，何谓"谷气至"，列表67以示之。

表67 虚证、实证的针法、针感和脉象变化

证型	针法	得气感觉	脉象变化	针下改变
实证	泻法	患者感觉酸胀重麻，医者针下沉涩紧	脉象由实变虚	针下由紧变松
虚证	补法	候气（静候或行手法催气）	脉象由虚变实	针下由松变紧

"得气"是"气至"的前提，"气至"是行针之目的。《灵枢·九针十二原》指出："刺之要，气至而有效，效之信，若风

之吹云，明乎若见苍天。"《金针赋》也说："气速效速，气迟效迟。"都说明针后气至与否，是治疗成败的关键。一般而言，得气迅速，容易气至，疗效较好；得气较慢，气至亦迟，疗效较差；如无得气，气至亦难，则可能无效。故行针必求气至，而影响气至的原因甚多，以下仅列几点以供参考。

（三）影响针刺"得气"与"气至"的因素

1. 体质

《灵枢》认为"百姓之血气各不同形"，《灵枢》中对体质问题的论述是丰富的。《灵枢·通天》中运用阴阳归纳方法，将人的形态、体质、性情归纳为五种类型，即太阴之人、少阴之人、太阳之人、少阳之人、阴阳和平之人，称为五态人。《灵枢·阴阳二十五人》运用五行归类的方法，根据人的形态、体质和性情将人归纳为木形之人、火形之人、土形之人、金形之人和水形之人。并把每一形人再细分为五种不同类型的人，共有二十五种不同类型的人，称为"阴阳二十五人"。本篇又提出"重阳之人""阳中有阴之人""阴阳和调之人""多阴少阳之人"等。中医学认为针感出现的快慢，与人体阴阳之气的多少有关，认为偏重于阳分的人，其针感出现得快；阴阳之气平衡协调的人，其针感能适时而至；而阴气偏多，阳气衰少的人，则针感出现得慢。因为阳主动，阳气滑利而易行，故阳气偏胜之人，其针感出现得快；阴主静，阴气沉滞而难往，故阴气偏胜的人，其针感出现得慢。如果与前面的体质分型联系起来，即可认为太阳与少阳之人，针感出现得快；阴阳和平之人，针感适时而至；太阴与少阴之人，则针感出现得慢。

2. 神气

《灵枢·九针十二原》说："粗守形，上守神。"《灵枢·官能》说："用针之要，无忘其神。"《灵枢·本神》说："凡刺之

法，先必本于神。"概要地说明神为人体的正气。针灸治病就是通过经络的作用，对腧穴进行刺灸，调动人体内在的抗病能力，调节虚实，以达到防治疾病的目的。故医者要精神专一地守护神气。

3. 年龄与形体

《灵枢·逆顺肥瘦》说："年质壮大，血气充盈，肤革坚固，因加以邪，刺此者，深而留之，此肥人也……瘦人者，皮薄色少，肉廉廉然，薄唇轻言，其血清气滑，易脱于气，易损于血，刺此者，浅而疾之……婴儿者，其肉脆血少气弱，刺此者，以毫针，浅刺而疾发针，日再可也。"提出对不同年龄和不同体质的人，应采用不同的针刺方法。

4. 时间

《素问·八正神明论》说："是以天寒无刺，天温无疑。月生无泻，月满无补，月郭空无治，是谓得时而调之……月生而泻，是谓脏虚；月满而补，血气扬溢，络有留血，命曰重实；月郭空而治，是谓乱经。"《灵枢·本输》说："春取络脉诸荥大经分肉之间，甚者深取之，间者浅取之；夏取诸输孙络肌肉皮肤之上，秋取诸合，余如春法。冬取诸井诸腧之分，欲深而留之。"《素问·四时刺逆从论》说："春刺络脉，血气外溢，令人少气；春刺肌肉，血气环逆，令人上气；春刺筋骨，血气内着，令人腹胀。"以上说明针刺时应该注意时间和季节，不然就会使病情加重而造成不良后果。

5. 针具选择

《灵枢·官针》说："病小针大，气泻太甚，疾必为害。病大针小，气不泻泄，亦复为败。"说明针对不同的病情，应选用大小不同形状的针，否则也会影响疗效。

6. 虚实补泻

《灵枢·九针十二原》说："凡用针者，虚则实之，满则泄之，宛陈则除之，邪胜则虚之。"《灵枢·经脉》说："盛则泻之，虚则补之，热则疾之，寒则留之，陷下则灸之，不盛不虚，以经取之。"《灵枢·根结》说："刺不知逆顺，真邪相搏。满而补之，则阴阳四溢，肠胃充郭，肝肺内䐜，阴阳相错。虚而泻之，则经脉空虚，血气竭枯，肠胃㑊辟，皮肤薄着，毛腠夭膲，予之死期。故曰：用针之要，在于知调阴与阳。调阴与阳，精气乃光，合形与气，使神内藏。"这就说明，在辨证论治的原则下，正确运用补泻手法是针刺获效的关键所在。

7. 针刺的浅深

《灵枢·阴阳清浊》说："刺阴者，深而留之；刺阳者，浅而疾之；清浊相干者，以数调之也。"《灵枢·官针》说："病浅针深，内伤良肉，皮肤为痈；病深针浅，病气不泻，反为大脓。"《灵枢·卫气失常》说："病间者浅之，甚者深之。"以上说明随病情的浅深轻重而决定针刺的浅深，否则会适得其反，造成严重后果。另外，对于每个穴位针刺的浅深也应掌握。如《素问·刺禁论》说："刺少腹中膀胱溺出，令人少腹满……刺关节中液出，不得屈伸。"

【结语】

通过学习本篇，我们可以明确以下三个问题。

1. 体质强弱依阴阳气血多少而定。

2. 体质不同，针后反应亦不同。针后只有"得气"，才易"气至"，只有"气至"，才易获效。

3. 治疗是否有效，很大程度取决于医者正确的辨证施治，合理的运用理、法、方、穴、针。

邪客第七十一

【题解】

邪，邪气，即导致人体患病的因素。客，侵犯、伤害。本篇论邪气客人，故名"邪客"。

【提要】

本篇讨论了以下六个问题。

1. 邪气客人产生"目不瞑"的主要机理及治法，营气、卫气、宗气的生成、功能和循行。

2. 用"取类比象"方法，详述人体四肢百节与自然现象的相应情况。

3. 指出手太阴肺经和手厥阴心包经屈折、出入的循行概况。

4. 阐述手少阴"独无腧"的道理，以及手少阴经病的针刺取穴和治疗大法。

5. 阐述持针纵舍的意义及运用大法。

6. 阐述持针之道"扦皮开腠理"的操作方法，以及人有"八虚"，可以分候五脏病变的道理。

【原文】

黄帝问于伯高曰：夫邪气之客人也，或令人目不瞑、不卧出者^①，何气使然？伯高曰：五谷入于胃也，其糟粕、津液、宗气分为三隧^②，故宗气积于胸中^③，出于喉咙，以贯心脉，而行呼吸焉。营气者，泌其津液^④，注之于脉，化以为血，以荣四末^⑤，内注五脏六腑，以应刻数焉^⑥。卫气者，出其悍气之慓疾，而先行于四末分肉皮肤之间^⑦，而不休者也。昼日行于阳，夜行于阴^⑧，常从足少阴之分间，行于五脏六腑^⑨。今厥气客于五脏六腑，则卫气独卫其外，行于阳，不得入于阴。行于阳则阳气盛，阳气盛则阳跻满，不得入于阴，阴虚故目不瞑。

黄帝曰：善。治之奈何？伯高曰：补其不足，泻其有余^⑩，调其虚实，以通其道^⑪，而去其邪；饮以半夏汤^⑫一剂，阴阳已通，其卧立至。

黄帝曰：善。此所谓决渎壅塞^⑬，经络大通，阴阳和得^⑭者也。愿闻其方。伯高曰：其汤方以流水千里以外者八升，扬之万遍，取其清五升煮之，炊以苇薪火^⑮，沸，置秫米^⑯一升，治半夏五合，徐炊，令竭^⑰为一升半，去其滓，饮汁一小杯，日三，稍益，以知为度。故其病新发者，覆杯则卧^⑱，汗出则已矣；久者，三饮而已也。

★提示★

1. 邪气客人致"目不瞑"的机理和治疗方法。

2. 营气、卫气、宗气的生成、功能及循行。

★注释★

① 目不瞑不卧出者：《灵枢经注评》："瞑与眠通，闭目为

瞑，不能卧而出于外叫做不卧出。"

②隧：张介宾曰："隧，道也。"

③胸中：《灵枢经校释》："此指膻中（即上气海）。"

④泌其津液：《灵枢经注评》："分泌水谷中的精微物质及水液。"

⑤四末：四肢。

⑥以应刻数焉：刻数，古代一昼夜分为一百刻，用以计算时间。

⑦分肉皮肤之间：《素问·痹论》："卫者，水谷之悍气也，其气慓疾滑利，不能入于脉也，故循皮肤之中，分肉之间。"此处皮肤分肉指卫气的循行所过之处。

⑧昼行于阳夜行于阴：昼日行于阳，多以足太阳膀胱开始，夜行于阴，多以足少阴肾经开始。

⑨常从足少阴之分间行于五脏六腑：以足少阴肾经为起点，从足少阴肾经和阳经分歧之间开始，行于五脏六腑及手足六阴之经。

⑩补其不足泻其有余：张介宾曰："此针治之补泻也。"补其不足，即阴跷所出足少阴之照海也。泻其有余，即阳跷所出足太阳之申脉也。

⑪调其虚实以通其道：调和阴阳的虚实，沟通阴阳经交会的道路。

⑫饮以半夏汤：《灵枢识》："既刺之后，仍当用药以治之……此半夏法者，为去邪者设耳。"

⑬决渎壅塞：决，决别，分利，疏导，此指开通水道。渎，小水渠。壅塞，不通。决渎壅塞指疏通水道，使之畅通。

⑭阴阳和得：阴阳已通。

⑮炊以苇薪火：用芦苇作燃料，取其火烈。

⑯ 秫米：张介宾曰："秫米，糯小米也……其性甘黏微凉，能养营补阴。"

⑰ 徐炊令竭：慢慢熬煎，使药汁浓缩。

⑱ 覆杯则卧：将空杯口朝下放置称为覆杯。形容刚服药后，立即安卧入睡，病愈甚速。

★分析讨论★

本段共分三个层次：①"夫邪之客人也……阴虚故目不瞑"论述"目不瞑"的机理和营气、卫气、宗气的生成、功能及运行。②"治之奈何……其卧立至"论述"目不瞑"的针刺大法和用药选方。③"此所谓决渎壅塞……三饮而已也"论述半夏汤的立方宗旨、煎服法、疗效预后。

（一）"目不瞑"的机理和针药治疗大法

1."目不瞑"的机理

"目不瞑"，《黄帝内经》也称不寐。其机理主要责之于"卫气运行的失常"。本篇指出"目不瞑"的病因是"厥气客于五脏六腑"，丹波元简《灵枢识》言"厥"字，《甲乙经》作"邪"字，可见厥气就是邪气。由于邪气侵入五脏六腑，而卫气在生理循行上是"昼行于阳，夜行于阴"，并"常从足少阴之分间，行于五脏六腑"，所以当邪气侵入五脏六腑时，则产生"卫气独卫其外而行于阳，不得入于阴"的病理局面。《灵枢·大惑论》言："卫气之留于阳也久，故少瞑焉。"本篇言："行于阳则阳气盛，阳气盛则阳跷满，不得入于阴，阴虚故目不瞑。"可见"目不瞑"的产生机理，是邪气侵入五脏六腑，人体阴阳失调，阴阳有所偏胜，特点是"阳盛阴虚"。《灵枢·口问》言："卫气昼日行于阳，夜半则行于阴。阴者主夜，夜者卧。"又说："阳气尽，阴气盛，则目瞑；阴气尽而阳气盛，则寤矣。"今邪气侵犯人体，"阳盛阴虚"，卫气独卫其外，行于阳不得入于阴，故必然出现"目不瞑"了。

关于"目不瞑",《黄帝内经》还指出了生理上的"昼精夜瞑"的老壮不同,也指出了因气机逆乱而出现的"不得卧",二者与本篇所论有所不同,读者可于《灵枢·营卫生会》《素问·痹论》和《素问·病能论》中阅知。

2.针刺治疗大法

由于"目不瞑"的产生在于阴阳失调,"阳盛阴虚"。故针刺治疗的主要法则是"调和阴阳,泻阳补阴"。正如本篇所言:"补其不足,泻其有余,调其虚实,以通其道,而去其邪。"也就是通过调和阴阳,达到"阴阳已通,其卧立至"的目的。"补其不足"是补阴之虚,"泻其有余"是泻阳之盛,而"调其虚实,以通其道"就是沟通阴阳交合之道路。具体来说就是取照海、申脉二穴分别进行补泻。张介宾曰:"补其不足,即阴跷所出足少阴之照海也;泻其有余,即阳跷所出足太阳之申脉也。"照海、申脉二穴各属肾与膀胱二经。因奇经八脉中只任、督二经有专用穴位,其余六脉都无直属的经穴,故取与阴跷、阳跷关系密切的申脉、照海二穴来代替,通过补泻达到调和阴阳、以平为期的目的,使卫气不再"独卫其外",而能"入于阴中",则"目不瞑"得刺后必然应手而愈。

(二)营气、卫气、宗气的生成、功能及运行

1.生成

本篇经文指出"五谷入于胃也,其糟粕、津液、宗气分为三隧",这里的"隧"字,张介宾注为"道"。这就是说,水谷入于胃中,经过胃的腐熟、脾的运化转入,化成了宗气、津液和糟粕。而这三者分成三道,进一步分化成为营气、卫气、宗气。《灵枢·营卫生会》指出:"营卫者,精气也。"又言:"人受气于谷,谷入于胃,以传与肺,五脏六腑皆以受气,其清者

为营，浊者为卫。"《灵枢·五味》指出："谷始入于胃，其精微者先出于胃之两焦，以溉五脏，别出两行，营卫之道。其大气之抟而不行者，积于胸中，名曰气海。"由上所引，可以得知："五谷入于胃"是营气、卫气、宗气的生成来源，而"三气"的生成，均由水谷精微一气所化生。

2. 功能及运行

（1）营气、卫气：本篇指出："营气者，泌其津液，注之于脉，化以为血……内注五脏六腑，以应刻数焉。"又说："卫气者，出其悍气之慓疾，而先行于四末分肉皮肤之间，而不休者也。"经文明确了营气的循行及功能，同时也表明了卫气的循行分布。关于卫气的功能，《灵枢·本脏》说："卫气者，所以温分肉，充皮肤，肥腠理，司开阖也。"又说："卫气和，则分肉解利，皮肤调柔，腠理致密矣。"关于营卫的循行功能，《黄帝内经》中记载详尽，有多篇的讨论，如《灵枢·营气》《灵枢·卫气行》《灵枢·五十营》及《素问·痹论》等，比比皆是，这里就不过多介绍了。现将营气、卫气的功能、循行示意如表68、表69。

表68　营气的生化、功能及循行

生化	功能	循行
营气生于水谷精气→出于中焦→行脉中→循脉上下，贯五脏六腑	泌其津液，注之于脉	营周不休，五十而大会，阴阳相贯，如环无端
	化以为血，以荣四末	
	和调五脏，洒陈六腑	
	内注五脏六腑	

表 69 卫气的生化、功能及循行

生化	功能	循行
卫气生于水谷悍气→出于下焦→行脉外→先行于四末分肉皮肤之间	温分肉肥腠理	营周不休，五十而大会，阴阳相贯，如环无端
	充皮肤，司开阖	
	行于阳二十五度，行于阴二十五度	
	分为昼夜，至阳而起，至阴而止	

（2）宗气：本篇说："故宗气积于胸中，出于喉咙，以贯心肺，而行呼吸焉。"《灵枢·海论》说："膻中者，为气之海。"《灵枢·刺节真邪》指出："宗气留于海，其下者注于气街，其上者走于息道。"以上经文的引述指出了宗气的功能及循行。说明"宗气"在生理上积于胸中（即气海膻中），功能为行呼吸，为人体气机之本。由于"气为血帅""气行血行"，故宗气有行气血之用。宗气除了行呼吸、行气血的作用外，还具有"肺气"的功能。《灵枢·邪气脏腑病形》说："宗气出于鼻而为之臭。"《灵枢·脉度》说："肺气通于鼻，肺和则鼻能知香臭矣。"宗气既然是人体气机的根本，必然也是人体的脉气之宗。《素问·平人气象论》说："胃之大络，名曰虚里……出于左乳下，其动应衣，脉宗气也。"宗气的功能、循行示意如表 70。

表 70 宗气的生化、功能及循行

生化	功能	循行
宗气为水谷之气所化→积于胸中→出于喉咙→贯通心肺	脉气之宗，行血，行呼吸，通于鼻而为之嗅	上出于息道，下注于气街

【原文】

黄帝问于伯高曰：愿闻人之肢节，以应天地奈何？伯高答曰：天圆地方，人头圆足方以应之。天有日月，人有两目。地有九州，人有九窍。天有风雨，人有喜怒。天有雷电，人有音声。天有四时，人有四肢。天有五音，人有五脏。天有六律，人有六腑。天有冬夏，人有寒热。天有十日，人有手十指。辰有十二，人有足十指、茎，垂以应之，女子不足二节，以抱人形。天有阴阳，人有夫妻。岁有三百六十五日，人有三百六十五节。地有高山，人有肩膝。地有深谷，人有腋腘。地有十二经水，人有十二经脉。地有泉脉，人有卫气。地有草蓂，人有毫毛。天有昼夜，人有卧起。天有列星，人有牙齿。地有小山，人有小节。地有山石，人有高骨。地有林木，人有募筋。地有聚邑，人有䐃肉。岁有十二月，人有十二节。地有四时不生草，人有无子。此人与天地相应者也。

★提示★

用"取类比象"的方法，详述人体四肢百节与自然现象的相应情况。

【原文】

黄帝问于岐伯曰：余愿闻持针之数，内针①之理，纵舍之意②，扦皮③开腠理，奈何？脉之屈折④，出入之处，焉至而出，焉至而止，焉至而徐，焉至而疾，焉至而入⑤？六腑之输于身者⑥，余愿尽闻。其序别离之处⑦，离而入阴，别而入阳，此何道而从行⑧？愿尽闻其方。岐伯曰：帝之所问，针道毕矣。

黄帝曰：愿卒闻之。岐伯曰：手太阴之脉，出于大指之端，内屈，循白肉际，至本节之后太渊，留以澹⑨，外屈，上于本节下，内屈，与阴诸络会于鱼际，数脉并注⑩，其气滑利，伏行壅骨之下⑪，外屈，出于寸口而行，上至于肘内廉，入于大筋之下，内屈，上行臑阴⑫，入腋下，内屈走肺。此顺行逆数之屈折⑬也。

心主之脉⑭，出于中指之端，内屈，循中指内廉以上，留于掌中，伏行两骨之间，外屈，出两筋之间、骨肉之际⑮，其气滑利，上二寸，外屈，出行两筋之间，上至肘内廉，入于小筋之下，留两骨之会⑯，上入于胸中，内络于心脉。

黄帝曰：手少阴之脉独无腧⑰，何也？岐伯曰：少阴，心脉也。心者，五脏六腑之大主也，精神之所舍也，其脏坚固，邪弗能容也，容之则心伤，心伤则神去，神去则死矣。故诸邪之在于心者，皆在于心之包络。包络者，心主之脉⑱也，故独无腧焉。

黄帝曰：少阴独无腧者，不病乎？岐伯曰：其外经病而脏不病⑲，故独取其经于掌后锐骨之端⑳。其余脉出入屈折，其行之徐疾，皆如手少阴、心主之脉行也。故本腧者，皆因其气之虚实疾徐以取之，是谓因冲而泻㉑，因衰而补。如是者，邪气得去，真气坚固，是谓因天之序㉒。

★提示★

1. 指示手太阴肺经和手厥阴心包经屈折、出入的循行概况。

2. "手少阴独无腧"的道理及手少阴经病的针刺取穴和治疗大法。

★注释★

① 内针：内，音纳，指进针。

② 纵舍之意：张介宾曰："纵言纵缓，舍言弗用也。"

③ 扞皮:《灵枢经校释》:"扞皮,用手力以伸展肌肤的纹理。"

④ 脉之曲折:指经脉循行的曲折。

⑤ 焉至而出……焉至而入:《灵枢识》:"出、止、徐、疾、入,即五输之义。"

⑥ 六腑之输于身者:六腑输注于全身情况。

⑦ 其序别离之处:指经脉循行时的次序,相互别离的地方。

⑧ 离而入阴……此何道而从行:经脉之气是怎样由阳入阴,由阴入阳,这种运行是在何路上进行呢?

⑨ 留以澹:指脉气会聚于太渊穴处,形成寸口动脉。

⑩ 数脉并注:数多经脉皆行此。

⑪ 壅骨之下:杨上善:"壅骨,谓手鱼骨也。"手大指本节后起骨。

⑫ 臑阴:指前臂。

⑬ 此顺行逆数之屈折:肺经之脉从脏走手为顺行,从手走肺为逆行。

⑭ 心主之脉:指手厥阴心包络之脉。

⑮ 骨肉之际:指大陵穴,五输之一。

⑯ 留两骨之会:指曲泽穴,五输之一。

⑰ 手少阴之脉独无腧:十二经脉本来各有特定的输穴,但据《灵枢·本输》记载,心经所取腧穴实际为心包络经穴。

⑱ 心主之脉:包络为心的外卫而受心的主宰,故包络为心主之脉。

⑲ 是外经病而脏不病:循行于体外的经脉受病而藏于里的心不受病。

⑳ 锐骨之端:指手少阴心经的神门穴。

㉑因冲而泻因衰而补：冲，盛也，指邪气盛用泻法，正气虚用补法。

㉒是谓因天之序：张介宾曰："邪在心包脏者，当治心主之腧；邪在少阴经者，当治本经之腧。"

★分析讨论★

本段共分四个层次：①"愿闻持针之数……帝之所问针道毕矣"指出本段将要讨论的问题。②"卒闻之，手太阴之脉出于大指之端……上入于胸中，内络于心脉"论述手太阴肺，手厥阴心包二经曲折、出入的循行概况。③"手少阴脉独无腧何也……故包络者，心主之脉也，故独无腧焉"论述手少阴独无腧的道理。④"黄帝曰：少阴无腧者不病乎……是谓因天之序"论述手少阴经病的针刺取穴和治疗大法。下面分别讨论三个问题。

（一）手太阴肺经和手厥阴心包经屈折、出入的循行概况

1. 手太阴肺经

关于手太阴肺经的经脉循行、曲折、出入，在本篇有明确记载。经文说："出于大指之端……内屈走肺。"这里的描述恰与《灵枢·经脉》所载"起于中焦下络大肠……出大指之端"完全相反。《标幽赋》说："手足三阴，足走腹而胸走手。"可见本篇所言为逆，而经脉篇所载为顺。

2. 手厥阴心包经

关于手厥阴心包经，本篇经文言："出于中指之端……上入于胸中，内络于心脉。"《灵枢·经脉》说："起于胸中，出属心包络……入掌中，循中指之端。"二者所载，恰恰相反。根据《标幽赋》所说，本篇所记之行为逆，经脉篇记为顺。

《灵枢·九针十二原》说："明知逆顺，正行无问。"可见掌握经脉循行中的屈折、出入、逆顺方向，是针灸专科医师的基本功。在临床上，对正确运用"迎随补泻"手法，有着重要的指导意义。本篇以手太阴、厥阴二经为例，作一示范，并通过示范也表达了五输穴的含义：如肺出于大指之端（少阴）为井，内屈循白肉际（鱼际）为荥，至本节后太渊留以澹（太渊）为输，外屈出于寸口而行（经渠）为经，上至肘内廉（尺泽）为合。再如心包出于中指之端（中冲）为井，留于掌中（劳宫）为荥，伏行两骨之间（大陵）为俞，外出于两筋之间（间使）为经，留两骨之会（曲泽）为合。

（二）手少阴独无腧的道理

1. 少阴为心脉，心为五脏六腑之大主，邪弗能容

本篇说："少阴，心脉也。心者，五脏六腑之大主也，精神之所舍也，其脏坚固，邪弗能容也，容之则伤心，心伤则神去，神去则死矣。"这说明心为藏神之处，是人体生命活动的主宰。若邪侵入心中，则人体无主，神气无留舍之处，以致精坏神去，神去则死矣。《素问·六节藏象论》说："心者，生之本，神之变也。"《灵枢·师传》说："心者，君主之官，神明出焉。"又说："主明则下安，主不明则十二官危。"可见邪气是不能直接入心的。若直接入心，真心发病，将十分危险。《灵枢·本神》说："心藏脉，脉舍神，心气虚则悲，实则哭不休。"《灵枢·厥病》说："真心痛，手足清至节，心痛甚，旦发夕死，夕发旦死。"邪气既然不能直接入心，真心不病，故少阴独无腧也。

2. 诸邪之在于心者，皆在于心包络

本篇说："心者……其脏坚固。"《灵枢·胀论》说："膻中者，心主之宫城也。"可见心之所以坚固，乃是由心包维护其外的原故。《素问·灵兰秘典论》："膻中者，臣使之官，喜乐出焉。"可见生理活动中，心主神明的功能，是由心包作为外使，向外传达。心包既能保护心脏，使之坚固，又能传达心的功能，

所以病变中心不受邪，显然是心包代心受之。由于心包代心受邪，心君无病，故少阴亦独无腧也。

（三）手少阴经病的针刺取穴和治疗大法

本篇经文说："经脉者，内属于腑脏，外络于肢节。"手少阴经脉，属心络小肠，外行于体表，心君本身虽不受邪，心包代之，但少阴经脉仍可为邪气外犯之处。故少阴心经，经病脏不病时，心包不能代之，应刺"掌后锐骨之端"，即神门穴。张介宾曰："《本输篇》所载，五脏五腧，六腑六腧，独手少阴经无腧，故此篇特以为问。"正说明心为大主，无容邪之处，既然无腧，此节复言取掌后锐骨之端，可见心脏不病故治取无腧，少阴经有病，则治经有腧。故《甲乙经》记载："少阴之腧是少冲为井，少府为荣，神门为输，灵道为经，少海为合，于十二经之腧始全，其义盖本始此。"张介宾之说可资参考。

但是无论取手少阴心之腧穴，还是取手厥阴心包之腧穴，当邪之盛时都用泻法，当经气虚时都用补法。只有掌握针刺治疗的基本大法，才能使"真气坚固，邪气得除"。

经文说："本输者皆因其气之虚实疾徐以取之，是谓因冲而泻，因衰而补。"这正是针刺治疗手少阴经病的大法。

【原文】

黄帝曰：持针纵舍，奈何？岐伯曰：必先明知十二经脉之本末，皮肤之寒热，脉之盛衰滑涩。其脉滑而盛者，病日进；虚而细者，久以持；大以涩者，为痛痹；阴阳如一者，病难治。其本末尚热者[①]，病尚在，其热已衰者，其病亦去矣。持其尺，察其肉之坚脆、大小、滑涩、寒温、燥湿。因视目之五色，以知五脏而决死生。视其血脉，察其色，以知其寒热痛痹[②]。

黄帝曰：持针纵舍，余未得其意也。岐伯曰：持针之道，欲端以正，安以静，先知虚实，而行疾徐，左手执骨，右手循之，无与肉果③。泻欲端以正，补必闭肤，辅针导气，邪得淫泆，真气得居。

黄帝曰：扞皮开腠理，奈何？岐伯曰：因其分肉，左别其肤④，微内而徐端之，适神不散，邪气得去。

黄帝问于岐伯曰：人有八虚⑤，各何以候？岐伯答曰：以候五脏。黄帝曰：候之奈何？岐伯曰：肺心有邪，其气留于两肘⑥；肝有邪，其气留于两腋⑦；脾有邪，其气留于两髀⑧；肾有邪，其气留于两腘⑨。凡此八虚者，皆机关之室⑩，真气之所过，血络之所游⑪，邪气恶血，固不得住留，住留则伤筋络，骨节机关不得屈伸，故病挛⑫也。

★提示★

1. 持针纵舍的意义及运用大法。

2. 持针之道。

3. 扞皮开腠理的操作方法。

4. 人有八虚可以分候五脏病变。

★注释★

① 其本末尚热者：这里的本指胸肤，这里的末指四肢。

② 察其色以知其寒热痛痹：视察肤色可以测知寒热痛痹，是古代人肤诊法之一。

③ 无与肉果：指针时不可用力过猛，以防止病人反应过激，使肌肤急剧收缩，致针被肉裹，发生弯针、滞针等不良后果。

④ 左别其肤：《灵枢经校释》说："以手披得分肉之穴，当穴皮上下针。"

⑤ 八虚：两肘、两腋、两髀、两腘虚，谓之八虚。

⑥ 肺心有邪其气留于两肘：肺与心的经脉都属于手经，肺

经之穴尺泽，心经之穴少海，都在肘间，故邪气趁虚而聚，多在两肘。

⑦肝有邪其气留于两腋：肝胆经脉行于肋腋，出于期门、渊腋等穴，故邪有所聚，多在两腋。

⑧脾有邪其气留于两髀：髀即胯部，脾的经脉从胫股上出冲门，故邪气留于髀胯之间，病在脾经。

⑨肾有邪其气留于两腘：两腘即膝后曲弯处，肾的经脉上行出于腘窝处阴谷穴，故邪气留于两腘，病在肾经。

⑩机关之室：犹言运动的枢纽，气血要会的所在。《素问·痹论》说："挟髋为机，腘上为关。"

⑪血络之所游：血液经络所出入流过的必经之地。

⑫痀挛：《说文解字》："痀，曲脊也。"即指拘挛之意。

★分析讨论★

本段共分四个层次：①"持针纵舍，奈何……察其色，以知其寒热痛痹"论述纵舍的意义及运用大法。②"持针之道，欲端以正……真气得居"论述持针之道。③"扞皮开腠理，奈何……适神不散，邪气得去"论述扞皮开腠理的方法。④"人有八虚，各何以候……机关不得屈伸，故痀挛也。"下面论述四个问题。

（一）持针纵舍的意义及运用大法

《黄帝内经析义》指出："持针纵舍是指施针的手法。"对此众医家理解不一。张志聪认为："纵舍者，迎随也。"张介宾认为："纵言纵缓，舍言弗用也。"后世医众多以张介宾之说，将纵舍理解为：纵，指缓用针；舍，指不用针。这种说法较妥。关于"持针纵舍"本篇讲得具体明确，就是要在明了十二经脉起止，诊察皮肤寒热、脉象盛衰滑涩的前提下，通过目之五色，以及血络、体表的色泽，来做出决定。基本内涵是强调对病人多方观察，运用四诊合参的手段，通过各种诊察渠道，来决定是纵是舍。关于具体掌握的方法，经文认为凡脉滑有力、脉虚而细、脉大以涩，皆为病情日趋严重，主久病、气虚、病痹。由于诸病针治，难以速效，故刺当从缓。表里俱病者，血气俱伤，病为难治，又当弃之针刺，治当从舍。若尚有热象，病邪未除，只有热退才能病愈，故当继续针刺。

（二）持针之道

本篇说："持针之道，欲端以正，安以静，先知虚实，而行疾徐。"这是说用针的主要道理，在于安静心情，端正态度，在察明病变虚实的前提下，才能施以各种补泻手法，确定针刺纵舍缓急，这是持针之道的第一法。

经文说："左手执骨，右手循之，无与肉果。"这是指临床针刺时以右手持针而左手点穴，按穴准确再进针，用针时力要适当，不可过度，以防病者精神紧张，出现晕针滞针。

经文说："泻欲端以正，补必闭肤，辅针导气。"这表明要进行正确的补泻操作，必须垂直下针，出针时闭其针孔，当经气不至时，还要辅助行针，导引经气。《标幽赋》说："先详多少之宜，决察应至之气，轻滑慢而未来，沉涩紧而已至。"守神候气，行针导气，是临床针刺的取效关键，只有这样操作，才能达到"邪得淫泆，真气得居"之目的。

（三）扞皮开腠理的操作方法

关于"扞皮开腠理"的操作，后世理解为皮肤针（梅花针）之类。根据经文所载："左别其肤，微内而徐端之。"这种理解是正确的，据我们掌握的现有资料，古人"扞皮开腠理"的疗法很受欢迎，如"广西中医药""青岛医药""新疆中医院院刊""武汉中医院院刊"都有大量的报导。只要我们尊重古法，运用临床，必然会收到"适神不散，邪气得去"效果。

（四）人有"八虚"，可以分成五脏病变

八虚，即筋骨之间隙，具体来说是指人的两腋、两肘、两髀和两腘。由于八虚是全身筋骨集合及气血往来的要令之处，所以《素问·五脏生成》有"四肢八溪"之说。

人有八虚分候五脏，是根据经脉循行的经络上，八虚与五脏有密切的关系而分的。根据张介宾所言，用表 71 说明如下。

表 71　八虚与五脏的关系及针刺取穴

脏腑	八虚部位	分候五脏的部位	五脏有疾当取之穴
肺、心	两肘	肺、心二经上的尺泽、少海，位置在肘间	肺——尺泽 心——少海
肝	两腋	肝、胆相合，其脉行于胁腋，出于期门、渊腋	期门、渊腋
脾	两髀	髀即胯部，脾的经脉入胫髀，上出冲门	冲门、气冲
肾	两腘	腘即膝后曲弯之处，肾的经脉上行出于膝弯阴谷穴	阴谷、委中

【结语】

1. 本篇讨论了邪气客人产生"目不瞑"的主要机理，指出主要病因是"厥气客于五脏六腑"。其病机在于"阳盛阴虚""卫气运行失常，积盛于外，不得入于阴"。

2. 关于营气、卫气、宗气的生成、功能及循行。

3. 手太阴肺经和手厥阴心包经，屈折出入的逆行。

4. "手少阴独无腧"之理在于心为君主，邪弗能容，由手心包而少阴真心无病，故独无腧焉。

5. 持针之道，甚为重要。"八虚"候脏，其理可考。扦皮开腠理，临床可用。持针纵舍，当从脉、色、尺肤诸诊中予以确定。

官能第七十三

【题解】

官，在古代，特别是在西汉以前，通常指行政机关或职务；能，技能、能力、资赋。官能，即职能，为分掌职务，各守其职的意思。

本篇从"针论""用针"二方面叙述了治疗疾病，当根据九针的不同性能分别使用，对于脏腑阴阳、虚实、表里、上下、补泻、疾除等治疗原则，也应当根据疾病的性质和所在，灵活地掌握运用。而且还讨论了因材施教的带徒原则，必须根据每一个人的能力、性情、志趣和特点，分别传授不同的技术，担任各不相同的工作，才可发挥其才能，以尽其用，事半而功倍。这都是所谓"官能"的含义，因篇中雷公有"官能"之问，故以名篇。

【提要】

1. "推而论之，以为一纪"总结性地提出了应用"九针"治病的理论以及具体的操作方法。

2. "得其人乃传，非其人勿言"提出因材施教的带徒原则。

【原文】

黄帝问于岐伯曰：余闻九针于夫子，众多矣，不可胜数。余推而论之，以为一纪^①。余司诵之，子听^②其理，非则语余，请其正道^③，令可久传，后世无患。得其人乃传，非其人勿言。岐伯稽首再拜曰：请听圣王之道。

黄帝曰：用针之理，必知形气之所在，左右上下^④，阴阳表里，血气多少^⑤，行之逆顺^⑥，出入之合^⑦，谋伐有过^⑧。知解结^⑨，知补虚泻实，上下气门^⑩，明通于四海，审其所在。寒热淋露^⑪，以输异处^⑫。审于调气，明于经隧，左右肢络^⑬，尽知其会。寒与热争，能合而调之；虚与实邻，知决而通之^⑭；左右不调，把而行之。明于逆顺，乃知可治；阴阳不奇，故知起时^⑮。审于本末，察其寒热，得邪所在，万刺不殆。知官九针，刺道毕矣。

★提示★

本段概述了用针的根本要点。

★注释★

①以为一纪：纪，丝的头绪，古人以别理丝缕而使它不乱叫纪。以为一纪，指经归纳整理，使成为条理分明，扼要完整而系统的理论。

②子听：子，对男子的尊称，亦作"老师"讲。南朝梁皇侃《义疏》："子是有德之称，古者称师为子也。"这里作"您"讲。子听，作您听。

③请其正道：据河北医学院《灵枢经校释》的校勘为"请正其道"。

④左右上下：指五色见于明堂之位有左右上下。《灵枢·五

-397-

色》说:"五色独决于明堂……明堂者,鼻也……五脏次于中央,六腑挟其两侧。"

⑤血气多少:指十二经中血气之多少。如《素问·血气形志》所说:"太阳常多血少气,少阳常少血多气,阳明常多气多血,少阴常少血多气,厥阴常多血少气,太阴常多气少血。"

⑥行之逆顺:指经气运行之逆顺情况。张介宾曰:"阴气从足上行,至头而下行循臂;阳气从手上行至头而下行至足。故阳病者,上行极而下;阴病者,下行极而上。反者,皆谓之逆。"

⑦出入之合:出,指脉气由里至表;入,指脉气由表而至里;合,形容各有其合的处所。

⑧谋伐有过:谋,为策划;伐,是讨伐;过,指超越,这里指病邪。谋伐有过,指根据以上各种情况(策划、讨伐)来处理疾病(病邪)。

⑨解结:结,是邪之所聚或经脉不通之意。解结,就是刺去其邪而疏通经气。《灵枢·刺节真邪》说:"一经上实下虚而不通者,此必有横络盛加于大经,令人不通,视而泻之,此所谓解结也。"

⑩上下气门:指分布在上下经脉的输穴。马莳说:"气门,即气穴也。"张介宾曰:"手经为上,足经为下,气脉必由之处,是为门户。"

⑪淋露:作疲困解。露,《研经言》卷二释:"按'淋露',即'羸露',古者以为疲困之称。《左》昭元年传:'勿使有所壅闭湫底以露其体。'注:'露,羸也。''淋',古多作'癃'。《汉书》有'癃疲'之病,是'淋'亦通'疲'。"《外台秘要》:"劳极,吴楚云淋沥。"丹波元简:"淋露与淋沥同义,谓病经久不止也。"

⑫ 以输异处：本句历代医家有两种不同的意见。《灵枢经校释》引《太素·知官能》、《图经》卷三引文，"以"作"荥"，以"输异处"作"治疗时要依据各经荥输的不同部位以选取相应的穴位"讲。《灵枢识》："以其输穴，必皆异处，当审于经，调其脉气之往来……邪盛异处，当审其经也。"以输异处，一指输穴；一指寒热淋露之邪，通过经络，输注至各不相同的地方。

⑬ 左右肢络：肢即支。即散在左右的支别络脉。

⑭ 虚与实邻知决而通之：《太素·知官能》注："虚实二气不和，通之使平。"张介宾曰："邻，近也，近则易疑，疑则以似为是，冰炭相反矣。故当知决而通之。"孙鼎宜曰："此谓虚实疑似之证，当决其是非也。"这里从《太素》张注。

⑮ 阴阳不奇故知起时：《周礼》杜注："奇，读曰倚。"倚，有偏义，阴阳不奇，即阴阳不偏之义。起，病愈。全句意思是阴阳调则知病将愈。

★分析讨论★

本段可以分为四个层次：①"黄帝问于岐伯曰……请听圣王之道"，讲了黄帝听岐伯讲九针（针灸），经系统归纳以后，可传之于合适的人。②"黄帝曰：用针之理……谋伐有过"说的是用针治病，必须通过望诊，以知病的部位，分清其阴阳表里，经脉的气血多少，经气运行的逆顺，出入之处（输穴），才能治其病。③"知解结……尽知其会"指出医生治病之先，要知道刺去其邪、疏通经气的方法，补虚泻实的原则。明了四肢输穴与四海的联系，根据病之部位，邪气输注的不同地方，观察病的虚实，调正气机。了解经络，左右支别络脉以及交会。④"寒与热争……刺道毕矣"指出在以上基础上，辨证施治，调寒热、虚实，而平阴阳，还根据"九针"的不同性能，分别掌握运用，才能做到万刺不殆。

本段经文，言简意赅地指出用针的根本要点。首先，应详察阴阳表里、寒热虚实的变化，探究病邪的所在。其次，须掌握气血逆顺出入的规律、经络穴位的分布和特点。最后，要精通九针之所宜，正确运用补虚泻实、决壅通滞的手法。只有这样才能审于本末，合而调之，做到万刺不殆而病愈有期。

【原文】

明于五输，徐疾所在①。屈伸出入，皆有条理②。言阴与阳，合于五行③。五脏六腑，亦有所藏。四时八风④，尽有阴阳。各得其位，合于明堂。各处色部，五脏六腑，察其所痛，左右上下⑤，知其寒温，何经所在。审皮肤之寒温滑涩⑥，知其所苦。膈有上下，知其气所在⑦。先得其道，稀而疏之。稍深以留之，故能徐入之⑧。大热在上，推而下之，从下上者，引而去之。视前痛者，常先取之⑨。大寒在外，留而补之。入于中者，从合泻之。针所不为，灸之所宜。上气不足，推而扬之。下气不足，积而从之⑩。阴阳皆虚，火自当之。厥而寒甚，骨廉陷下。寒过于膝，下陵三里⑪。阴络所过，得之留止。寒入于中，推而行之。经陷下者，火则当之。结络坚紧，火所治之。不知所苦，两跷之下。男阴女阳，良工所禁，针论毕矣⑫。

★注释★

① 明于五输徐疾所在：马莳云："五脏有井、荥、输、经、合之五输，六腑有井、荥、输、原、经、合之六输，然六腑之原并于输，则皆可称五输也。徐疾者，针法也。《九针十二原》《小针解》云：'徐而疾则实，疾而徐则虚。'"

② 屈伸出入皆有条理：《太素·知官能》注："行针之时，须屈须伸，针之入出条数，并具知之。"马莳云："屈伸出入者，

经脉往来也。"对于"屈伸"的解释，前者指行针时的体位，后者指经脉循行的方向，这里从《太素》注。

③言阴与阳合于五行：《类经·九针推论》注："阴阳之化，是为五行。"丹波元简注："泛言阴阳分而为五行也。"

④四时八风：四时，指春、夏、秋、冬；八风，指四正（东、南、西、北）、四隅（东北、西北、东南、西南）之风。可参照《灵枢·九宫八风》。

⑤左右上下：因五色见于明堂有左右上下之分，观察其左右上下之色，则能知其痛在五脏六腑也。

⑥审皮肤之寒温滑涩：皮，《太素·知官能》作"尺"。外察皮肤（或尺肤）的寒、温、滑、涩，可知病之阴阳虚实。张介宾曰："寒者多阴，温者多阳，滑者多实，涩者多虚。"

⑦膈有上下知其气所在：《类经·九针推论》注："膈之上膻中也，为上气海，心肺所居；膈之下，脾肝肾所居，丹田为下气海也。"说明知膈之上下所居的脏腑，则能知病气所在。

⑧先得其道……故能徐入之：马莳曰："先得其经脉之道，然后可以用针。稀者，针之少也。疏者，针之阔也……深者，深入其针也。"《类经·九针推论》注："先得其经络之道，然后可以用针，稀而疏之，贵精少也，稍深以留，欲徐入也。"

⑨视前痛者常先取之：痛，张志聪注本及《太素·知官能》均作"病"。马莳说："视先痛者，常先取穴以刺之，所谓凡病必先治其本也。"说明病有先治，先刺先病的部位，为治本之法。

⑩上气不足……积而从之：《太素·知官能》注："上气不足，谓膻中气少，可推补令盛。扬，盛也。下气不足，谓肾间动气少者，可补气聚。积，聚也；从，顺也。张介宾曰：推而扬之，引致其气，以补上也；积而从之，留针随气，以实下

也。"可互参。

⑪ 厥而寒甚……下陵三里：张志聪说："寒厥起于足五趾之里，集于膝下，而聚于膝上，盖气因于中，阳气衰不能渗营其经络，阳气日损，阴气独在，故为之寒，是以取阳明之下陵三里以补之，此寒厥之在气也。"《荀子》注："陵，侵陵。"引伸有"取"义。下陵三里，可理解为下取三里。又，下陵为三里之别名，见《九针十二原》，兹取此义。

⑫ 男阴女阳……针论毕矣：张志聪说："男子数其阳，女子数其阴，故男取阴而女取阳，此良工之所禁也。能知脏腑阴阳，寒热虚实，表里上下，补泻疾徐，针论毕矣。"男阴女阳，《甲乙经》卷五及《太素·知官能》并作"男阳女阴"。《守山阁》校本注云："原刻'阳''阴'二字互讹。"钱熙祚云："按八卷《脉度篇》论跷脉云：'男子数其阳，女子数其阴，与数者为经，不与数者为络。'故结络坚紧而以火治之者，男子必取阴跷，女子必取阳跷，若误施之，是病在络，而反在其经，诛伐无过矣。"此两种绝然不同的看法，前者立足于"不知所苦，两跷之下"为本经之病，而后者是对"结络坚紧"而言，取前意为是。

★分析讨论★

本段承接上文，进一步说明如下三层意思。

"明于五输……知其气所在"为第一层，根据上段提出的"必知形气之所在，左右上下"。进一步论述面部望诊和皮肤触诊在针灸治疗中的价值。第二层从"先得其道……从合泻之"，提出"稀而疏"的取穴原则。第三层，从"针所不为……针论毕矣"，指出针与灸在治病时的基本法则。

（一）面部望诊和皮肤触诊结合诊断病在何经及其所苦

五脏六腑，四时八气，配合五行，见于面部明堂（鼻及四周），从五行五色在鼻部的不同部位变化，能知五脏六腑各所主经络的病变，结合皮肤触诊，就可以更加明了其病的浅深、内外、久新。故《灵枢·邪气脏腑病形》说："故善调尺者，不待于寸，善调脉者，不待于色。能参合而行之者，可以为上工。"汪石小说："再试探其尺肤，可以得其身之冷暖，形之肥瘠，肤之疏密，可以知其浅深、内外、久近之病情。"由此更可说明面部望诊和皮肤触诊合参在针灸治疗中的价值。

（二）取穴必须"稀而疏"

"稀而疏"即我们常说的"少而精"，是临床取穴的一条原则。要做到少而精地取穴，必须在处方选穴时要"先得其道"，即掌握阴阳、脏腑、经络等生理知识，色脉、逆顺、标本等诊断方法和在明于五输的基础上，力求执简驭繁，用穴精当，做到"稀而疏之"，以免多针密取，给病人带来耗伤正气或灸灼之苦。当然，临床选经用穴，并不能单纯为了疏针而不敢多取，而是应该在"先得其道"的基础上，根据具体情况，辨证求因，随变而调之。取穴既少而又必须功专力宏，同时更应注意针刺的深浅和留针的久暂，才能达到预期的目的。

（三）针与灸在治疗上的基本法则

1. 治病必求其本

"大热在上，推而下之，从下上者，引而去之"，说明其标在上，其本在下，所以应治其下。张介宾曰："推而逐之，抑其高也……引而去之，泄于下也。视前痛者，常先取之。"均为治本之法。这种治病必求其本的观点，迄今对临床上某些疾病的治疗还有指导意义。

2. 阳虚受寒，留针以助阳解表

寒邪犯表，当表而散之，却说"大寒在外，留而补之"，可见本病是由卫阳虚弱，无力驱散寒邪所致，故留而以补卫阳驱

散寒邪，这是助阳解表之法。临床上如患者素体阳虚，外感寒邪，症见头痛、恶寒无汗、肢冷、脉浮大无力或细而无力时，针灸治疗常取诸阳经之会大椎穴，施以补泻结合的方法，即古人所谓的阳中隐阴的一种以补为主、先补后泻的方法，而达到扶正祛邪、调和营卫、表散寒邪的目的，常能收到卓效。若能针时加艾条温灸，或针后加拔火罐，其效更著。

3. 寒邪直中，从合泻之

"入于中者，从合泻之"，说明寒邪直中肠胃，则应救里，故当取其合穴祛除寒邪。如饮食生冷所致的急性胃肠炎，即可取胃之合穴足三里，大肠之下合穴上巨虚施以泻法，有较好的效果。

4. 针所不为，灸之所宜

针法和灸法是两种不同的治疗方法。针是一种机械性的刺激，灸是温热性的刺激，二者都是通过一定的部位（腧穴），给以适当的刺激量，通过经络的作用，以调阴阳、经络、营卫气血而消除疾病。两者方法不同，因而治疗作用也有所不同，一般针刺多偏于清泻，艾灸多偏于温补。《千金翼方》称："凡病，皆由血气壅滞不得宣通，针以开道之，灸以温暖之。"故其适应证也就因之而异。因此本篇提出："针所不为，灸之所宜。"《医学入门》指出凡病"药之不及，针之不到，必须灸之"。说明灸法能及针刺和药力所不及。

灸法的主要材料是艾叶，其性温，味苦，入肝、脾、肾三经，有温经通络、祛散寒湿、通利血脉、回阳救逆的作用。所以，内脏受寒产生的病症，或经脉虚陷，以及络脉坚紧的阴寒证，均可用灸法，即本篇所说："阴阳皆虚，火自当之……经陷下者，火则当之。结络坚紧，火所治之。"以及《灵枢·经脉》所说："陷下则灸之。"这概括地说明灸法有温阳起陷、补益气血的作用。本篇所提出的"上气不足，推而扬之。下气不足，积而从之"，说明灸法对气血的运行，起到"推而上之"或"引而下之"的引导作用。因艾灸能温阳行气，对于阳微厥逆的病症，如眩晕、昏厥，可灸治下肢的足三里或涌泉穴，以及"厥而寒甚，骨廉陷下，寒过于膝"当灸足三里穴，以达到"积而从之"；对于气虚下陷的病症，如脱肛、子宫下垂、胃下垂、久泻等，则可灸治颠顶的百会穴来提升阳气，以达到"推而扬之"，所以灸法的适应范围很广。但对于脉细数、烦躁、口干、咽痛、面赤火盛等阴虚内热证，则不宜灸。张介宾曰："不当灸而灸之，灾害立至矣。"应该引起注意。

灸法在临床治疗中，根据病情，既可单独运用，又可以与针配合应用。目前所应用的温针灸就结合了针刺与艾灸的作用。

灸法还可以用来防病治病。《医说》说："若要安，三里莫要干。"即属此意。灸能扶阳培元，阳气充沛则"卫外而为固"，病邪不可侵犯，故身体强健而不发病。所以，在临床上对灸法应给予足够的重视，使其发挥应有的防病治病的保健作用。

【原文】

用针之服，必有法则①。上视天光②，下司八正③，以辟奇邪，而观百姓④，审于虚实，无犯其邪⑤。是得天之露，遇岁之虚，救而不胜，反受其殃。故曰：必知天忌，乃言针意。法于往古，验于来今，观于窈冥，通于无穷，粗之所不见，良工之所贵。莫知其形，若神髣髴⑥。

邪气之中人也，洒淅动形。正邪之中人也微，先见于色，不知于其身。若有若无，若亡若存。有形无形，莫知其情。是故上工之取气，乃救其萌芽，下工守其已成，因败其形。是故工之用针也，知气之所在，而守其门户⑦。明于调气，补泻所在，徐疾之意，所取之处。

泻必用员，切而转之，其气乃行[8]。疾而徐出，邪气乃出[9]。伸而迎之，摇大其穴，气出乃疾[10]。补必用方[11]，外引其皮，令当其门。左引其枢，右推其肤，微旋而徐推之。必端以正，安以静，坚心无解。欲微以留，气下而疾出之。推其皮，盖其外门，真气乃存。用针之要，无忘其神[12]。

★注释★

① 用针之服必有法则：《素问·八正神明论》王冰注："服，事也。法，象也。则，准也、约也。"即用针治病的事情，必有一定的法则。

② 上视天光：天光，日月星辰之光。视天光而定岁时也，即《素问·八正神明论》"天寒无刺，天温无疑，月生无泻，月满无补，月郭空无治"的意思。

③ 下司八正：下以候八节之正气。丹波无简："司，伺通，伺有候义。"《素问·八正神明论》王冰注："八正，谓八节之正气也。"

④ 以辟奇邪而观百姓：辟，通避。奇邪，不正之气。观，示也。即告诉百姓要避虚邪贼风。

⑤ 审与虚实无犯其邪：《灵枢·九宫八风》说："风从其所居之乡来为实风，主生长养万物；从其冲后来的虚风，伤人者也，主杀主害者。"所以虚实就是每一季节中正常和不正常的风。实风，就是正常的风；虚风，就是不正常的风，要及时预防，不为邪所侵袭。

⑥ 法于往古……若神髣髴（fǎng fú 仿佛）：《太素·知官能》注："法于往古，圣人所行。逆取将来得失之验，亦检当今是非之状，又观窈冥微妙之道，故得通于无穷理，所得皆当。

不似粗工以意，唯嘱其形，不见于道，有同良才（据原文当作"工"）神使，独鉴其所贵，髣髴于真。"窈冥，幽深的意思，泛指微渺难见的变化。髣髴，即仿佛，即察无形以知有形的意思。

⑦知气之所在而守其门户：闵士先曰："知气之所在者，知病气之所在，而守其门户。门者，邪循正气之所出入也。"

⑧泻必用员……其气乃行：员，指圆活流利的针法。《太素·知官能》注："员，谓之规，法天而动，泻气者也。"张介宾曰："员，流利也；切，直迫病所也。"转，《太素·知官能》作"传"。本句是指如用泻法，必须圆活流利，是气（针感）直迫病所，这样经气才能通畅。

⑨疾而徐出邪气乃出：《甲乙经》卷五第四、《太素·知官能》中"而"并作"入"。《灵枢经校释》按："'出'字疑误，似应作'之'，'之'篆作'出'，易讹为'出'。""疾而徐之"与下文"伸而迎之"为对文。即指快进针，快出针，以引邪气外出。

⑩伸而迎之……气出乃疾：张介宾曰："迎，夺也。遥，摇同。"是指进针时，针尖迎着经气运行的方向（即迎而夺之），出针时摇大其孔，邪气就会随针很快地外散。

⑪补必用方：方，方正，指端正安静。《太素·知官能》注："方谓之矩，法地而静，补气者也。"指出运用补法时手法必须端静、从容、和缓。

⑫用针之要无忘其神：用针的关键，是集中注意力，调养神气，推动生机，借以扶正祛邪。《太素·知官能》注："用针之道，下以疗病，上以养神。其养神者，长生久视，此大圣之大意。"闵士先说："用针之要，安在得神，盖存己之神，以候彼之神也。"

★分析讨论★

本段可分为三层：①"用针之服……若神髣髴"，指出凡用针者，"必知天忌"。②"邪气之中人也……因败其形"，提出凡用针者，必须见微知著，"救其萌芽"。③"是故工之用针也……无忘其神"，说明针刺补泻问题。

（一）凡用针者，"必知天忌"

针刺治病的道理，在于"欲以微针通其经脉，调其血气"（《灵枢·九针十二原》），从而达到"调阴与阳，精气乃光"（《灵枢·根结》）的目的。然而人体营卫气血的运行，无时不受四时寒暑的影响，正如《素问·八正神明论》所说："天温日明，则人血淖液而卫气浮，故血易泻，气易行；天寒日阴，则人血凝泣而卫气沉。"所以，要"天寒勿刺，天温勿疑"。同时，《黄帝内经》中还根据春、夏、秋、冬四季人体气血运行情况的不同，提出"春取络脉诸荥……夏取诸输孙络……秋取诸合"等，"各以其时为齐"的针刺方法。更有专以时辰行针者，则更应知天时宜忌。故《素问·六节藏象论》说："不知年之所加，气之盛衰……不可以为工矣。"如果"治不法天之纪，不用地之理"（《素问·阴阳应象大论》），就会"救而不胜，反受其殃"（《灵枢·官能》）。这就是针刺"必知天忌"的道理。

（二）凡用针者，必须见微知著，"救其萌芽"

疾病具有一定的发展规律，外邪侵入人体，若不能及时治疗，病邪就可能由表及里，由浅入深，甚至达到病成形败的地步。所以临床用针，要善于在发病之初，于病之"有形无形"之中，通过细微的观察，"以我知彼，以表知里，以观过与不及之理，见微得过"（《素问·阴阳应象大论》），从而达到"上工之取气，乃救其萌芽"的早期治疗目的，这种既病防变、早期治疗的思想是非常可取的。《黄帝内经》的这种思想，在《素问·阴阳应象大论》做了很好的概括："邪风之至，疾如风雨，故善治者治皮毛，其次治肌肤，其次治筋脉，其次治六腑，其次治五脏。治五脏者，半死半生也。"

（三）关于针刺补泻的四个问题

1. 补泻与方员

针刺补泻，是刺法的一个重要部分。本篇提出"泻必用员""补必用方"，而《素问·八正神明论》篇恰恰相反，提出"泻必用方""补必用员"。本篇是指针术的手法，而《素问》是指运用补泻方法的时机，各有所指，不可混为一谈。

2. 提插补泻

本篇指出补法要"微旋而徐推（插）之"，泻法要"伸（提）而迎之"。对此，《难经·七十八难》做了补充，认为"推而内之是谓补；动而伸之是谓泻"。后世医家注释为紧按慢提是补，紧提慢按是泻的操作方法。然而《八法手诀歌》却认为"急按慢提阴气升（泻），急提慢按阳气降（补）"，这恰和前者相反。但是徐进针、慢插针属较轻的刺激；疾进针、快（紧）插针属较重的刺激，在针灸临床上还有一定的参考价值。

3. 开阖补泻

本篇提出"切而转之""摇大其穴，气出乃疾"，说明出针时摇大针孔，令邪得出，是为泻法。而"欲微以留，气下而疾出之。推其皮，盖其外门，真气乃存"，说明出针后闭其孔，是为补法。这种认为扪穴可使穴闭真气存，摇大针孔可以使穴开邪气出的开阖补泻方法，在目前针灸临床中十分常见。

4. 疾徐补泻

"补泻所在，疾徐之意"，说明疾徐能定补泻。进针慢而出针快为补，即《灵枢·九针十二原》所谓的"徐而疾则实"是也。反之，进针快而出针慢为泻，所谓"疾而徐则虚""疾而徐出，邪气乃出”，即是此法。

此外，本篇还提到“明于调气”“无忘其神”的“气”与“神”的问题。我们知道“脉舍神”（《灵枢·本神》），在《九针十二原》论述经络穴位是“神气之所游行出入”之处，说明经络的功能与神气的作用密切相关，“调气”有调节经络脏腑之气的偏胜与调和气血的运行的作用。“神”有“令气易行”的作用，含有精神活动的意思。本篇针对针刺的原理，指出“工之用针也”，要“明于调气……用针之要，无忘其神”，可见调气和治神有着相辅相成的作用。

【原文】

雷公问于黄帝曰：《针论》曰：得其人乃传，非其人勿言，何以知其可传？黄帝曰：各得其人，任之其能，故能明其事。雷公曰：愿闻官能奈何？黄帝曰：明目者，可使视色。聪耳者，可使听音。捷疾辞语者①，可使传论②。语徐而安静，手巧而心审谛者③，可使行针艾，理血气而调诸逆顺，察阴阳而兼诸方。缓节柔筋而心和调者④，可使导引行气。疾毒言语轻人者，可使唾痈咒病⑤。爪苦手毒⑥，为事善伤者，可使按积抑痹。各得其能，方乃可行，其名乃彰。不得其人，其功不成，其师无名。故曰：得其人乃言，非其人勿传，此之谓也。手毒者，可使试按龟，置龟于器下而按其上，五十日而死矣。手甘⑦者，复生如故也。

★注释★

①捷疾辞语者：指语言流利、思维敏捷的人。

②传论：传达言论之义。张介宾曰：“如开导、劝戒、解疑、辩正之属，皆所谓传论也。”

③徐而安静手巧而心审谛者:《太素·知官能》注:"神清性明,故安静也。动合所宜,明手巧者,妙察机微,故审谛也。"张介宾曰:"语徐者不苟,安静者不乱,手巧者轻重疾徐有妙,心审谛者精思详察无遗,故可胜是任。"谛,仔细。审谛,即周到仔细之意。

④缓节柔筋而心和调者:节,泛指肘臂的关节而言。缓节,也就是形容手势轻缓的意思。筋,与屈伸运动有关。柔筋,是形容举动柔和,心和调者,即性情平和调顺的人。《太素·知官能》注:"身则缓节柔筋,心则和性调顺,此为第五调柔人也。调柔之人,导引则筋骨易柔,行气则气历易也。"

⑤疾毒言语轻人者可使唾痈咒病:《太素·知官能》注:"心忌毒,言好轻人,有此二恶,物所畏之,故可使之唾祝。"

⑥爪苦手毒:指爪粗恶、狠毒的意思。

⑦手甘:形容手势和缓。

★分析讨论★

本段看重论述"得其人乃传,非其人勿言"的中心问题,提出根据各人不同的资赋,分别传授不同的技术。

1.视力好的人学习看色泽、辨五色以诊病,"知其善恶"(《太素》注)。

2.听觉敏锐之人,学习听音,"听病人五音,即知其吉凶"(《太素》注)。

3.语言流利、思维敏捷的人,可授以医论。

4.言语缓慢、行动安静、手巧心细的人学习针灸和各种治疗方法。

5.举动轻缓、心平气和的人,可传予按摩导引。

6.嫉妒成性、口舌恶毒、言语轻薄的人,可使学祝由科。

7.指爪粗恶、狠毒的人,可做推按积聚久痹的工作。

如若传授不得其人，他就不能成就治病救人的功业，那么，他的老师也就无从出名了。

【结语】

本篇是围绕"九针"的职能与因材施教二个方面，反复讨论其官能的一篇总结性的文章。

1. 概括用针治病的道理。针灸治病与中医的其他各种治疗方法一样，是通过望、闻、问、切四诊，运用经络脏腑辨证，在"审于本末，察其寒热，得邪所在"的情况下，在"知官九针""明于五输"的基础上，以"稀而疏"作为取穴原则，给予或针或灸的治疗。

2. 针与灸治疗时的基本法则。在治疗上，本篇突出治病必求其本的原则，对阳虚受寒的病人，留针以助阳解表；对寒邪直中的病人，则"从合泻之"。并提出"针所不为，灸之所宜"的治疗方法，即针与灸在治疗上可互相补充。

3. 凡用针者，"必知天忌"，见微知著，"救其萌芽"。本篇从"天人相应"观出发，根据四时气候的变化，提出在预防上"以辟奇邪"，治疗中要"无犯其邪"，要求医生"必知天忌"，同时也要求医生见微知著，在正邪中人，"若有若无，若亡若存，有形无形，莫知其情"的时候，就能"取气"而"救其萌芽"。

4. 针刺补泻的方法。本篇详细地描述了针刺补泻的具体操作，提了疾徐、开阖、提插等补泻方法，要求达到"明于调气""无忘其神"的精神。

5. 因才施教的原则。本篇认为只有"得其人乃传，非其人勿言"，"方乃可行，其名乃彰"，反之，则"不得其人，其功不成，其师无名"。

刺节真邪第七十五

【题解】

刺节，指刺法中的五节。真邪，指真气、病邪。本篇讨论的内容，包括了刺节、五邪、解结、推引和真邪等问题，而只取前后两个问题作为篇名，故名"刺节真邪"篇。

【提要】

本篇内容可分为五个方面。

1. "五节"的病况，刺"五节"针法的针刺部位、输穴选取以及操作方法。

2. "五邪"所致病症、治疗原则、针刺方法和选用针具。

3. "解结"刺法的适应证和施治原则。

4. 如何随机应用推引法。

5. 从外邪侵入人体的传变过程，详述真气的来源与功能，分析真气、正气（风）、邪气和疾病的关系，并列举经脉受病、正不胜邪、邪留于体内所产生的多种病症的致病原因。

【原文】

黄帝问于岐伯曰：余闻刺有五节，奈何？岐伯曰：固有五节：一曰振埃，二曰发蒙，三曰去爪，四曰彻衣，五曰解惑①。黄帝曰：夫子言五节，余未知其意。岐伯曰：振埃者，刺外经②，去阳病也。发蒙者，刺腑输，去腑病也③。去爪者，刺关节支络④也。彻衣者，尽刺诸阳之奇输⑤也。解惑者，尽知调阴阳，补泻有余不足，相倾移⑥也。

★提示★

本段提出了刺"五节"针法的名称、取穴和治则。

★注释★

①一曰振埃……五曰解惑：张介宾曰："振埃者，犹振落尘埃。"形容这种针法疗效就像振落尘埃那样快，所以叫振埃法。"发蒙者，犹开发蒙昧""去爪者，犹脱去余爪""彻衣者，犹彻去衣服""解惑者，犹解除迷惑"，均为形象比喻疗效之快捷。

②振埃者刺外经：行于四肢浅表部位的经脉称为"外经"，如《太素·五节刺》注："外经者，十二经脉入腑脏者，以为内经；行于四肢及皮肤者，以为外经也。"

③刺腑输去腑病也：针刺六腑所属的阳经输穴，可以治腑病。

④去爪者刺关节之支络也：张介宾曰："去爪者，犹脱去余爪，故取关节支络，可以治血道不通之病也。"

⑤奇输：奇穴。

⑥相倾移：相互移易。张介宾曰："解惑者，犹解其迷惑，故在尽知阴阳，调其虚实，可以移易其病也。"在这里是指通过针刺泻实补虚，使虚实互相移易，改变其不正常的病理现象。

【原文】

黄帝曰：刺节言振埃，夫子乃言刺外经，去阳病，余不知其所谓也，愿卒闻之。岐伯曰：振埃者，阳气大逆，上满于胸中，愤瞋肩息①，大气逆上②，喘喝坐伏③，病恶埃烟④，饲不得息⑤。请言振埃，尚疾于振埃。黄帝曰：善。取之何如？岐伯曰：取之天容⑥。黄帝曰：其咳上气，穷诎⑦胸痛者，取之奈何？岐伯曰：取之廉泉⑧。黄帝曰：取之有数乎？岐伯曰：取天容者，无过一里⑨，取廉泉者，血变而止⑩。帝曰：善哉。

★注释★

①愤瞋肩息：意思是阳气大逆而上，胸中憋闷喘促而双肩耸动之状。

②大气逆上：指宗气逆上。

③喘喝坐伏：指气喘发作时喝喝有声，只能坐而不能平卧。

④病恶埃烟：恶，作厌恶讲。病恶埃烟，疾病怕见尘埃与烟熏。

⑤饲不得息：形容咽部如同被异物堵塞而不得呼吸。

⑥天容：穴名，属手太阳小肠经，位于耳下曲颊后，是主治喉痹、咽鲠、咳逆等症的常用穴。

⑦穷诎：形容气机不得伸展、语言难出的样子。

⑧廉泉：穴名，属任脉，位于颔下结喉上，舌本下陷中，是主治舌根挛缩、舌纵、涎出、咽食困难、上气咳逆等症的有效穴。

⑨无过一里：有两种解释，杨上善说："一里，一寸也。"张介宾曰："无过一里，如人行一里许也。"

⑩ 血变而止：指针刺廉泉穴，观察到病人的面部血色改变时，即当止针。张介宾曰："血变，血色变也。"

【原文】

黄帝曰：刺节言发蒙，余不得其意。夫发蒙者，耳无所闻，目无所见。夫子乃言刺腑输，去腑病，何输使然？愿闻其故。岐伯曰：妙乎哉问也！此刺之大约①，针之极也，神明之类也②，口说书卷，犹不能及也。请言发蒙耳，尚疾于发蒙也③。黄帝曰：善。愿卒闻之。岐伯曰：刺此者，必于日中，刺其听宫④，中其眸子⑤，声闻于耳，此其腧也。黄帝曰：善。何谓声闻于耳？岐伯曰：邪刺，以手坚按其两鼻窍而疾偃⑥，其声必应于针也⑦。黄帝曰：善。此所谓弗见为之，而无目视，见而取之，神明相得者也⑧。

★注释★

①大约：约，通要。大约，作大要、大法解。

②神明之类也：神，有变化莫测的涵义。明，显露形象的意思。凡变化莫测，能使万物显露形象的叫作神明。类似这情况的，即属神明之类。

③尚疾于发蒙也：张介宾曰："疾于发蒙，取效之速也。"

④听宫：手太阳小肠经穴，位于耳珠旁，是主治耳鸣、耳聋等一切耳病的要穴。

⑤中其眸子：眸子就是瞳子。由于听宫是手太阳小肠经、手少阳三焦经、足少阳胆经的会穴，手太阳小肠经的循行，其支脉上至锐眦，却入耳中，手足少阳二经的支脉都是从耳后入耳中，出走耳前，至目锐眦。所以，针刺听宫穴，通过经脉的走向，其针感能够贯穿耳目，直达眼区而中其眸子。

⑥疾偃：张介宾曰："疾为偃卧。"

⑦ 其声必应于针也：张介宾曰："此验声之法也。刺其穴，以手坚按鼻孔而疾为偃卧，其声则应于针也。"

⑧ 此所谓弗见为之……神明相得者也：针感虽无形迹可见，但采用"发蒙"针法，立即就能观察到客观的效应。所以这种技术可称得上是得心应手，十分高明。张介宾曰："谓病无形见，有不必相见而取者，真有神明相得之妙也。"

【原文】

黄帝曰：刺节言去爪，夫子乃言刺关节之支络，愿卒闻之。岐伯曰：腰脊者，身之大关节也。肢胫者，人之所以趋翔也①。茎垂者，身中之机②，阴精之候，津液之道也。故饮食不节，喜怒不时，津液内溢，乃下留于睾③，水道不通，日大不休，俯仰不便，趋翔不能，此病荣然有水④，不上不下⑤，铍石⑥所取，形不可匿，常不得蔽，故命曰去爪。帝曰：善。

★注释★

① 人之所以趋翔也：此句的意思是人体下肢为主持行走的器官，也是站立的支柱。

② 身中之机：指阴茎是人体具有生育繁殖功能的器官。

③ 乃下留于睾：睾，就是睾丸，这里实际上是指阴囊。乃下留于睾，即津液留积于阴囊中。

④ 此病荣然有水：荣当做"荥"（《甲乙经》）。荥然，形容有水聚蓄，如同微浅不流动的小水一样。

⑤ 不上不下：指上下气机不畅通，水液不能下泄。杨上善云："不上者，上气不通；不下者，小便及气不下泄也。"

⑥ 铍石：铍，指铍针。石，即砭石。

【原文】

黄帝曰：刺节言彻衣，夫子乃言尽刺诸阳之奇输，未有常处也，愿卒闻之。岐伯曰：是阳气有余而阴气不足①。阴气不足则内热，阳气有余则外热，两热相搏，热于怀炭，外畏绵帛近，不可近身，又不可近席②。腠理闭塞则汗不出，舌焦唇槁，腊干③嗌燥，饮食不让美恶④。黄帝曰：善。取之奈何？岐伯曰：取之于其天府⑤、大杼⑥三痏⑦，又刺中膂⑧，以去其热，补足手太阴以去其汗，热去汗稀，疾于彻衣⑨。黄帝曰：善。

★注释★

①阳气有余而阴气不足：张介宾曰："阳气有余，阴气不足，阳邪盛而真阴衰也。"

②外畏绵帛近……又不可近席：张介宾曰："外畏绵帛近，不欲衣也。不可近身，畏人气也。不可近席，憎寒也。"

③腊干：肌肉干燥也。

④饮食不让美恶：形容饮食不辨滋味，不分好坏。

⑤天府：穴名，属手太阴肺经。《灵枢·寒热病》云："暴瘅内逆，肝肺相搏，血溢鼻口，取天府。"

⑥大杼：穴名，属于足太阳膀胱经，是手足太阳、少阳的会穴，督脉的别络，也是八会穴之一，骨会大杼。《甲乙经》："热，汗不出，腰背痛，大杼主之。"

⑦三痏：即三次。

⑧中膂：即中膂俞，穴名，属足太阳膀胱经。

⑨补足手太阴以出其汗……疾于彻衣：张介宾曰："补足太阴脾经，手太阴肺经以出其汗，热去汗止而病除，其速有如彻衣，此盖伤寒邪热之类也。"

【原文】

黄帝曰：刺节言解惑，夫子乃言尽知调阴阳，补泻有余不足，相倾移也，惑何以解之？岐伯曰：大风①在身，血脉偏虚，虚者不足，实者有余，轻重不得，倾侧宛伏②，不知东西，不知南北，乍上乍下，乍反乍复，颠倒无常，甚于迷惑③。黄帝曰：善，取之奈何？岐伯曰：泻其有余，补其不足，阴阳平复，用针若此，疾于解惑。黄帝曰：善。请藏之灵兰之室④，不敢妄出也。

★注释★

① 大风：是指中风偏枯一类的疾病。张介宾曰："风邪在身，血脉必虚，正不胜邪，故为轻重倾侧等病，以其颠倒无常，故曰甚于迷惑，此即中风之类。"

② 倾倒宛伏：是指患半身不遂后，身体既不能倾斜反侧，也不能宛转俯伏。

③ 不知东西……甚于迷惑：是指患病后神志丧失，意志模糊，不知道辨别东西南北的方向。且其症状的出现，忽上忽下，反复多变，颠倒无常，比一般神志迷惑的情况还要严重。

④ 灵兰之室：即灵台兰室，是古代贮藏书籍的地方。

★分析讨论★

以上"刺无节"的内容，包括振埃、发蒙、去爪、彻衣、解惑五方面，分析讨论如下。

（一）振埃

1.含义

振，拂拭，弹去，抖掉。"埃"，即尘埃、灰土。所谓振埃有两个方面的含义：

（1）病邪在表，犹如尘埃落在身体上面。

（2）言刺不宜深。

振埃是一种针刺浅表阳经输穴，以治疗气逆胸中、肺气不宣的方法。

2. 病机与症状

阳气大逆，上满胸中，而致宗气逆乱，肺失宣降。其证候特点为喘促气逆，包括胸中满闷，耸肩呼吸（愤瞋肩息）；呼吸不利，坐卧不宁（喘喝坐伏）；怕见尘埃与烟熏，咽喉噎塞，呼吸不利（病恶埃烟，噎不得息）。

3. 刺法（振埃法）

刺外经。取天容，无过一里；取廉泉，血变而止。

（二）发蒙

1. 含义

发，启也，打开，启发。蒙，曚昧，在此指耳无听闻，目无所见，好像曚昧无知一样。所谓发蒙，就是救治这种病症的特殊刺法。

2. 适应证

视物不清，听力减退，与腑病有关。

3. 刺法（发蒙法）

刺腑输。必于日中，刺其听宫，中其眸子。刺邪以手坚按其两鼻窍而疾偃其声。

（三）去爪

1. 含义

"爪"为筋之余，外阴为宗筋之所聚。阴囊水肿、腰脊屈伸不利、四肢活动不便均与筋有关。这种刺法可去除在筋的疾患，故称之为"去爪"。

2. 适应证与病机

本病多由饮食不节，喜怒不时，气血津液运行障碍，以致"津液内溢，乃下留于睾，水道不通"，筋脉失养，因而出现阴囊日益肿大，腰脊俯仰不便，四肢"趋翔不能"症。

3. 刺法

刺关节肢络，用铍针砭石刺之。

（四）彻衣

1. 含义

彻衣指治疗热病奏效之迅速，就犹如脱掉衣服一样快捷轻松。

2. 适应证与病机

由于阴气不足生内热，阳气有余生外热，而致内外皆热。其症见"热于怀炭""畏锦帛近""不可近席"。热感津伤，阴津亏耗则症见汗不出（汗出无源），舌焦唇槁，腊干嗌燥（经脉失于濡润），饮食不让美恶（脾胃阴亏，运化失常）。

3. 刺法（彻衣法）

尽刺诸阳之奇输。取之天府、大杼三痏，又刺中膂以去其热，补足手太阴以出其汗。

（五）解惑

1. 含义

解，解除，消除，惑，迷惑，意识不清。解惑指运用针刺治疗意识不清的一种特定方法。

2. 适应证与病机

由于人身中风邪，血脉偏虚，正气不足，邪气有余。症见四肢偏轻偏重，屈伸不利，身体不能倾斜反侧，辗转俯伏。心神失守则意识模糊，不知辨别东西南北方向。证候特点：反复多变，颠倒无常，比一般神志迷惑的情况严重。

3.治法

补其不足，泻其有余。

【原文】

黄帝曰：余闻刺有五邪，何谓五邪？岐伯曰：病有持痈^①者，有容大^②者，有狭小^③者，有热者，有寒者，是谓五邪。黄帝曰：刺五邪，奈何？岐伯曰：凡刺五邪之方，不过五章^④。瘅热消灭，肿聚散亡，寒痹益温，小者益阳，大者必去。请道其方。

凡刺痈邪无迎陇^⑤，易俗移性^⑥不得脓，诡道^⑦更行去其乡，不安处所乃散亡^⑧。诸阴阳过痈者，取之其输泻之^⑨。

凡刺大邪日以小，泄夺其有余乃益虚。剽其通，针其邪^⑩，肌肉亲^⑪视之，毋有反其真^⑫。刺诸阳分肉间^⑬。

凡刺小邪日以大，补其不足乃无害，视其所在迎之界^⑭，远近尽至，其不得外^⑮，侵而行之乃自费^⑯，刺分肉间。

凡刺热邪越而苍^⑰，出游不归^⑱乃无病。为开道乎辟门户，使邪得出病乃已。

凡刺寒邪日以温，徐往徐来致其神^⑲。门户已闭气不分，虚实得调其气存也。

黄帝曰：官针奈何？岐伯曰：刺痈者用铍针，刺大者用锋针，刺小者用员利针，刺热者用镵针，刺寒者用毫针也。

★提示★

本段论述了五种致病邪气（持痈、容大、狭小、热、寒）的名称、治法以及应当使用哪些针具等问题。

★注释★

① 持痈：即痈邪。

② 容大：指大邪。张介宾曰："大邪，实邪也。"

③ 狭小：指小邪。张介宾曰："小邪，虚邪也。"

④ 五章：章，条的意思。张介宾曰："五章，五条也。"

⑤ 无迎陇：陇与隆通。马莳："陇，隆同……凡刺痈邪，无迎其气之来隆，所谓避其来锐者是也。"

⑥ 易俗移性：指耐心地从缓调治，以改变疾病的性质。马莳云："如易风俗，如移性情相似，须缓以待之。"

⑦ 道：导引的意思。

⑧ 去其乡不安其处乃散亡：张介宾曰："乡，向也。安，留聚也。去其毒气所向，不使安留处所，乃自消散矣。"

⑨ 诸阴阳过痈者取之其输泻之：诸阴阳，指各条阴经或阳经。全句意思是在各条阴经或阳经上，如出现壅滞的现象，都与痈毒有关，当循经取穴以泻之。

⑩ 剟其通针其邪：就是用锋针迅速地刺入病气所在之处，以去邪气。张介宾曰："剟，砭刺也。通，病气所由之道也。针无妄用，务中其邪。"

⑪ 肌肉亲：指邪气被祛除后，肌肉之间无邪气干扰阻滞的意思。杨上善云："以针干邪，使邪气得去，肌肉相附也。亲，附也。"

⑫ 视之毋有反其真：指要审视邪正的脉色，不可把小邪当大邪，或把大邪当小邪，反而乱其真相。

⑬ 刺诸阳分肉间：实大之邪多在三阳经，故宜刺三阳经所属之分肉间。

⑭ 视其所在迎之界：界，边际的意思。杨上善云："界，畔际也。"全句意思为观察虚实所在的界域，分别进行补泻。

⑮ 远近尽至其不得外：张介宾曰："远近之真气尽至，邪气不得外侵。"

⑯ 费：杨上善云："费，损也。"

⑰ 凡刺热邪越而苍：《甲乙经》卷五作"沧"。《说文》："沧，寒也。"越而苍，就是指针刺热邪，应使邪气发越，由热而转为凉爽。

⑱ 出游不归：指热退之后，不再发热。张介宾曰："出游，行散也。归，还也。凡刺热邪者，贵于速散，散而不复，乃无病矣。"

⑲ 徐往疾去致其神：致其神，就是使气血恢复正常运行，气机调顺，营血和畅，达到祛散寒邪的目的。《素问·八正神明论》："血气者，人之神，不可不谨养。"

★分析讨论★

五邪是痈、大、小、热、寒五种致病的邪气。兹将其有关内容列表 72，分析如下。

表 72　五邪的治则、方法及针具

五邪	治疗原则	方法与原理	针具
热	璋热消灭（清解法）	摇大针孔，起针不按压（开通壅滞，辟其门户），邪得出，病乃已	镵针
痈	肿聚散亡（消散法）	去其毒气所向，不使安留处所，乃自消散	铍针
寒	寒痹益温（温通法）	用针徐缓，慢进快出，闭塞针孔，气不外泄，虚实得调，其气存也	毫针
小	小者益阳（扶正法）	补其不足的经脉，使之转为充实，泻其偏盛的经脉，则远近经脉之气完全恢复正常	员利针
大	大者必去（祛邪法）	"泄夺其有余"，祛邪，使之由盛转衰，"毋有反其真"，中病即止，勿伤正气	锋针

本篇之"五邪"，不同于《灵枢·五邪》之"五邪"。本篇是按邪气性质及其盛衰分为五类，而《灵枢·五邪》乃指邪气分别在五脏而产生的不同病症，当辨别。

【原文】

请言解论。与天地相应，与四时相副，人参天地，故可为解。下有渐洳，上生苇蒲，此所以知形气之多少也①。阴阳者，寒暑也。热则滋雨而在上，根荄②少汁。人气在外，皮肤缓，腠理开，血气减，汗大泄，肉淖泽。寒则地冻水冰，人气在中，皮肤致，腠理闭，汗不出，血气强，肉坚涩③。当是之时，善行水者，不能往冰；善穿地者，不能凿冻；善用针者，亦不能取四厥④；血脉凝结，坚搏不往来者，亦未可即柔。故行水者，必待天温，冰释冻解，而水可行，地可穿也。人脉犹是也。治厥者，必先熨调和其经，掌与腋、肘与脚、项与脊以调之，火气已通，血脉乃行，然后视其病，脉淖泽者，刺而平之⑤；坚紧者，破而散之⑥，气下乃止，此所谓以解结者也⑦。

★提示★

本段论述解结针法的原则，掌握规律，因势利导。张介宾曰："人与天地相参应，必知其道，斯可与言解结矣。"

★注释★

① 下有渐洳……此所以知形气之多少也：渐洳，指低温的地方。张介宾曰："渐洳，伏泉也。下有渐洳，则上生苇蒲，内外之应，理所皆然，人之表里可察盛衰，亦犹是也。"

② 根荄：草根。

③ 寒则地冻水冰……肉坚涩：气候寒冷，地冻水冰，人体的阳气亦伏于内，则皮肤致密，腠理闭合，不出汗，血气强，

肌肉坚而涩滞。若人体受了热气的熏蒸，人的阴气浮散于外，皮肤弛缓，腠理开发，血气化为汗液而排出，则皮肤出现滑润现象。

④不能取四厥：四厥，指四肢厥冷。张介宾曰："寒则地气坚凝，人气结聚而经脉难行，即善用针者，亦不能取四肢之厥逆，故必待天温冰释，阳气营运，而后人气流通，乃可用针矣。"

⑤刺而平之：张介宾曰："倘天时未温而必欲用针，则必借火气以熨调其经，凡掌腋肘脚项脊之间，皆溪谷大节之交会，故当熨之温之，则火气通而血脉行。然后视其病脉淖泽者，卫气浮也，故可刺而平之。"

⑥坚紧者破而散之：张介宾曰："坚紧者，邪气实也，故当破而散之。"

⑦此所谓以解结者也：张介宾曰："结者，邪之所聚，刺去其邪，即解结之谓也。"

【原文】

用针之类，在于调气。气积于胃，以通营卫，各行其道。宗气留于海，其下者注于气街①，其上者走于息道②。故厥在于足，宗气不下，脉中之血，凝而留止，弗之火调，弗能取之。

★提示★

本段主要阐述调气是解结的机理所在。

★注释★

①气街：指阳明胃经的气冲穴，《针灸大成》卷四作"注于气冲"。

②息道：指呼吸道。《灵枢·邪客》："宗气积于胸中，出

于喉咙，以贯心脉，而行呼吸焉。"

【原文】

用针者，必先察其经络之实虚，切而循之，按而弹之，视其应动者，乃后取之而下之[①]。六经调者，谓之不病，虽病，谓之自已也。一经上实下虚而不通者，此必有横络盛加于大经[②]，令之不通，视而泻之。此所谓解结也。

★提示★

本段阐述用针必先审察经络的实虚，在治疗一经上实下虚而不通者，要先找出令之不通的原因，然后泻之。

★注释★

①用针者……乃后取之而下之：应动，指反应性变动情况。张介宾曰："凡察虚实，所验在气，故必循之弹之，视其气之应手而动者，其微其甚，则虚实可知，然后用法取之，而气自下矣。"

②一经上实下虚而不通者此必有横络盛加于大经：张介宾曰："一经之脉本相流贯，而横络盛加于大经，则经有不通者矣。"

【原文】

上寒下热，先刺其项太阳[①]，久留之，已刺则熨项与肩胛，令热下合乃止。此所谓推而上之者也。上热下寒，视其虚脉而陷之于经络者取之，气下乃止，此所谓引而下之者也。

大热遍身，狂而妄见、妄闻、妄言，视足阳明及大络取之，虚者补之，血而实者泻之[②]。因其偃卧，居其头前，以两手四指挟按颈动脉[③]，久持之，卷而切推，下至缺盆中，而复止如前，热去乃止。此所谓推而散之者也。

★提示★

本段阐明推引法的临床应用，贯穿着"因势利导"的原则。

★注释★

①上寒下热先刺其项太阳：所谓上下，是腰以上至头为上，腰至足为下。《太素·五邪刺》注："上寒，腰以上寒，下热，腰以下热。"项太阳，指循行于项部的足太阳经，治疗先刺其大杼、天柱等穴。

②虚者补之血而实者泻之：张介宾曰："此言遍身之大热，当取足之阳明也。盖阳明经多气多血，为五脏六腑之海，故但察其在经在络或虚或实而取之，则遍身之热可除也。"

③两手四指挟按颈动脉：马莳云："以两手各用大指、食指共四指，挟其颈之动脉而按之，即人迎、大迎处也。"张介宾曰："盖三阳在头，故可独取人迎而推散其热也。"

★分析讨论★

论解结针法的内容，包括解结针法的原则，因势利导，解结的机理，以及解结法的临床运用等，分开讨论如下。

（一）解结含义

解，解除。结，聚结。所谓解结就是用针刺方法解除邪气所致的结聚，达到治愈疾病的目的，故谓之解法。

（二）认识规律

1.人"气"与天地相参，四时相应。寒冷，自然界地冻水冰，在人体则气机收引，凝涩不畅。暑热，自然界"滋雨而在上，根荄少汁，"在人体则"皮淖泽""汗大泄"（伤津耗液）。

2.因势利导的治则。天寒，行船"不能往冰"，穿地"不能凿冻"，故善用针者，亦不能取厥冷的四肢。然而，天温冰释冻解，则冰可行，地可穿。所以天寒之时如欲用针，当先熨掌与腋、肘与脚、项与脊，则血脉流通，经气可调。然后再分别依据不同情况进行处理。"脉淖泽者"（正气旺盛），"刺而平之"；"脉坚紧者"（邪气盛实），"破为散之"。

（三）解结的机理——"用针之类在于调气"

胃为水谷之海，气血生化之源。水谷所化生的精气，积于胃中，循营卫运行之道散布全身。宗气留积于胸中，其上者走于息道，以行呼吸；其下者注于气街，布于全身，故宗气不行是气血凝滞的重要原因，所以说"厥在于足，宗气不下，脉中之血，凝而留止"。《灵枢·九针十二原》云："结虽久，犹可解也。"调气正是解结机理之所在。

具体辨证方法以辨虚实、寒热为总原则。有关病机、治法等内容如下表 73 所示。

表 73　辨证、病机和治法

辨证	病机	治法
六经调		自己
上实下虚	横络盛加于大经，宗气不得下行	泻之
上寒下热	气不行于上	推而上之（针刺热熨）
上热下寒	宗气不下	司而下之，视其虚脉陷下者取之
大热遍身	阳明热盛	推而散之

【原文】

黄帝曰：有一脉生数十病者，或痛，或痈，或热，或寒，或痒，或痹，或不仁，变化无穷，其故何也？岐伯曰：此皆邪气之所生也。

黄帝曰：余闻气者，有真气，有正气^①，有邪气，何谓真气^②？岐伯曰：真气者，所受于天，与谷气并而充身也。正气者，正风也。从一方来，非实风^③，又非虚风也。邪气^④者，虚风之贼伤人也，其中人也深，不能自去。正风者，其中人也浅，合而自去，其气来柔弱，不能胜真气，故自去。

★提示★

本段阐述了真气的来源与功能，并分析了真气、正气、邪气和疾病的关系。

★注释★

①正气：指四时的正常气候，与人体具有抗邪能力的正气不同。所以，在原文中又特别指出"正气者，正风也"。正风，也就是符合时令适时而至的风，如春之东风、夏之南风之类。

②真气：何谓真气？下文做了明确的定义："真气者，所受于天，与谷气并而充身也。"又称为"元气"，是人体功能活动的根本。它包括了多方面的气。张介宾曰："气在阳分即阳气，在阴即阴气；在表曰卫气，在里曰营气；在脾曰充气，在胃曰胃气；在上焦曰宗气，在中焦曰中气，在下焦曰元阴元阳之气，皆无非其别名耳。"

③实风：指春之东风、夏之南风之类，虽在当令季节发生，但来势较烈。张介宾曰："正风实风，本同一方，而此曰非实风者，以正风之来徐而和，故又曰正气，实风之来暴而烈，故与虚风对言也。"

④邪气：泛指四时不正之气。

【原文】

虚邪之中人也，洒淅动形，起毫毛而发腠理①。其入深，内搏于骨，则为骨痹。搏于筋，则为筋挛。搏于脉中，则为血闭不通，则为痈。搏于肉，与卫气相搏，阳胜者则为热，阴胜者则为寒，寒则真气去，去则虚，虚则寒。搏于皮肤之间，其气外发，腠理开，毫毛摇，气往来行，则为痒。留而不去，则痹。卫气不行，则为不仁②。

★提示★

本段阐述虚邪中人，由于经脉受病，正不胜邪而产生的一系列病症。

★注释★

①起于毫毛而发腠理：形容虚邪初犯表所出现的毫毛起、腠理开之现象。《灵枢·百病始生》："虚邪之中人也，始于皮肤，皮肤缓则腠理开，开则邪从毛发入，入则抵深，深则毛发立，毛发立则淅然。"

②卫气不行则为不仁：指卫气虚，运行不畅，则肌肤不知痛痒。张介宾曰："若卫气受伤，虚而不行，则不知痛痒，是为不仁。"

【原文】

虚邪偏客于身半，其入深，内居荣卫，荣卫稍衰，则真气去，邪气独留，发为偏枯①。其邪气浅者，脉偏痛②。

★提示★

本段阐述偏枯的病因病理。

★注释★

①偏枯：即半身不遂，又称偏瘫。

②脉偏痛：指半身偏痛。张介宾曰："若邪之浅者，亦当为半身偏痛也。"

【原文】

虚邪之入于身也深，寒与热相搏，久留而内着，寒胜其热，则骨疼肉枯；热胜其寒，则烂肉腐肌为脓，内伤骨，内伤骨为骨蚀①。有所疾前筋②，筋屈不得伸，邪气居其间而不反，发于筋溜③。有所结，气归之，卫气留之，不得反，津液久留，合而为肠溜，久者数岁乃成，以手按之柔。已有所结，气归之，津液留之，邪气中之，凝结日以易甚，连以聚居，为昔瘤④，以手按之，坚。有所结，深中骨，气因于骨，骨与气并，日以益大，则为骨疽⑤。有所结，中于肉，宗气归之⑥，邪留而不去，有热则化而为脓，无热则为肉疽⑦。凡此数气者，其发无常处，而有常名也。

★提示★

本段论述虚邪由浅入深，侵犯人体而引起各种病变。如让其不断深入，内侵筋骨，迁延日久，还可产生各种肿瘤，病情日趋顽固，难以治疗。

★注释★

①骨蚀：指骨被侵蚀。张介宾曰："其最深者，内伤于骨，是为骨蚀，谓侵蚀及骨也。"

②有所疾前筋：指有些疾病开始发生于筋。张介宾曰："谓疾有始于筋也。"

③筋溜：就是结聚于筋的赘瘤之类。陈实功《外科正宗》：

"筋瘤者，坚而色紫，垒垒青筋，盘曲甚者，结若蚯蚓。"溜，当作瘤。

④昔瘤：慢性肿瘤。张介宾曰："昔瘤者，非一朝夕之谓。"

⑤骨疽：丹波元简云："骨疽中言有脓，此似指骨瘤而言。"按《灵枢经》已有专篇，即《痈疽》篇，而本篇专论各种瘤病，故丹波元简所言为是。

⑥宗气归之：张介宾曰："宗，大也。以阳明之气为言。"归之，即内走的意思。

⑦肉疽：指邪气结聚于内，患处无热象的一种疽病。张介宾曰："邪留为热，则溃腐肌肉，故为脓。无热则结为粉浆之属，聚而不散，是为肉疽。"

★分析讨论★

（一）真气

1. 含义

本篇指出："真气者，所受于天，与谷气并而充身者也。"明确地作了定义。还指出了真气的来源——"所受于天"。根据后世注家解释，"天"的含义有三种：①解释为自然界的空气。如张介宾曰："气在天者，受于鼻而喉主之。"②解释为先天之气。如张志聪云："受于天者，先天所生之精气。"③既指自然，又指先天，如马莳："真气者，与生俱生，受之于天，日与谷气相并而充满于身者也。"马莳之说，实合前二者之言。

2. 解释

（1）真气是机体的抗病能力，即"正气"。《素问·上古天真论》："真气从之，精神内守，病安从来。"

（2）真气即经络之气。《素问·离合真邪论》："真气者，经气也。"

（3）真气即元气。张介宾曰："真气，即元气也。"

真气的输布及与诸气的关系，亦如张介宾曰："真气，即元气也。气在天者，受于鼻而喉主之；在水谷者，入于口而咽主之。然钟于未生之初者，曰先天之气；成于已生之后者，曰后天之气。气在阳分即阳气，在阴即阴气，在表曰卫气，在里曰营气，在脾曰充气，在胃曰胃气，在上焦曰宗气，在中焦曰中气，在下焦曰元阴元阳之气，皆无非其别名耳。"

（二）邪气

所谓"邪气"是指各种致病因素。本篇进一步分为"正气（风）"与"虚风"，二者分别具有不同定义和特点。

1. 四时不正之气为虚邪。其致病特点：中人深，不能自去；传变无穷，变化多端。如篇中云："邪气者，虚风之贼伤人也，其中人也深，不能自去。"《素问·八正神明论》："虚邪者，八正之虚邪气也。"虚邪与正气（风）相对而言，虚邪致病力强，必须及时治疗始能痊愈，其传变规律为由浅而深，由皮毛而及于筋脉、骨骼，可发生各种各样病变。所以本段原文指出："有一脉生数十病者，或痛、或痛、或热、或寒、或痒、或痹、或不仁，变化无穷……此皆邪气之所生也。"

2. 正气（风），即四时正常之风，按季节适时而至，也包括"风"。所谓正气，如本篇原文所言："正气者，正风也。从一方来，非实风，又非虚风也。"张介宾曰："正风实风本同一方……以正风之来徐而和……实风之来暴而烈。"说明正风和实风所产生的方位和时间是一样的，而其中来势和缓的为正风，来势比较强烈的为实风。当人体偏虚时，正风、实风可乘虚而入，正风中人浅，症状轻微，能不药而自愈，实风中人较深，须治疗方能得愈。

总之，无论正风或虚邪，皆能乘虚而致病。所以，保护真气，防患于未然，是本文所概括的重要内容，在预防医学上有一定的意义。

【结语】

本篇阐述的内容可分为四个方面：刺有五节（振埃、发蒙、去爪、彻衣、解惑），五邪五刺（持痈、容大、狭小、寒、热），解结推引以及邪变无穷。

本篇在论述解结疗法的机理时，提出"用针之类在于调气"的重要命题，无论在针灸学的理论或实践上都有重要的意义。本篇还指出"用针者，必先察其经络之实虚"，这是针灸临床辨证的重要原则。最后从外邪侵入人体的质变过程，详述真气的来源与功能。并对真气、正气、邪气和疾病的关系进行分析，说明邪气之所以能侵犯人体，其重要原因就是真气不足。因此，保全真气在预防医学上具有重要的意义。

此外，本篇列举经脉受病、正不胜邪、邪气留于体内所产生的疼痛、痈、发热、寒、痒、痹、麻木不仁、骨痹、筋挛、偏枯、骨蚀、筋瘤、骨疽、肉疽等病症。所以本篇虽言刺法，但涉及范围很广泛，其中不少内容具有重要的参考与研究价值。

参考书目

[1] 灵枢经 [M]. 北京：人民卫生出版社，1956.

[2] 黄帝内经素问 [M]. 北京：人民卫生出版社，1963.

[3] 灵枢经校释 [M]. 北京：人民卫生出版社，1982.

[4] 陈璧琉，郑卓人 . 灵枢经白话解 [M]. 北京：人民卫生出版社，1962.

[5] 山东中医学院 . 灵枢经语释 [M]. 济南：山东人民出版社，1962.

[6]（日）丹波元简 . 灵枢识 [M]. 上海：上海科学技术出版社，1959.

[7] 难经 [M]. 北京：人民卫生出版社，1979.

[8] 针灸甲乙经 [M]. 北京：人民卫生出版社，1965.

[9]（隋）杨上善 . 黄帝内经太素 [M]. 北京：人民卫生出版社，1956.

[10]（明）张介宾 . 类经 [M]. 北京：人民卫生出版社，1965.

[11]（明）马莳 . 黄帝内经灵枢注证发微 [M]. 北京：人民卫生出版社，1959.

[12]（明）杨继洲 . 针灸大成 [M]. 北京：人民卫生出版社，1963.

[13]（清）陈梦雷.古今集成医部全录 [M].北京：人民卫生出版社，1963.

[14] 南京中医学院医经教研室.内经教学参考资料 [M].南京：江苏人民出版社，1959.

[15] 针灸甲乙经校译 [M].北京：人民卫生出版社，1979.

[16] 陈璧琉，郑卓人.针灸歌赋选辞 [M].北京：人民卫生出版社，1962.